DE BEM COM
A NATUREZA

Este livro é uma obra de consulta e esclarecimento. As informações aqui contidas têm o objetivo de complementar, e não substituir, os tratamentos ou cuidados médicos. Os benefícios de uma dieta baseada em frutas, legumes, verduras e sementes para a saúde são reconhecidos pela medicina, mas o uso das informações contidas neste livro é de inteira responsabilidade do leitor. Elas não devem ser usadas para tratar doenças graves ou solucionar problemas de saúde sem a prévia consulta a um médico ou um nutricionista.

Conceição Trucom

DE BEM COM A NATUREZA

CUIDANDO DO SEU FILHO COM A ALIMENTAÇÃO VIVA

EDITORA ALAÚDE

O texto deste livro foi fixado conforme o acordo ortográfico vigente no Brasil desde 1º de janeiro de 2009.

PREPARAÇÃO:
Célia Regina Rodrigues de Lima

REVISÃO:
Graça Couto e Entrelinhas Editorial

CAPA:
Rodrigo Frazão

FOTO DE CAPA:
Jeecis | Dreamstime.com

IMPRESSÃO E ACABAMENTO:
EGB - Editora Gráfica Bernardi Ltda.

1º edição, 2012 (1 reimpressão)

Dados Internacionais de Catalogação na Publicação (CIP)
(Câmara Brasileira do Livro, SP , Brasil)

Trucom, Conceição
De bem com a natureza : cuidando do seu filho com alimentação viva / Conceição Trucom. -- São Paulo : Alaúde Editorial, 2012.

Bibliografia
ISBN 978-85-7881-117-4

1. Alimentos naturais 2. Crianças - Nutrição 3. Orientação nutricional 4. Saúde - Promoção I. Título.

CDD-613
12-04728 NLM-QU 145

Índice para catálogo sistemático:
1. Crianças : Alimentação viva : Nutrição : Promoção da saúde 613

2014
Alaúde Editorial Ltda.
Rua Hildebrando Thomaz de Carvalho, 60
04012-120, São Paulo, SP
Tel.: (11) 5572-9474 e 5579-6757
www.alaude.com.br

Agradeço aos meus pais, que me permitiram conhecer a terra, brincar na terra e colher da terra.

Agradeço aos meus amparadores, que em muitos momentos, sobretudo na minha infância, foram meus principais companheiros. Eles me apresentaram a todos os amigos que fazem parte de mim – companheiros de jornada –, aos quais estou ligada por fios de ouro e pelos quais sinto infinita gratidão.

Peço perdão aos meus dois filhos, pois, quando eram bebês, nos anos 1980, eu não sabia tudo o que sei hoje, quando poderia amamentá-los e nutri-los com mais sabedoria. Mas agradeço a oportunidade de ser mãe, de ter sido presenteada com a existência deles e de seguir com a determinação de aprender a ser mãe.

Dedico este livro a todas as crianças que vêm chegando, às que já chegaram, às que já cresceram, mas clamam por mais sentido em estar aqui.

Dedico também a todas as pessoas que buscam a reconexão com a terra e que já sentem, de alguma forma, gratidão pela Mãe Natureza, da qual fazemos parte e precisamos continuar a fazer, com mais e mais consciência!

"Faça todo o bem que puder, com todos os recursos de que dispuser,
por todos os meios que puder, em todos os lugares que puder,
sempre que puder, a todas as pessoas que puder, enquanto puder."

John Wesley

Sumário

Prefácio

Dizem que a humanidade relembra o conhecimento sobre a alimentação viva e crua quando a espécie humana está ameaçada. Por isso, esse conhecimento aparece na vida cotidiana e desaparece dela, tendo sido mantido através dos tempos pelos naturalistas mais ortodoxos. Os tempos atuais, ao que tudo indica, estão chamando de volta a alimentação que valoriza a vida como fomentadora de vida!

Conceição Trucom apresenta neste livro os primeiros passos de uma alimentação saudável e oferece muitas informações sobre a educação nutricional para as crianças e seus pais. Em um contexto amplo, introduz a importância da alimentação viva. Trata-se de um guia para pais que buscam uma orientação diferenciada.

E ela arrasa! Tem o dom de escrever e paixão pelo que faz: é educadora popular em saúde. Conceição passeia pelo texto com liberdade, utilizando uma linguagem conhecida, como numa conversa com amigos. Atinge as pessoas, é receptiva e assim vai penetrando nesse universo inapreensível que é o da alimentação para a vida. Vem também se dedicando a escrever sobre a química dos alimentos, encantada com suas recentes descobertas, e apresenta argumentos baseados ora na química, ora no conhecimento espiritual, construindo um texto para todos os gostos. É uma química-filósofa do bem, pois aceita que a vida vai além das reações químico-físicas. Por isso, permite-se entrar na linguagem espiritual e usar conceitos não completamente absorvidos, como é o caso da energia vital, a bioinformação, os legados das medicinas orientais, entre outros. Conceição é da cidade e olha para o campo com sensibilidade e imaginação.

Aproximou-se do Projeto Terrapia quando decidiu escrever sobre o assunto, tendo conversado com alguns educadores e acompanhado suas atividades. Encantada, integrou a didática utilizada pelo grupo como uma referência de ensino em seu trabalho. O site do Terrapia é um livro vivo, e as primeiras edições datam de 2008, resultado de anos de ensino prático sobre a alimentação viva à população em geral. Encontra-se hospedado no site da Escola Nacional de Saúde Pública e na biblioteca do SUS, à disposição de internautas de todo o mundo.

Pesquisadora e escritora, Conceição pretende agora, com este livro, expandir as ideias e a prática da alimentação viva para crianças de todas as idades. Eu acrescentaria "de todas as cidades", pois a forma como vem se divulgando a produção de alimentos dentro de casa é voltada não apenas para as pessoas que moram em área rural.

Com a migração maciça da população para os centros urbanos, o maior esforço no que diz respeito à educação na área de saúde e preservação do ambiente se concentra nas cidades. Hoje, os produtos químicos advindos da alimentação produzida em escala industrial, aliados ao alto consumo de medicamentos e produtos de higiene, constituem um dos mais graves poluentes do solo e das águas. Conforme o alerta dos microbiologistas, a fauna e a flora que habitam nosso ecossistema corporal também estão ameaçadas, pois a introdução dos bactericidas vem trazendo graves desequilíbrios, principalmente para os habitantes da pele e do intestino do homem. Sem contar que a nossa maior "floresta tropical" (os cabelos) está sendo destruída pelo uso contínuo de tintas artificiais, reduzindo as defesas do corpo e a vitalidade dos bulbos pilosos, que nos protegem. Dizem os especialistas que algumas espécies, já em perigo de extinção, são fundamentais para a síntese de substâncias que mantêm o equilíbrio da saúde. Finalmente, podemos concluir sem grande esforço que cuidar da saúde é nossa maior contribuição ambiental!

Por isso, este livro tem uma importante função: oferecer ajuda especial às mães que começam a despertar para um novo jeito de cuidar de seus bebês. Mães que buscam sair dos padrões estabelecidos de vida artificial, grama artificial, *playground* artificial etc.

Acredito que a força de propagação da alimentação viva, com receitas que privilegiem o paladar afetivo e maior visão ecológica, cria um impacto ambiental e cultural positivo. Dessa maneira, *De bem com a natureza* pode ser um incentivo para as pessoas que se entusiasmam com a química dos alimentos e buscam uma alimentação de transição, incluindo produtos cozidos cada dia em menores proporções. Espero que esta obra traga muitos apreciadores e adeptos, pois a alimentação viva e crua é para todos, independentemente da idade, de classe social, escolaridade ou gênero.

Maria Luiza Branco Nogueira da Silva[1]

[1] Médica, mestra e praticante fiel da alimentação crua e viva. Dirige o Projeto Terrapia, no qual são desenvolvidas atividades de horta no *campus* da FioCruz e são ministrados cursos e oficinas da alimentação crua e viva. Escreve constantemente com a ajuda de seus colaboradores o "livro vivo" do projeto, *site* que se perpetua há oito anos. Sua missão passa por pesquisar em cinco idiomas como ensinar, praticar e disseminar a alimentação viva no Brasil.

Apresentação

"Sinto que escolher ser vegetariana e crudívora é uma decisão que só me traz benefícios; na essência, é um resgate da minha ligação com a Mãe Terra. Afinal, ser ecológico começa na reflexão sobre a própria despensa."

Ser vegetariano, felizmente, não é mais uma esquisitice nem excentricidade. Cresce o número de pessoas que buscam mais sintonia com a saúde e desejam ser mais amigáveis com os animais e o meio ambiente. São os seres ecológicos. Mas existe muito de idealismo e enganos, por isso é importante ter acesso a boas fontes de estudo e aprofundamento, para realizar uma prática acertada e proveitosa.

Porém, *De bem com a natureza* pretende ir além do vegetarianismo, quando convida o leitor a refletir profundamente sobre ecossustentabilidade e se compromete a ampliar os horizontes de pais, parentes e profissionais responsáveis pela alimentação e pelo bom desenvolvimento das crianças, na difícil missão de nutrir, com alegria, prazer e inovação, as futuras gerações do nosso planeta.

No início deste projeto, achei que poderia simplesmente reunir fontes dispersas sobre o vegetarianismo, para facilitar e acelerar tal processo, e acrescentar os conceitos do crudivorismo. Ledo engano. O vegetarianismo mais comumente adotado no mundo apresenta falhas gritantes e não atende à proposta de nutrir sem passar pelos tradicionais distúrbios digestivos e metabólicos, como o elevado consumo de laticínios, açúcar, cereais refinados, pães, massas e doces, alimentos muito cozidos, processados, industrializados, aditivados etc.

Tendo constatado essa triste realidade, fiquei ainda mais determinada a dar os primeiros passos em direção a um livro pioneiro – ao menos no Brasil – sobre alimentação crua e viva para as crianças de todas as idades.

A primeira infância é o período em que a criança desenvolve todo o organismo. É também quando se constroem bases para grande parte da potencialidade humana, seja ela física, afetiva, psicológica ou, principalmente, espiritual. Os distúrbios que se iniciam nessa fase serão responsáveis por graves consequências para os indivíduos e as comunidades do futuro.

As crianças que chegam não vão transformar o mundo? Pois bem, para alimentá-las com fontes de elevado poder nutricional (estruturais) e energético (para lucidez, inspiração e propulsão), teremos de aprender sobre os alimentos crus e vivos, seu preparo e suas combinações para ensinar às crianças que são mesmo gostosos e saudáveis, que essa alimentação vale a pena. Ou seja, a transformação do mundo começa ao *nos transformarmos*!

Não pretendo com esta obra catequizá-lo para o crudivorismo. Não tenho a intenção de que todo mundo venha a ser vegetariano ou que se alimente somente de vegetais crus e vivos, germinados e em brotos. Minha pretensão é singela: fazer alertas e ampliar horizontes, opções, escolhas... Que se abram janelas da visão, do olfato, do tato, da audição e do paladar e todos possam conhecer diferentes caminhos, formas, cores, aromas e sabores. Reaprender a cultivar amores pela própria vida, por suas crianças, pelo planeta Terra!

No entanto, segundo levantamento feito pelo Ministério da Saúde,

> o padrão de alimentação complementar – ao aleitamento materno – das crianças brasileiras é desfavorável: a alimentação é introduzida precocemente; *a alimentação é monótona*; o uso da mamadeira é muito frequente, mesmo entre as crianças amamentadas; os alimentos complementares não suprem as necessidades de ferro e, para as famílias de baixa renda (dois salários), não suprem também as necessidades de vitamina A.[1] [destaque da autora]

Eu diria mais. Essa alimentação não supre as necessidades nutricionais básicas, numa fase em que elas são fundamentais para *todos* os sistemas *vitais*. Não supre as necessidades da saúde plena, do *ser pleno*. Ao contrário, é um verdadeiro gatilho para desencadear problemas de saúde, cada vez mais precocemente.

---

[1] Ministério da Saúde, *Saúde da criança: nutrição infantil, aleitamento materno e alimentação complementar, Caderno de atenção básica número 23.*

Assim, com singeleza (minha e, espero, de cada leitor), desejo que este livro seja presença constante na parte "crua" de cada lugar onde habitem ou transitem crianças de todas as idades. Mesmo que com os quitutes da alimentação crua e viva se misturem receitas da sua família, cultura ou cotidiano. Desse modo, tenho certeza de que a proporção "crua" em sua vida vai aos poucos ganhar mais espaço, luz, cor, sabor, respeito, valor e amor.

Compartilho o ensinamento do dr. Gabriel Cousens:

> Os lucros produzidos pela Cultura da Morte estão em conflito direto com nossa capacidade de zelar por nossas crianças e por nós mesmos. A capacidade de amar e cuidar de nossos filhos e de nós mesmos é uma característica saudável da Cultura da Vida. [...] Indo mais fundo no aspecto psicoespiritual, ao contrastar a Cultura da Morte com a Cultura da Vida, o que tenho a dizer é que "para a alma faminta nunca há alimento suficiente". A Cultura da Morte cria uma experiência espiritual ansiosa e vazia, que tentamos satisfazer com comida, em vez de com amor e carinho. A Cultura da Vida enche nossa alma de amor.[1]

1 Gabriel Cousens, *A cura do diabetes pela alimentação viva*, p. 59, 68-9.

Introdução

Era fim de 2008 e eu estava escrevendo uma série de textos e receitas sobre alimentação natural, basicamente sobre desintoxicação, para proporcionar mais lucidez às pessoas, tão necessária em época de virada de ano. Liguei para Marli, minha irmã de coração, e Bluma, filha de Marli, na época com 8 anos e uma leitora nata, atendeu o telefone e perguntou: "Tia, por que você não escreve um livro para crianças?"

Na mesma semana, três mães e avós me escreveram pedindo ajuda para alimentar as crianças com alimentos crus e vivos. O que o universo estava me sinalizando? Olhei para dentro de mim e senti vontade de atender a essas crianças de todas as idades. Por que não dedicar parte do meu tempo para pesquisar, praticar e escrever textos sobre alimentação infantil?

Bem, o processo foi rápido. Depois de coletar algum material, em março de 2009 comecei, com alguns colaboradores, a publicar mensalmente a revista *Especial Kids* em www.docelimao.com.br. Desde então, o site explodiu de visitação. Tivemos de mudar de tecnologia, tornar o visual mais lúdico e crescer na mesma velocidade que bebês e sementes germinadas crescem: de um dia para o outro. Por ocasião da quarta edição, em junho de 2009, já recebia a missão de transformar a revista eletrônica em um livro de receitas. E aqui estamos.

Por que tudo isso aconteceu tão rapidamente?

O fato é que existe um movimento grande em direção à alimentação natural e saudável, porque as pessoas estão a cada dia mais informadas e mais conscientes sobre os males causados pela industrialização alimentar. Entretanto, percebo que o foco da mídia está em falar do que faz mal, esquecendo-se de apontar caminhos. Quando os apontam, faltam coerência, assertividade, o que gera ansiedade, frustração e impotência.

Para complicar, ao pesquisarmos as receitas "mais saudáveis e naturais" – dedicadas aos adultos e raramente às crianças –, vemos que abundam ingredientes nefastos, como açúcar, farinhas refinadas, leite e outros laticínios, tudo cozido, frito e muitas vezes industrializado. Ou seja, além da monotonia, não saímos do lugar.

Estamos muito presos aos condicionamentos e padrões da *fome afetiva*. Os pediatras e os nutricionistas vivem o mesmo drama e dilema (como pessoas e como profissionais), pois a inércia tomou conta de muitos de nós. É a tal "cegueira da visão" que cantava Raul Seixas.

Eis o motivo. Existe um crescente universo de pessoas que desejam mudanças de verdade, mas não sabem muito bem por onde começar. Sentem que tudo está descarrilando, mas vivem cercadas de informações desconcertantes, destoantes, incoerentes, têm dificuldade até em confiar e falta firmeza para dar os primeiros passos!

Bem, chegamos com singeleza, coerência e assertividade. Com poucas regras, mas muito colo e alegria. Apesar de reconhecer que é difícil mudar tantos maus hábitos, nossa mensagem é de fé. Vamos conseguir, engatinhando, depois com um passinho de cada vez. O resultado? Vocês já sabem; aliás, estão com ele nas mãos neste instante.

As receitas apresentadas neste livro são inquestionavelmente saudáveis e rápidas de preparar. Saborosas? Com certeza! Originais? Vocês serão testemunhas!

E mais, elas respeitam nosso metabolismo, começando pelo sistema digestivo, ou seja, chegam à "nossa casa" fornecendo nutrição, energia, vitalidade e ainda causam o mínimo de impacto digestivo (assimilação e excreção) e ambiental.

A alimentação crua e viva é VEGANA. Quem a pratica consome apenas alimentos do reino vegetal, ou seja, frutas, verduras, legumes, raízes, sementes e grãos germinados, assim como alguns dos seus brotos. Porém, ao contrário dos veganos – ou vegetarianos estritos –, que ingerem alimentos cozidos, os adeptos da alimentação viva consomem apenas alimentos maduros, frescos, crus, integrais,

> Veganismo é uma vertente do vegetarianismo cujos adeptos não ingerem qualquer tipo de carne ou produtos de origem animal, nem mesmo mel. Chamados de veganos ou vegetarianos estritos, eles também não usam roupas ou objetos feitos de couro, pele, dente ou ossos.

vivos (quando germinados ou na forma de brotos), idealmente de produção local e de cultura orgânica.

Essa alimentação traduz uma nova maneira de enxergar a alimentação verdadeira (a nutrição), o próprio ser (cada célula, órgão ou sistema) e o planeta (inteligência ecológica): com amor e respeito pelo hoje e pelo amanhã. As novas atitudes? Com consciência, cumplicidade e responsabilidade, informando-se, praticando, experimentando, saboreando, você pode acrescentar gradualmente esses "novos" alimentos à sua vida, e eles vão aos poucos germinar, florescer, gerar colheitas: saúde, energia.

Vários fatos e circunstâncias colaboraram para a minha ligação maior com a alimentação natural. São bons exemplos de como aumentar a relação das crianças com a natureza, com os alimentos do reino vegetal, com o ser ecológico que habita o coração e a alma de todos nós. Vivenciando algumas práticas, tenho certeza de que será mais fácil conseguir isso. Relato aqui algumas de minhas experiências e histórias.

Quando eu era criança, com 2 ou 3 anos, pois não me lembro perfeitamente de tudo, chorava se minha mãe não me levava com ela para a feira livre semanal do bairro onde morávamos, no Rio de Janeiro. O mérito da minha mãe foi me escutar, ser minha cúmplice nessa manifestação espontânea de criança. No final, apesar do trabalho e da responsabilidade de me levar para a feira, ela se sentia recompensada pelo tanto que se divertia com o espetáculo que eu dava. Tocava em tudo, queria saber o nome de tudo, o sabor de tudo. Os feirantes se divertiam e se encantavam com a alegria e a confusão que eu fazia ao experimentar e querer de novo as frutas de que mais gostava.

Meu avô materno, Manuel, era português de Coimbra e vivia da terra. Chegou ao Brasil aos 19 anos, recém-casado com minha avó, Belmira, e comprou uma chácara em Nilópolis (na época uma zona rural do Rio de Janeiro) com horta e pomar. Era divertido visitá-lo aos domingos. Lá eu comia frutas sob o pé, aprendia o nome delas, de ervas e legumes e a reconhecê-los. E ainda levávamos para casa o que colhíamos para consumir ao longo da semana.

Meus pais curtiam cozinhar para mim e meu irmão. Eles liam livros sobre alimentação e vegetarianismo, queriam nos ofertar o que havia de melhor. Lógico, nós meio que servíamos de cobaias! Mas estar com eles na cozinha, ajudando, participando dos experimentos, compensava muito. São boas lembranças.

Depois, quando eu tinha uns 5 anos, mudamo-nos para a ilha do Governador, que, na época, era habitada basicamente por pescadores e famílias que podiam ter carro (nosso DKW era uma peça rara). Nossa casa tinha muito quintal, e íamos com frequência à Universidade Rural do Rio de Janeiro, nos fins de semana, para comprar plantas, principalmente frutíferas, para o "jardim encantado". Aproveitando a oportunidade de estar lá, bem distante de casa, fazíamos piquenique colhendo frutas no pé.

Aos 9 anos, pedi aos meus pais um cantinho de terra, ao lado de um muro, para fazer minha plantação. Eles deixaram. Ajudavam-me a conseguir mudas, mas era eu quem cuidava de todo o resto. Basicamente couve, tomate-cereja silvestre, salsa, cebolinha, hortelã e guando (um feijão rústico). Como a plantação era modesta e a colheita pequena, só eu a comia, com muito orgulho: salada fresca todo santo dia.

Na minha rua havia muitas casas e amigos. E virávamos bicho de fruta, cada época na casa de um. Na casa da Valéria tinha muito pé de goiaba, na do Cabelinho, carambola, na do Marcelo, amora, na do Henrique, cajá-manga e, na minha, coco, manga, abricó, cana, romã, limão-cravo, laranja-baía e um monte de frutas raras compradas na Universidade Rural. Nossa vida social era, digamos, uma grande salada de frutas!

Nas férias, minha mãe fazia o convite para a criançada da rua: "Vamos comer fora hoje?" Sim! Cada um devia trazer algo de casa – frutas, folhas, o que encontrasse pela frente – e fazer aquela confusão de pratos. O preparo e a refeição? No quintal, ou seja, do lado de fora.

Nas férias de fim de ano, meus pais sempre tiravam uns dias para irmos a um hotel-fazenda na região das águas, em Minas Gerais, onde convivíamos com a natureza, os animais e as plantações. Eu vivia nos pomares e nas hortas de todos eles, conversando com os agricultores e barganhando guloseimas doces e suculentas ao pé das árvores.

Hoje, porém, existem crianças que crescem sem jamais ter mexido na terra, sem ver alimento no pé, nem colher ou mesmo provar um alimento cru. Nem sabem descascar ou chupar uma laranja. Isso repercute diretamente em sua educação alimentar, pois não se interessam por frutas e vegetais pelo simples fato de não terem interagido nem brincado com a diversidade dos frutos da natureza.

Talvez algum leitor se defenda, dizendo: "Mas isso tudo foi há muito tempo" (não mais que uns cinquenta anos), "Tem que ter bom poder aquisitivo". Não, não, não! Você sabe muito bem que não é assim!

Meus pais tinham origem absolutamente simples, e acredito piamente que foram justo a lucidez e a determinação por algo melhor e maior que os tornaram o que são, durante e após a criação dos filhos. Vejo muitos pais fazendo grande esforço para dar às crianças um lanche no McDonald's, um par de tênis ou uma mochila de grife. Ou seja, conseguir algo intangível é possível, certo? Só é preciso saber o que é eterno e o que é fugaz, o que é educar, o que é semear boa colheita.

Por causa de suas condições econômicas, meus pais não aproveitaram muito a infância, mas foram crianças conosco, seus filhos, e nós crescemos com eles, nossos pais: por nós, por eles, para nós e para eles!

Parte 1

O ALIMENTO

Capítulo 1

COMO ALIMENTAR AS CRIANÇAS?

"Quando nos alimentamos acreditando que cada alimento tem um propósito de vida, estamos praticando a Cultura da Vida."
Dr. Gabriel Cousens

"As leis da vida não são algo imposto à organização humana. Elas são intrínsecas à própria estrutura de nosso ser, a nossos tecidos, células nervosas e musculares, nossa corrente sanguínea, nosso organismo como um todo. [...] Como essas leis são parte fundamental de nós, não podemos nos rebelar contra elas sem nos rebelar contra nós mesmos. [...] Não podemos fugir das leis da existência sem fugir de nós mesmos."
Herbert Shelton

Os filhos são nossa alegria e nosso orgulho. São a próxima geração, e a maneira como se alimentam hoje pode garantir – ou sabotar – sua saúde e todas as suas realizações no decorrer da vida.

Como pais e como sociedade, queremos tudo o que há de melhor para esses seres, que enxergamos como baixinhos indefesos e dependentes. Temos sempre o desejo consciente de pôr em prática padrões alimentares ideais, pelo menos para garantir que estamos criando indivíduos bem desenvolvidos, saudáveis, altamente determinados, com preferências alimentares, e de vida, próprias. No entanto, a alimentação que oferecemos aos nossos filhos é condizente com esses propósitos?

Mesmo que a princípio, ou distraidamente, não pensemos dessa forma, é importante refletir sobre padrões alimentares, pois a formação e o desenvolvimento físico e mental das crianças dependem do suprimento de todos os nutrientes necessários, de uma alimentação equilibrada, natural e variada.

Entretanto, desejo lembrar que este livro, embora aparentemente focado em orientação alimentar, em sua essência tem o propósito de transformar vários dos seus hábitos de vida, dos ecológicos aos existenciais. A alimentação não será modificada isoladamente, pois precisamos refletir sobre a forma como cada um escolhe usar sua energia... Sim, a transformação será multidisciplinar.

Muitos pais e responsáveis pela alimentação de crianças e adolescentes querem começar a mudar os hábitos alimentares na hora do preparo ou do consumo das refeições (ou lanches). Mas, insisto, não é por aí que se começa. Não, não e não.

Para valorizar os alimentos saudáveis e sentir estímulo para consumi-los, para desvalorizar os ditos alimentos vazios ou não saudáveis, é preciso motivação. Para isso, deve-se conhecer mais sobre cadeia produtiva, propriedades rurais, plantio, colheita, feiras urbanas, mercados centrais, hortifrútis... Levar as crianças aos bastidores, onde ficam os estoques, ver os produtos chegarem do campo, ver as perdas, conhecer projetos de ecossustentabilidade, de expansão urbana, saber da evasão do campo, da migração para o campo, conhecer ONGs, cooperativas, associações. Ou seja, valorizar a terra, o homem do campo, descobrir como os alimentos chegam até nós. Valorizar (e incentivar) as escolas com projetos educacionais que incluam a educação ambiental, a cultura de hortas e pomares, da compostagem e da reciclagem.

Por outro lado, é preciso tomar consciência dos absurdos cometidos pela indústria alimentícia contra qualquer consumidor, não importa a idade, a raça ou a condição social, tudo para garantir mais lucro e aumentar a própria competitividade.

O livro *Freakonomics* levanta uma premissa constrangedora: "Se a moralidade representa o modo como gostaríamos que o mundo funcionasse, a economia tem ferramentas para mensurar o modo como ele realmente funciona".[1] Se é a pobreza que faz aumentar a criminalidade, então por que o mundo industrial, que detém o poder do dinheiro, é tão criminoso? Quem mata mais que uma indústria alimentícia que divulga e robotiza as crianças, vítimas da mídia selva-

---

1 Steven D. Levitt e Stephen J. Dubner, *Freaknomics*, p. 13.

gem, de modo que venham a consumir guloseimas que não nutrem e destroem a saúde e o poder pensante?

É chegada a hora de refletir sobre que tipo de alimento nutre e sustenta nossa vida e a de nossos filhos, sobre a qualidade da sociedade e do mundo. É chegada a hora de saber usar o dinheiro e o poder pensante para comprar qualidade de vida e saúde, e não para abarrotar o armário com produtos dispensáveis em troca do amor das crianças.

Se usarmos nosso poder pensante e nos unirmos como consumidores, poderemos determinar as leis de mercado. Caso contrário, trilharemos o caminho mais fácil para lidar com os filhos, caminho que perpetua os crimes do capitalismo selvagem, da Cultura da Morte. Ceder aos interesses da indústria alimentícia não contribui para a saúde física, menos ainda para a afetiva ou mental, fundamentais para a construção de relacionamentos e decisões assertivas ao longo da vida. Um dia, as crianças serão adolescentes, depois adultos.

O que os pequenos comem pode afetar o desenvolvimento, a formação celular, o desempenho escolar, o comportamento e, obviamente, a saúde deles. Comecemos pela importância de uma boa refeição matinal, que pode ser muito simples, como uma vitamina reforçada com leite de sementes. Um coquetel nutricional agrada aos apressadinhos, aos que gostam de se alimentar antes de ir para a escola, e vai fazer diferença no rendimento, no aprendizado, na atividade física e social.

Muitas crianças estão crescendo sem conhecer os princípios da boa nutrição, chegando até mesmo a desprezá-los. Algumas beliscam o dia inteiro, e outras são gulosas e estão acima do peso, apesar de desnutridas. A obesidade infantil é um problema e tanto. Uma pesquisa do Instituto Brasileiro de Geografia e Estatística (IBGE), divulgada em agosto de 2010, revela que 34,8% das crianças brasileiras entre 5 e 9 anos estão acima do peso ideal; entre os adolescentes de 10 a 19 anos, esse número chega a 21,7%. E o índice é maior na região Sudeste, justamente a mais industrializada do país.

Um dos principais motivos pelos quais tantas crianças estão acima do peso, até mesmo obesas, é gostarem tanto de comer alimentos de elevada densidade energética, açucarados e gordurosos – *junk food*, chocolate e salgadinhos industrializados. Por que apreciam tanto esses alimentos? Será que podemos fazer alguma coisa para estimular as crianças de todas as idades a experimentar alternativas mais saudáveis?

É preciso investigar quando começou a mania de beliscar, de lanche, e por que tantos pais têm dificuldade em fazer os filhos sentirem apetite por frutas, verduras e legumes. Será que não começa pelos próprios pais? Pela falta de tempo para preparar, para brincar com a apresentação dos pratos, para insistir? E ver televisão muitas horas por dia ou durante as refeições pode influenciar adversamente os hábitos alimentares e o peso das crianças? Certamente. A mídia sabe disso e investe pesado nesse filão do mercado. Que crime! As vítimas? Nossas crianças e nossa prosperidade.

Devemos nos perguntar: será que se tivéssemos (homens e mulheres) mais tempo para cuidar da alimentação das crianças (e de todos em casa) tudo isso estaria acontecendo? Mais tempo para educar, com hábitos de lazer e qualidade de vida que nos aproximam da natureza, do natural, como é o caso da história exemplar no início deste livro, não resultaria em crianças e adultos mais ecológicos, mais orgânicos? Mais afetivos, gratos e sociáveis?

Ofuscar-se com o consumismo é fácil (uma forma de indolência), mas ele nos leva a um mundo melhor?

Ceder à desculpa da falta de tempo é comum, pois pagar as contas no fim do mês é prioridade inadiável. Porém, é somente uma forma de adiar o problema, que vai crescendo (assim como as crianças), enquanto nos iludimos com a ideia de que sempre vamos dormir bem se as contas forem pagas. Um dia podemos acordar e perceber que alguns problemas não se solucionam pagando as contas, mas criando aquele tempo, tantas vezes adiado, para estar com nossas crianças-adultos.

O propósito deste livro é ajudá-lo a encontrar um caminho de construção e união. O melhor lugar para estarmos juntos é preparando nossos alimentos. Seja no plantio, na rega, na colheita ou na “CRUZINHA”.

Assim como uma doença ou cura começa por uma célula, a mudança do mundo começa internamente, por uma decisão comprometida, feita por nós, principalmente se temos em mãos os seres do futuro.

A profunda compreensão dos conceitos desta proposta alimentar vai cumprir alguns propósitos. O primeiro é que todos eles serão seus companheiros de jornada, dando susten-

> “Cruzinha” é uma expressão divertida, criada para designar o lugar onde preparamos as receitas da alimentação crua e viva. É o mesmo local da tradicional cozinha, e inclui fogão, para o preparo dos amornados e das sopas. Outra expressão nessa mesma linha bem-humorada é “crulinária”.

tação nos momentos de dúvidas e de incertezas. O segundo é que não é verdadeiro ou sábio fazer escolhas alimentares sem conhecer as bases de alinhamento com a fisiologia humana.

Como sempre afirmo, ser vegetariano não basta, é preciso saber praticar o vegetarianismo para tirar o melhor proveito disso e se prevenir diante dos pontos falhos de cada opção alimentar.

E mais: decidir ser vegetariano não é fácil, leva um bom tempo para adaptar-se, para dominar a arte. Mas manter-se vegetariano também é difícil; afinal, ainda estamos em minoria. Portanto, recomendo a todos cuidar do lado psicoemocional e se esforçar para sustentar um compromisso com a saúde integral.

Os benefícios de uma dieta de alimentos vegetais são profissionalmente reconhecidos. A Associação Dietética Americana, a maior organização de dietistas profissionais do mundo, publicou as seguintes declarações em junho de 2003, sobre o estilo de vida e a dieta dos vegetarianos:

> Tem sido relatado que os vegetarianos têm menos massa corporal do que os não vegetarianos, além de menores índices de morte por doença isquêmica do coração; eles apresentam também taxas inferiores de colesterol no sangue, pressão arterial mais baixa e menos ocorrências de hipertensão, diabetes tipo 2 e câncer de próstata e de cólon. A alimentação vegana e outros gêneros de dietas vegetarianas, se bem planejadas, são adequadas para todos os estágios do ciclo da vida, incluindo gravidez, lactação, infância e adolescência. A alimentação vegetariana oferece diversos benefícios nutricionais, como menores índices de gordura saturada, colesterol e proteína animal, além de mais carboidratos, fibras, magnésio, potássio, folato e antioxidantes como vitaminas C e E e fitoquímicos. [...] Do ponto de vista da Associação Dietética Americana e do Dietistas do Canadá, as dietas vegetarianas bem planejadas são saudáveis, nutritivas e proporcionam benefícios para a saúde na prevenção e no tratamento de certas doenças.[1]

Minha sugestão é complementar a dieta vegetariana com a prática de terapias holísticas, como a terapia floral, a homeopatia, a fitoterapia e a aromaterapia.

---

1 Gabriel Cousens, *A cura do diabetes pela alimentação viva*, p. 73.

As formas de comer ou se alimentar

Antes de esclarecer os conceitos de crudivorismo e alimentação crua e viva, que defendo de modo democrático e aberto, considero importante saber um pouco mais sobre as várias formas de alimentação.

Comer é realmente um prazer, mas devemos observar se esse prazer existe somente enquanto sentimos o gosto do alimento ou se continua durante e após a digestão. Nesse ponto, encontramos a diferença entre comer e alimentar-se: comer, segundo o *Dicionário Aurélio*, significa ingerir qualquer coisa. Alimentar-se é nutrir-se.

Assim, quando a alimentação está alinhada às necessidades de construção da energia e da harmonia metabólica, temos como consequência a saúde em todos os níveis existenciais: física, emocional, mental e espiritual.

Alimento **nutracêutico** é aquele que, além de valor nutricional, apresenta função terapêutica.

Não basta simplesmente engolir uma comida gostosa. Precisamos dar ao organismo os elementos necessários para mantê-lo bem vivo, ou seja, bem nutrido e energético. Para tanto, o alimento deve ser, além de gostoso, também nutritivo e até NUTRACÊUTICO. Entre as diversas linhas de alimentação existentes, temos de escolher aquela que mais se adapta a nós, a cada momento ou ciclo de nossa vida. É importante lembrar que, se buscarmos compreender a vida e dar significado a ela, ações saudáveis, entre elas as escolhas alimentares, vão gerar corpo, mente, coração e espírito saudáveis.

Classifico a seguir os nove sistemas alimentares existentes, partindo do mais primitivo, ou melhor, o que deixa maior quantidade de impurezas acumuladas no organismo, até o mais vitalizante e purificador.

1. *Carnivorismo e carniceirismo:* a alimentação é constituída somente de carnes. No caso do carnivorismo, o animal mata a presa e come a carne ainda quente; no carniceirismo, a carne é devorada quando

atinge o estado de putrefação. Exemplo: felinos (carnívoros) e abutres (carniceiros).

2. *Onivorismo:* come-se de tudo – carnes, vegetais e até o que não é alimento, como aditivos químicos, naturais e sintéticos. Exemplo: avestruz, suínos e o homem.

3. *Cerealismo:* os cereais ocupam o lugar de destaque. É o caso da macrobiótica, em que os cereais são considerados alimentos equilibrados e o arroz integral, o alimento perfeito. Utilizam-se também legumes e verduras cozidos, frutas em doses mínimas e nada de laticínios. Consomem-se carnes de peixe e frango.

4. *Ovolactovegetarianismo:* qualquer tipo de carne é totalmente excluído. A alimentação é constituída de frutas, hortaliças e cereais. Permite-se o consumo de derivados de origem animal, como produtos lácteos e ovos.

5. *Lactovegetarianismo:* semelhante ao ovolactovegetarianismo, porém não há consumo de ovos.

6. *Vegetarianismo estrito, ou veganismo:* consiste no consumo exclusivo de alimentos de origem vegetal – frutas, legumes, verduras, sementes e cereais. É proibido todo e qualquer alimento de origem animal. Os vegetais podem ser ingeridos crus ou cozidos, temperados com condimentos vegetais e fermentados. Ao se estudar a fisiologia do ser humano, comparada com a de outros animais, conclui-se que somos mais herbívoros do que carnívoros. Isso pode ser observado na dentição, no tubo digestivo e no próprio instinto, já que nos primeiros meses de vida rejeitamos a carne e damos preferência a frutas, vegetais e cereais. Mais importante do que qualquer teoria é vivenciarmos mais bem-estar e vitalidade, proporcionados pela alimentação mais frugal e saudável.

7. *Naturismo ou crudivorismo:* é importante não confundir naturismo com naturalismo, pois este último se restringe ao consumo de alimentos integrais, livres de produtos químicos, e nem sempre segue

a linha vegetariana. Muitas vezes utiliza frango e peixe fresco, enquanto o naturismo só permite o consumo de legumes, verduras, sementes e frutas em forma natural, frescos, maduros, integrais, sem cozimento ou temperos.

8. *Frugivorismo:* é a forma mais sutil de alimentação, baseada somente na utilização de frutas, que, além de não deixarem nenhum resíduo no organismo, têm grande poder depurativo (promovem a desintoxicação). As frutas são realmente alimentos perfeitos, pois, quando maduras, caem no solo e nutrem a própria semente para o nascimento de uma futura árvore. Seu perfume e sabor também não deixam dúvidas quanto ao valor alimentício.

9. *Alimentação crua e viva:* aqui o crudivorismo e o frugivorismo se integram, e o termo "viva" se explica pelo consumo, em todas as refeições ou lanches, de grãos e sementes na forma de germinados ou brotos frescos. É importante ressaltar que o fato de o alimento ser consumido na forma crua não significa necessariamente que seja frio, pois pode ser amornado em fogo baixo, em panelas de barro, e manipulado com as mãos, de forma que a temperatura do "cruzimento" não ultrapasse 45 °C para não destruir suas enzimas e sua energia vital.

A alimentação crua e viva, além de ser um caminho de consciência, é muito gostosa, saudável e de fácil digestão. Ela nos proporciona cada vez mais sensibilidade para perceber a natureza e a vida como ela é: uma imersão em energias sutis e densas. Cabe a cada um de nós fazer a escolha, a sincronicidade.

Este livro pretende divulgar às crianças de todas as idades receitas da alimentação crua e viva, cujos conceitos e fundamentos são apresentados na forma de primeiros passos, e jamais com a intenção de catequizar o leitor ao radicalismo. Desejo mostrar que, mesmo fazendo uso de uma alimentação saudável, cozida ou crua, é importante respeitar as combinações alimentares para garantir uma digestão leve, nutricionalmente rápida e eficiente.

AS ORIGENS DA ALIMENTAÇÃO CRUA E VIVA

O livro vivo do Projeto Terrapia[1] relata que as informações básicas sobre a alimentação viva são encontradas nos trabalhos da dra. Ann Wigmore[2], que escreveu várias obras sobre o assunto na década de 1980 na Califórnia, nos Estados Unidos. Embora a consciência dos benefícios dessa prática remonte a Hipócrates ("Faça do teu alimento o teu remédio"), a autora tem o mérito de organizar e popularizar o conhecimento que hoje constitui um movimento ecológico baseado no estilo de vida da alimentação viva. O programa culinário proposto por Ann Wigmore consiste no consumo de sementes em processo de germinação e de brotação, acompanhadas de verduras, legumes e frutas cruas, *in natura*, além de alimentos fermentados e desidratados. Segundo ela, quando germinadas, as sementes produzem grande quantidade de enzimas, que facilitam o processo digestivo de todos os alimentos, além de potencializar a energia vital interior.

Essa forma de alimentar-se é ecológica em todos os sentidos e resulta em maior consciência corporal e da natureza no nosso cotidiano. Por isso, também é chamada de alimentação consciente.

No Brasil, existe o Projeto Biochip (PUC/RJ), um trabalho que teve início há quinze anos, com a *designer* Ana Branco, e se estende até hoje, por meio de palestras e oficinas em todo o país, além da divulgação do suco de luz do sol (ver p. 207). E há treze anos o Projeto Terrapia, realizado na Escola Nacional de Saúde Pública (ENSP), no *campus* da Fundação Oswaldo Cruz e coordenado pela dra. Maria Luiza Branco, tem formado muitos educadores, fundamentais na propagação de conceitos e receitas e na formação de pessoas mais ecológicas.

O principal propósito do Projeto Terrapia é a promoção da saúde de acordo com a cultura e a realidade brasileiras, utilizando a experiência e os conhecimentos locais para criar receitas e desenvolver estudos sobre como introduzir a prática da alimentação viva em nossa sociedade.

O ser orgânico

Se alguém acha apetitoso um simples prato de frutas ou um saladão bem colorido, é provável que tenha um bom apetite, uma "fome orgâ-

---

1 Maria Luiza Branco Nogueira, "Alimentação viva na promoção da saúde e ambiente", Projeto Terrapia, disponível em http://www4.ensp.fiocruz.br/terrapia.

2 http://www.annwigmore.org.

nica". Se não aprecia ingerir um alimento fresco e natural com prazer e gratidão para com o Criador, é sinal de falta de apetite. Se uma pessoa só sente atração por guloseimas que são deliciosas, mas não nutrem necessariamente, é preciso rever o grau de amor pelo corpo e pela saúde, a inteligência e a consciência afetiva e ecológica. Alimentar-se não é tudo na vida, mas é a base dessa experiência tridimensional. É um ato que sustenta a vida nesta "casa" de carne e osso que precisamos carregar por toda a existência.

Quando estamos equilibrados emocionalmente, deixamos de satisfazer a "fome afetiva" por meio do alimento, pois o contexto não é mais compulsivo, urgente, insano. Permanece somente uma necessidade frugal, ecológica, que chamo de "fome orgânica", que atende verdadeiramente à demanda das necessidades básicas (orgânicas) de células, órgãos e sistemas vitais.

Para ser considerada saudável, a alimentação deve apresentar quatro qualidades fundamentais: ser nutritiva, rica em substâncias que alimentam verdadeiramente as células; ser de fácil digestão (isenta de toxinas, aditivos, refinados, gordura animal etc.); ser gostosa e prazerosa; e ser desintoxicante (para ajudar o organismo a eliminar seus excretos).

Pelo menos nas grandes cidades, o comum é que o nutritivo ceda lugar ao prático. Na vida moderna, o nutritivo se tornou trabalhoso e pouco prazeroso. É preciso preparar, temperar, mastigar, informar-se, raciocinar. Uma inversão de valores, quando a desinformação é a de que alimento integral e nutritivo é frescura.

Quanto mais viciada em "não alimentos" (pobres, vazios), menos apetite a pessoa tem para os alimentos saudáveis (crus, frescos, maduros, integrais e orgânicos). Quanto mais intoxicada ela é, mais preguiça tem de investir naquilo que promove lucidez e equilíbrio. Esse círculo vicioso pode ser rapidamente interrompido quando se assume a responsabilidade pela alimentação das crianças. Afinal, elas serão as grandes vítimas se entrarem na dinâmica alimentar da destrutiva "fome afetiva", mas se beneficiarão muito se investirmos em sua desintoxicação e as transformarmos no Ser com "fome orgânica" que surge dessa purificação diária.

O ser ecológico

Bem, um dos propósitos deste livro é aumentar o número de habitantes "eco-lógicos" deste planeta. Afinal, não existe lógica em aumentarmos o consumo de vegetais se não cuidamos de controlar a qualidade de produção dos alimentos.

Como preceitua Flávio Basset:[1]

> Todo "eco" só será "lógico" quando ressoar em todos os ambientes possíveis da nossa sociedade, quando for pauta para as nossas disciplinas de formação, quando somar instrução à gestação, ao pré-primário dos nossos próximos hábitos e da nossa cultura.

As crianças são as vítimas mais vulneráveis da agricultura extensiva, baseada no uso de agrotóxicos. Segundo um relatório do Environmental Working Group [Grupo de Trabalho Ambiental],[2] quando uma criança completa 1 ano de idade, já recebeu a dose máxima de agrotóxicos que seria permitida para uma vida inteira. Potencialmente, os bebês estão mais expostos a resíduos químicos do que a maioria dos adultos, já que consomem mais frutas, legumes e verduras (em relação ao pequeno peso) e são mais propensos a absorver toxinas porque seu trato gastrintestinal é mais permeável. Um estudo de 2003, realizado pela Universidade de Washington, revelou que as crianças que comiam frutas e vegetais orgânicos apresentavam concentrações de pesticidas seis vezes menores do que as que consumiam produtos de cultura intensiva.[3]

Enquanto os alimentos de cultura orgânica nutrem as crianças e as protegem dos agrotóxicos, os derivados da agricultura intensiva contêm menos nutrientes a cada safra do que o que se produzia há sessenta anos. Uma equipe da Universidade Emory (EUA) analisou

---

1 Mentor do www.showdoplaneta.com.br, que propõe movimento social e tem como tema central a insustentabilidade no mundo.

2 Revista *Em Ecologia*, julho de 2002.

3 Mindy Pennybacker, "New Studies on Children and Pesticides", disponível em http://www.thegreenguide.com/doc.mhtml?i=BGG&s=children.

amostras de urina de crianças entre 3 e 11 anos alimentadas com produtos orgânicos e concluiu que praticamente não continham metabólitos de Malathion nem de Clorpirifós, dois pesticidas de uso tradicional nas culturas convencionais. Entretanto, depois que elas voltaram a ingerir alimentos não orgânicos, os metabólitos rapidamente aumentaram para 263 partes/bilhão, segundo estudo divulgado em 21 de fevereiro de 2006.[1]

Solo, agrotóxicos e alimentos vazios

As técnicas modernas de cultivo, que apostam em crescimento rápido e altos rendimentos, estão afetando a qualidade do solo, da flora e da fauna, bem como a qualidade da água, do ar e o estado nutricional da humanidade. Trata-se de um sistema insustentável, que depende de fertilizantes químicos para manter a "produtividade" alta, mas que gera alimentos vazios, ou seja, que contêm propriedades nutricionais insuficientes e, suspeita-se, contribuem para o rápido aumento da obesidade, já que as pessoas consomem mais para tentar saciar a nutrição de que necessitam.

Um relatório de 2001 da Britain's Soil Association [Associação Britânica do Solo] analisou quatrocentos estudos de pesquisa nutricional e chegou a conclusões semelhantes: os alimentos cultivados organicamente apresentam mais minerais e vitaminas, ou seja, são alimentos nutricionalmente mais adequados e saudáveis.[2]

As culturas intensivas (monoculturas mecanizadas) vão empobrecendo o solo a cada ano. A tecnologia da agricultura moderna devolve à terra apenas alguns fertilizantes sintéticos que não podem substituir o que se perdeu. Além disso, os herbicidas e inseticidas matam toda a fauna que preserva o equilíbrio do ecossistema. Os microrganismos do solo têm papel importante em sua fertilidade e ajudam as plantas a crescer.

---

1 Stephen Leahy, "Novos estudos avalizam dieta orgânica", disponível em http://www.tierramerica.net/2006/0225/pacentos.shtml.

2 Idem.

O que precisamos defender é a "agricultura de sistemas naturais", que envolve o uso de culturas perenes em policultivos, isto é, plantações de diferentes vegetais juntos, como praticavam nossos ancestrais em muitas partes do mundo.

Cuidados com a água

Na irrigação usada na agricultura orgânica, além de não haver risco de poluir as águas do planeta, só se utiliza água limpa e sem poluentes, proveniente de poços artesianos controlados ou de minas preservadas. Na cultura convencional, os agrotóxicos usados nas plantações atravessam o solo, alcançam os lençóis freáticos e poluem rios e lagos, comprometendo todo o ecossistema.

Amparo ao pequeno produtor

O trabalhador rural precisa ser preservado, tanto quanto o solo, a fauna e a qualidade dos alimentos. Adquirindo produtos ecologicamente corretos, contribuímos para a preservação da terra, para a qualidade de vida e a saúde do agricultor orgânico e ainda evitamos o êxodo rural. Além disso, ajudamos a frear o envenenamento dos agricultores e de sua família por agrotóxicos, situação que vitima cerca de 1 milhão de cultivadores/ano no mundo inteiro. Ao optarem por produtos orgânicos, as pequenas propriedades podem se manter, sem assumir dívidas com a compra abusiva de defensivos tóxicos.

Cidadania e responsabilidade social

Ao consumirmos produtos orgânicos, exercitamos nosso papel social, contribuindo para a conservação e preservação do meio ambiente, além de apoiar causas sociais relacionadas com a proteção do trabalhador e a eliminação da mão de obra infantil. Patrocinamos a fixação do homem na terra.

Biodiversidade

A perda das espécies é um dos principais problemas ambientais. A agricultura orgânica preserva sementes e impede o desaparecimento de numerosas espécies, incentivando as culturas mistas (permacultura) e fortalecendo o ecossistema. Assim, a fauna permanece em equilíbrio e todos os seres coexistem em harmonia.

Aquecimento global e economia de energia

Precisamos ter consciência de que o alimento mais saudável e terapêutico é aquele que cresce à nossa volta. A quinoa é excelente para quem vive nas altitudes (nos Andes, por exemplo); a tâmara, para os habitantes do deserto, e as frutas tropicais, para os que moram em regiões mais quentes, como os brasileiros. Precisamos nos lembrar da enorme quantidade de dinheiro e energia gasta para transportar os alimentos de outros países, estados e regiões. Respeitemos as safras, os ciclos da natureza. Valorizemos o que está perto, é mais barato e abundante.

O solo tratado com substâncias químicas, normalmente importadas e caras por causa do custo de importação e transporte, libera grande quantidade de gás carbônico, gás metano e óxido nitroso. A prática da agricultura doméstica, local, e a administração florestal sustentável podem reduzir a emissão desses gases, desacelerando as causas do aquecimento global, além de trazer grandes benefícios nutricionais.

Atualmente, é consumida mais energia para produzir fertilizantes artificiais e para transportar alimentos por longas distâncias do que para plantar e colher todas as safras.

Custo social e ambiental

Na realidade, o alimento orgânico não é mais caro que o convencional se considerarmos que, indiretamente, reduzimos as despesas com médicos e medicamentos e os custos com a recuperação ambiental. Segundo o médico paranaense Tsutomu Higashi, o primeiro princípio da segurança alimentar é não ser envenenado: "Não adianta se preocupar com a quantidade de nutrientes se o alimento já estiver contaminado".

Alimentos mais nutritivos e saborosos

Uma das principais preocupações da agricultura orgânica é com a qualidade e a preservação do solo. O mundo presencia uma grande perda de solo fértil causada pela erosão, lixiviação de lagos, rios e mares, devido ao uso inadequado de práticas agrícolas extensivas (monocultura). Com a agricultura orgânica é possível reverter gradualmente essa situação.

Solos balanceados e fertilizados com adubos naturais produzem alimentos mais nutritivos, mais saborosos e que conservam as propriedades naturais como aroma, textura, cor e sabor. São ricos em ÁGUA ESTRUTURADA, enzimas, vitaminas, minerais, carboidratos e proteínas. São ainda mais palatáveis, crocantes e fáceis de digerir.

Água estruturada é a água que encontramos no interior das frutas, dos legumes, das verduras, dos brotos e das sementes germinadas: é biológica, rica em nutracêuticos, minerais, enzimas ativas e bactérias benéficas. Como tem menos tensão superficial e riqueza de informações eletroquímicas, é absorvida com mais facilidade pela pele, pelas mucosas e pelo tubo digestivo, contribuindo para o equilíbrio eletroquímico e a estabilização da membrana celular..

Saúde garantida

Muitos dos pesticidas utilizados no Brasil são proibidos em vários países em razão de suas consequências nocivas para a saúde, tais como câncer, alergias e problemas respiratórios. Os alimentos de origem animal estão contaminados pela ação dos perigosos coquetéis de antibióticos, hormônios e outros medicamentos, que são aplicados na pecuária convencional, quer o animal esteja doente ou não. Somente consumindo produtos agroecológicos estaremos protegidos do consumo de alimentos geneticamente modificados (transgênicos). Infelizmente, a classificação de "orgânico" está sendo usada enganosamente, quando diz respeito à técnica de cultivo. Hoje já existem vários selos de certificação de produtos orgânicos que permitem produtos cultivados com semente transgênica e outras transgressões aos princípios ecológicos. Como esse é um assunto por demais polêmico, a solução é nos unirmos na escolha de fornecedores e agricultores ecologicamente corretos.

Alimentos crus e suas enzimas

Quando faltam enzimas digestivas, o organismo se estressa infinitamente: torna-se ácido para dar conta da digestão, retira prótons de células que estavam em harmonia metabólica e atrasa o tempo digestivo, de forma que o que ele não consegue digerir fica circulando ou se amontoa como toxina. Nessas condições, o corpo fica preso na dimensão da doença e da sobrevivência até que se torne novamente alcalino.

Os alimentos do reino vegetal, crus e vivos (germinados e brotos), têm um propósito: oferecer seu viço (vitalidade), seus agentes nutricionais e energéticos, que foram acumulados a partir da terra (energia telúrica), do sol (energia solar) e do cosmos (energia cósmica), para que sejamos Seres em estado de Viço, ou seja, em "ser-viço".

Os alimentos crus têm mais energia vital, doam mais prótons que os alimentos mortos. Perfeitos acumuladores de energia, o ciclo de vida dos vegetais é mais sutil que o dos animais.

Como fomos desenhados para consumir vegetais, nosso organismo é capaz de transformar toda energia acumulada em energia útil. Vamos vibrar energeticamente se consumirmos alimentos cheios de energia. Vamos nos deprimir se comermos alimentos pobres em energia vital.

Não basta, porém, ganhar um presente (o alimento); é preciso recebê-lo, assimilá-lo como nos é ofertado para que ele então faça parte de nós e tenhamos alegria e gratidão pelo presente verdadeiramente recebido. Não tem sentido destruí-lo, danificá-lo, desidratá-lo, queimá-lo antes de recebê-lo.

Enquanto crus, maduros e frescos, os vegetais contêm em média 85% de água, e, na química da vida (bioquímica), água é informação de primeiro quilate. Assim, diluídos nesse alto teor de água estruturada, são alimentos sutis, projetados pela natureza para fornecer nutrição plena, fluida, altamente qualificada. Nessas condições, o organismo humano assimila as informações e os nutrientes e em poucos minutos se enche de vitalidade e capacidade de comunicação celular (lucidez).

Os alimentos cozidos não possuem mais energia vital. O fogo é um incinerador, um desidratador, um desativador da vida. O cozimento altera a constituição físico-química do alimento, sua água, proteínas, fibras, sais, vitaminas, gorduras, enzimas, energias. Quando cozido, o alimento se torna menos do que era antes. Deixa de ser sutil, fluido, informativo, porque as energias nele armazenadas (telúrica, cósmica e solar) se esvaem e a água estruturada evapora, dificultando todo o processo de transporte dos nutrientes e das informações contidas naquela água. Passa a ser denso (isento das energias sutis) e indigesto, pela falta das enzimas do próprio alimento, pela coagulação das proteínas e pela prevalência das fibras (a fração mais densa dos vegetais).

> Do ponto de vista da saúde, particularmente do diabetes, a proteína obtida da carne animal — inclusive de peixe — é de qualidade inferior à de origem vegetal. Esse fato científico inconteste é confirmado pelo *China Study*, realizado por T. Colin Campbell, e pelas evidências epidemiológicas de 6.500 chineses em 65 províncias. O estudo mostrou que, quanto mais proteína animal era consumida, maior era a incidência de câncer. Segundo o Instituto Max Planck, o cozimento coagula aproximadamente 50% da proteína, tornando a comida menos digerível, mais grossa e potencialmente inflamatória. No fim, cozinhar a carne faz com que se aproveite apenas metade da proteína ingerida, e a outra metade acaba agindo como toxina inflamatória.[1]

1 Gabriel Cousens, *A cura do diabetes pela alimentação viva*, p. 75.

PIRÂMIDE ALIMENTAR DO CRUDIVORISMO

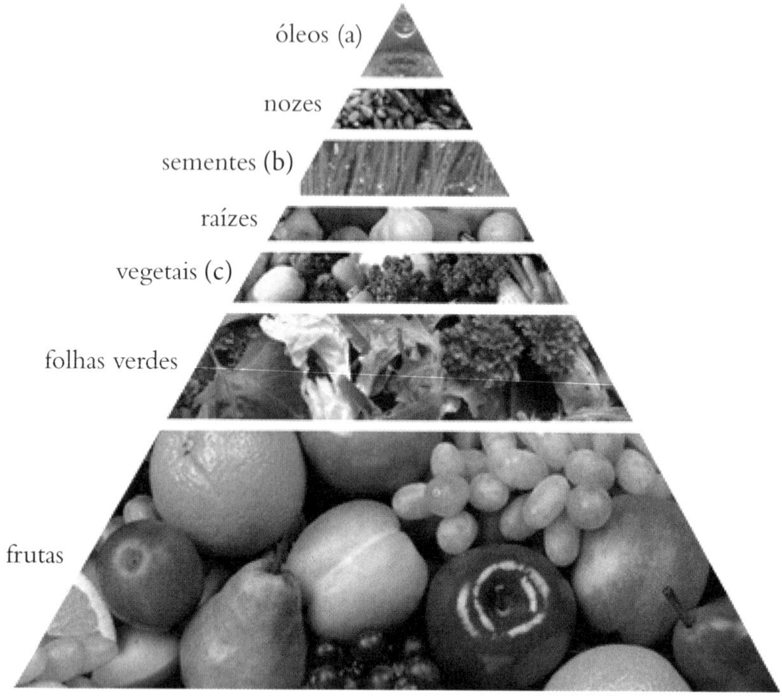

(a) óleos = azeites; sempre prensados a frio
(b) consumir as sementes sempre germinadas
(c) algas marinhas também são vegetais

A exposição dos alimentos à temperatura do cozimento destrói as enzimas neles contidas, que foram exatamente criadas pela natureza para facilitar a digestão. Sábia a natureza, não? Mas nós aproveitamos esse presente? Quando os alimentos são cozidos acima de 45 °C, são destruídas essas enzimas necessárias à digestão, e o organismo é obrigado a usar as próprias reservas, gastando mais energia e tempo no processo, quando então os recursos vitais são obrigatoriamente deslocados.

As enzimas são estruturas proteicas ativas, básicas, essenciais à vida. Sem elas, a vida não seria possível. Elas representam a fonte de energia orgânica e a vitalidade bioquímica central de toda a estrutura viva existente. São essenciais para a formação estrutural, o crescimento, a desintoxicação, a defesa e os mecanismos de cura do organismo. São fundamentais na regulação das atividades bioquímicas, como a digestão e a absorção de alimentos, o equilíbrio hormonal, a atividade cerebral, o humor, a sexualidade, a circulação sanguínea, a respiração, os estímulos nervosos, a reposição celular, o sistema imunológico, os mecanismos dos sentidos (paladar, olfato, tato, visão e audição) e outras. Sem enzimas, não ocorre nem mesmo a assimilação e distribuição de vitaminas e sais minerais no organismo. A vitalidade e a longevidade de cada célula estão relacionadas às enzimas. Exemplos: uma semente crua contém todas as informações genéticas e vitais para gerar uma nova planta. Uma semente refinada ou cozida não contém mais essas informações, substâncias e vibrações. Não germinará, não brotará, não crescerá. A nossa saúde depende da manutenção de níveis enzimáticos adequados. A redução do potencial enzimático do organismo causa doenças degenerativas e envelhecimento precoce.

Na alimentação vegetariana crudívora, os alimentos são consumidos em sua integralidade e frugalidade, condição em que já trazem consigo a vitalidade e a facilidade da autodigestão enzimática. O trabalho digestivo será menor, pleno e não haverá deslocamento energético (perdas, descontinuidades) entre células, órgãos e sistemas.

Os níveis enzimáticos nos tecidos corporais são elevados na infância e reduzidos na velhice. Um recém-nascido pode apresentar cerca de cem vezes mais enzimas na corrente sanguínea do que um idoso que se alimentou de cozidos durante toda a vida. Por outro lado, um idoso tem cerca de mil vezes mais radicais livres no organismo que o recém-nascido. O enfraquecimento dos níveis de enzimas está ligado ao aumento de radicais livres, que, por sua vez, está associado à carência de minerais.

Outra vantagem do crudivorismo é evitar o fenômeno chamado leucocitose digestiva, que ocorre cada vez que um alimento cozido ou processado (inclusive balas, bolachas, salgadinhos, refrigerantes) é ingerido. O número de leucócitos (glóbulos brancos) no sangue aumenta e se normaliza somente depois de 90 minutos da última refeição. Ao longo de anos de alimentação 100% cozida, tal fenômeno vai inegavelmente debilitando o sistema de defesa do organismo. Isso não acontece quando ingerimos alimentos crus e vivos.

O prejuízo, ao cozinhá-los, não se limita à perda total das enzimas, mas também, de forma considerável, das vitaminas – às vezes totalmente, como é o caso da C e da B_{12}. Ocorrem ainda alterações em gorduras, minerais e proteínas, que deixam de ser metabolizados com a mesma eficiência nutricional que no alimento cru, pois se convertem, muitas vezes, em toxinas. No caso do forno micro-ondas, o quadro é ainda mais grave, pois suas radiações destroem o campo energético dos alimentos, desvitalizando-os e modificando ainda mais sua estrutura nutricional original.

Alimentação crua e viva

Uma alimentação crua pode conter frutos do mar e carnes cruas, como uma ostra ou um quibe cru. Entretanto, essas formas cruas de se alimentar não estão vivas, ao contrário, são provenientes de um animal morto.

O organismo humano, em sua origem, não sabe processar (reconhecer) o alimento cozido. Após a ingestão, o sistema imunológico começa a produzir leucócitos por pensar que está sendo invadido por corpos estranhos. Se acionado diariamente, em todas as refeições, ocorrerá o estresse metabólico, que pode ser minimizado com o consumo de ao menos 50% de alimentos crus em todas as refeições.

Na alimentação crua e viva é essencial juntar sementes ou grãos germinados (ou seus brotos) aos alimentos de origem vegetal crus, maduros e frescos.

As sementes germinadas e seus brotos são alimentos classificados, segundo sua vitalidade, como biogênicos, ou seja, que expandem a vida (ver adiante). Encontram-se numa etapa vital de transformação, quando deixam de ser uma semente em estado de latência e germinam para formar e fincar raízes, perpetuar a espécie. Nesse exato momento acontece uma explosão de vida em expansão, um turbilhão de informações, energéticas e nutricionais, que caracteriza o que denominamos alimento vivo.

Portanto, quando ingerimos sementes em processo de germinação (germinadas), nutrimo-nos com um alimento concentrado de vida em seu potencial máximo da vitalização biogênica, que é o "acordar" para a vida. Esses alimentos, na forma de germinados ou brotos, promovem também a "proteção ecológica", favorecendo a presença de uma "flora e fauna" específicas e benéficas aos sistemas digestivo e imunológico. Desenvolvemos uma relação de cooperação com esses seres vivos, que nos ajudam a viver em harmonia e por isso são chamados de probióticos.

Alimento maduro, fresco e integral

Ingerir alimentos maduros, frescos e integrais não é 100% importante para adultos sadios, mas, quando se trata de alimentação infantil ou de pessoas doentes, esse é um assunto sério. Os sistemas digestivo e urinário das crianças ainda não estão totalmente preparados para processar uma alimentação que contém insumos agrícolas, refinados e aditivos. De acordo com a Organização das Nações Unidas para a Agricultura e a Alimentação (FAO) e a Organização Mundial da Saúde (OMS), na saúde infantil não é recomendável a utilização de alimentos processados ou modificados para menores de 1 ano. Eu diria menores de 3 anos, enquanto a criança ainda não é socializada.

Observar os ciclos da natureza e a oferta de cada estação nos ajuda a descobrir qual é a melhor hora para consumir um alimento, buscando facilitar a digestão e a nutrição com as ofertas da Mãe Terra. Quando o alimento amadurece, sabemos que está pronto para ser consumido, que chegou a hora de acessar seus nutrientes, aqueles de que mais precisamos naquela estação do ano. Os alimentos da estação – agroecológicos – sempre são maduros, pois seguem sua programação genética.

Em determinada época do ano, que pode variar de acordo com a espécie, os mecanismos reprodutivos disparam, as raízes e os caules aumentam, há mais folhagens, flores e frutos. Mas a produção natural só acontece quando a planta está no seu estágio mais sincronizado com o ecossistema (terra, sol, lua, água e ar), quando sua nutrição, seu desenvolvimento e sua vitalidade são plenos. Tudo isso é transmitido para cada parte da planta, que frutifica e amadurece no tempo certo. Por isso, seu aroma é inebriante, o sabor, prazeroso e salivador (digestivo), e tem maior concentração de sumo (água estruturada, ver boxe p. 43), enzimas e vitaminas. As plantas de cultura orgânica contêm mais sais minerais e antioxidantes, como a vitamina C e os carotenos, que nos defendem dos radicais livres, os vilões causadores do envelhecimento e da morte precoce das células.

Fazendo uma simples comparação entre as plantas e os seres humanos, verificamos que ambos se desenvolvem diante das mesmas necessidades: água, ar, luz, nutrição e calor. As células da planta e as do homem são parecidas e funcionam de forma semelhante. Entretanto, somente os vegetais têm capacidade para captar a energia solar (luz) e transformá-la em energia química (alimento), por meio de um processo chamado fotossíntese.

No caso das frutas, basta olhá-las, sentir seu aroma, tocá-las, e elas caem em nossas mãos. Não é preciso arrancá-las. Já legumes, raízes e verduras devem ser frescos e não necessariamente maduros, pois quando passam do ponto concentram grandes quantidades de amido e não são mais ideais para o consumo humano. Legumes frescos são mais macios, saborosos, ricos em água, aromáticos e precisam de menos tempero.

O alimento fora da estação perde o aroma característico, é mais seco, opaco e pobre do ponto de vista nutricional. Além disso, para ser colhido fora da época, precisa receber grandes doses de fertilizantes químicos e agrotóxicos, insumos artificiais que são caros e prejudiciais a todos: solo, água, ar, fauna, flora, produtor e consumidor.

Comprar e consumir alimentos da estação são atitudes ecologicamente corretas. É mais econômico, mais saudável e seguro, devido à maior oferta no mercado, e ainda desestimula a produção e o consumo de alimentos fora da estação.

Outra complicação é que, por questões comerciais e pela distância dos grandes centros de consumo, alguns produtos chegam aos mercados ainda verdes, ou seja, com falta de maturidade. Portanto, para serem realmente frescos, o ideal é que se originem de cultura local, regional.

Os alimentos que vêm de estados distantes ou de outro país não estão mais frescos, em geral foram colhidos bem verdes para suportar o transporte, borrifados com conservantes (ou irradiados) para evitar que estraguem antes do tempo da comercialização, não estão com toda a energia vital, não contêm os nutrientes adequados às demandas do nosso local e ainda causam impacto ambiental. Um exemplo disso é a quinoa. Ela é cultivada nos Andes, em altitude elevada, portanto, em locais de ar rarefeito e baixas temperaturas. Ou seja, a quinoa é um alimento que dá sustentação para povos que vivem nessas condições de terra, sol e ar. Nós vivemos no nível do mar (no máximo 900 metros), temos clima tropical e não nos falta oxigênio. Pergunto: o que a quinoa andina tem a nos oferecer?

Saber reconhecer os alimentos e quando estão maduros deveria ser conhecimento básico de todos ou, como sugere o *chef* inglês Jamie Oliver, matéria desde a pré-escola. Devemos consumir mais os alimentos que estão com bastante oferta, fartura e preços baixos. E, se não houver condições de comprar orgânicos (por falta de oferta ou dinheiro), temos de procurar os produtos que estão firmes, brilhantes, frescos, porém mais franzinos e com defeitos, pois certamente contêm menos agrotóxicos. Também é importante lembrar que os alimentos crus picados e deixados na geladeira ou congelados não são frescos. Estão em processo de desidratação e oxidação, portanto, de envelhecimento. E é essa a informação que levarão para as nossas células.

Em síntese, o ideal é consumir frutas maduras e legumes e verduras frescos. Para as crianças precisamos ofertar sempre os alimentos da terra. Afinal, o Brasil é riquíssimo em variedades. E mais: o recomendável é comprar frutas, folhas e vegetais a cada dois ou três dias, nas feiras de bairro, de preferência. No meu caso, que moro numa cidade pequena, procuro quitandas e lojas que vendam produtos de cultura local, que chamo de quintal. Outra sugestão é aproveitar o fim de semana para conhecer o mercado central de sua cidade ou levar as crianças para visitar as chácaras produtoras que ficam na zona rural.

Alimentos integrais

Um alimento cru não é necessariamente fresco ou integral. Suplementos alimentares podem até ser crus, mas não necessariamente frescos ou integrais. Algas marinhas (folhas do mar, de lagos ou de rios) são cruas, mas não frescas, apesar de integrais.

Os alimentos devem ser consumidos preferencialmente crus, frescos e integrais. Nessa condição, contêm todo o seu pacote nutricional, sua alquimia, tais como enzimas digestivas, água estruturada, vitaminas, sais minerais e fibras, além dos macronutrientes de praxe – carboidratos, proteínas e gorduras.

Alimento integral é aquele que não foi desidratado (seco ou concentrado), torrado, refinado, moído, prensado, aglomerado ou processado (aditivado com sal, açúcar e outros), isto é, encontra-se em seu estado original, *in natura*.

No caso das crianças, pelo menos até os 3 anos, o ideal é consumir produtos que estejam o mais próximo possível do seu estado natural, pois é a condição que menos exige do sistema digestivo e possibilita maior potencial de assimilação dos nutrientes. Quanto mais refinado ou processado o alimento, mais o organismo terá de gastar energia para digeri-lo.

Alimentos funcionais

São aqueles que, além do seu valor nutricional intrínseco, causam impacto positivo na saúde do indivíduo, no seu desenvolvimento físico e mental. Devemos lembrar que o alimento nutre, mas a comida não necessariamente. Portanto, trata-se de alimentos (não de cápsula ou farinha) de ocorrência natural, que devem ser consumidos como parte da alimentação diária. Podem conter vitaminas, sais minerais e oligoelementos, antioxidantes, ácidos graxos poli-insaturados, fibras dietéticas e fito-hormônios. Sua funcionalidade está basicamente em prevenir doenças e manter a saúde, como ativar o sistema imunológico e reduzir o processo de envelhecimento.

Mas não existe uma planta medicinal, pois todas as plantas comestíveis, se ingeridas regularmente, respeitando sua oferta pelos ciclos da natureza, na forma de refeições saudáveis, são medicinais em maior ou menor escala. Aquelas que apresentam efeitos mais poderosos são as que seguem os cuidados descritos anteriormente: devem ser cruas, maduras, frescas, integrais, orgânicas, ecológicas, da estação. Portanto, não devemos acreditar em fórmulas mágicas, no consumo de um único alimento para ajudar nisso ou curar aquilo. O que vale é consumir no mesmo ritmo da biodiversidade da natureza e seus ciclos. E mais, saber combinar tais alimentos.

Segundo levantamento realizado em 2009 pelo Ministério da Saúde[1], a alimentação complementar de crianças de até 2 anos é introduzida precocemente e é monótona, não supre as necessidades de ferro e nutrientes fundamentais para o bom desenvolvimento intelectual e dos ossos. Isso significa que crescemos acostumados a refeições repetitivas? A maioria de nós pode dizer que sim. Pior ainda, a alimentação moderna induz as pessoas a apreciarem a comida industrializada. Mesmo o que a mídia intitula enganosamente de "caseiro" e "saudável".

Nosso organismo só vibrará no verdadeiramente saudável se estiver no ritmo da natureza. Nessas condições, todas as células serão perfeitamente nutridas, hidratadas e vitalizadas. O sistema imunológico estará pleno, bem como o excretor.

E se é bom para todas as células, se é bom para acordar e manter a vida, é bom para as crianças.

Os alimentos da estação

É importante que conheçamos as épocas naturais de colheita de cada alimento, pois cada um terá maior plenitude em suas propriedades vitais e nutricionais, como a função de provocar (segundo a medicina tradicional chinesa) a sustentação da vitalidade dos órgãos e vísceras do corpo humano que estão mais vulneráveis em cada estação e garantir o bom funcionamento de todo o organismo.

Como o Brasil é um país de dimensão continental, que apresenta climas, culturas, produções e até nomenclaturas regionais, elaborei a lista a seguir como referência. Cada leitor terá de adequá-la ao local onde vive.

---

1 Ministério da Saúde, *Saúde da criança: nutrição infantil, aleitamento materno e alimentação complementar, Caderno de atenção básica número 23.*

Primavera

Órgãos fragilizados: fígado, vesícula biliar e tendões.

Na primavera, o sistema hepático está menos ativo. É o momento do ano em que o fígado e a vesícula mais precisam de um alívio nos excessos e de uma bela tonificada. É hora de consumir mais flores e folhas: abóbora, abobrinha, alcachofra, berinjela, beterraba, cenoura, chuchu, couve-flor, ervilha, mandioquinha, nabo, vagem, alface, almeirão, catalônia, chicória (escarola), repolho, banana, caju, laranja, melão, morango e pêssego. Aliás, em qualquer estação, a irritabilidade pode ser superada ao se consumir mais verduras da primavera e diminuir os alimentos caloríficos do inverno.

Verão

Órgãos fragilizados: coração, vasos, artérias e intestino delgado.

O verão pede frescor, hidratação e tudo de fácil digestão, ou seja, devemos caprichar nas frutas, saladas e nos alimentos leves: abóbora, abobrinha, agrião, alcachofra, alho, batata-doce, berinjela, cenoura, chicória (escarola), chuchu, jiló, mandioca, milho-verde, moyashi (broto de feijão), nabo, pimentão, quiabo, rabanete, repolho, abacaxi, abacate, ameixa, banana, caju, coco, figo, goiaba, jaca, laranja, limão, maçã, manga, maracujá, melancia, melão, pera e uva. Os legumes podem ser ralados, laminados ou marinados.

Outono

Órgãos fragilizados: pulmões e pele.

No outono, começam os problemas respiratórios e de pele. Portanto, é o momento mais apropriado para cuidar muito bem desses sistemas de excreção. Os bons alimentos são: abóbora, abobrinha, acelga, alface, batata-doce, berinjela, brócolis, chuchu, mandioca, nabo, pimentão, quiabo, rabanete, tomate, vagem, repolho, abacate, banana, caqui, coco, goiaba, jaca, laranja, limão, linhaça, maçã, maracujá, melancia, pera e tangerina.

Inverno

Órgãos fragilizados: rins, bexiga, ossos e dentes.

No inverno, os rins estão mais *yin*, ou seja, menos ativos, pois é tempo de parada e renovação. É o momento do ano em que eles estão mais vulneráveis e fragilizados. Portanto, é preciso fortalecê-los. O certo nessa época é consumir os alimentos típicos do inverno da sua região. São as raízes, as sementes, que precisam ser integrais e previamente germinadas, as frutas cítricas, as crucíferas e as folhas verde-escuras.

No inverno brasileiro, é época de abóbora, abobrinha, batata-doce, berinjela, brócolis, cará, cenoura, couve-flor, ervilha, inhame, mandioca, mandioquinha, nabo, acelga, alface, chicória (escarola), couve, espinafre, mostarda, repolho, banana, laranja, limão, mamão, melão, morango, pera, pinhão e tangerina.

Alguns alimentos precisam ser reconhecidos como tal pelo consumidor brasileiro. Bons exemplos são as folhas da beterraba e a rama da cenoura, ricas em antioxidantes, ferro e clorofila. São excelentes para sucos, saladas e amornados. Da mesma forma, as folhas de couve-flor, abóbora e brócolis, e os talos de salsa, coentro, agrião e hortelã, riquíssimos em vitamina C, podem ser usados em sucos e chás ou triturados e acrescidos a molhos.

Alguns alimentos que estiverem baratos numa estação poderão ser desidratados com luz solar, bem armazenados e consumidos ao longo do ano. Logicamente, como não são frescos e integrais, porque foram desidratados, serão usados como periféricos das receitas da alimentação crua e viva.

As combinações alimentares

Cada vez que leio algum artigo sobre combinação de alimentos, fico bastante desnorteada, pois são tantas as proibições que não sei mais o que pensar ou fazer. Muitos desses trabalhos são escritos por médicos e nutricionistas experientes e competentes. Como química, até entendo a maioria das fundamentações, porém tenho algumas questões a discutir, na defesa da praticidade e da maior liberdade para as escolhas alimentares:

- Quando uma pessoa está intoxicada demais, o organismo não administra mais nada. Os sintomas e as doenças começam a surgir, a lhe paralisar a vida, sinalizando total estado de alerta. Nesse caso, é prudente seguir ao pé da letra as recomendações das combinações alimentares, até que o organismo tenha mais espaço e recursos endógenos para digerir os alimentos, a doença, a si mesmo e suas relações.
- Se uma pessoa tem hábitos alimentares saudáveis, fazendo uso mínimo de substâncias que desativam e matam a vida (açúcar, doces, refinados e processados) e consumindo mais de 50% de alimentos crus e vivos, além de produtos desintoxicantes, seu organismo está muito mais preparado (com saldo energético e nutricional positivo) para muitas das combinações alimentares que alguns autores condenam. Exemplo: frutas com legumes e hortaliças. Mas, nas receitas de sucos desintoxicantes que apresento no livro *Alimentação desintoxicante*,[1] por exemplo, faço uso dessa combinação, porque, depois da fase inicial de desintoxicação, que pode durar de uma semana a um mês, tais coquetéis serão bem assimilados pelo organismo.
- Assim como não se deve superproteger uma criança, inclusive de bactérias e vírus, não se deve superproteger nenhum sistema metabólico. Não é possível oferecer zero de estresse metabólico aos nossos sistemas digestivo e cardiovascular ou ao cérebro. Todos precisam ter flexibilidade, capacidade adaptativa e desenvolver inteligências. Existem alimentos da natureza que contêm em sua composição algumas das combinações proibidas, como batatas amiláceas, que são doces, frutas que são gordurosas e proteicas. Deixamos de comê-las? Minha opinião: jamais, desde que com moderação. Aliás, moderação é tudo na vida!

Com o objetivo de facilitar a digestão, a combinação dos alimentos vem se tornando uma prática cada vez mais aceita como uma necessidade. A ideia é recebermos a energia dos alimentos e não precisarmos gastá-la depois para digeri-los. Dessa forma, no fim da refeição nos sentiremos mais leves, com ganho de energia para continuar os movimentos e projetos diários.

---

1 Conceição Trucom, *Alimentação desintoxicante*, p. 189-212.

No início da prática do vegetarianismo, é bastante normal sentir dificuldades, principalmente relacionadas às combinações. Quanto mais carnívora a pessoa é, mais difícil será segui-las. Mas, sabendo que esse é o ideal, que existe um processo natural de adaptação, ela deve se alimentar com menos expectativas e mais ação. Aumentando o consumo de vegetais e integrais, chegará um momento em que o próprio organismo sinalizará as melhores combinações para ele.

Quanto mais intoxicado um organismo se encontra, mais subnutridas estão suas células. Mas, quando a digestão é facilitada, a assimilação dos nutrientes também é. Facilitando o trabalho digestivo, evitam-se perdas e há ganhos energéticos.

Portanto, considere as combinações alimentares como um processo de transformação e cura: digestiva e afetiva.

A figura a seguir, que encontrei no livro *Alimentação light,*[1] é bastante interessante por sua simplicidade e facilidade de entendimento. Com ela, acredito, ficará um pouco mais fácil praticar as boas combinações.

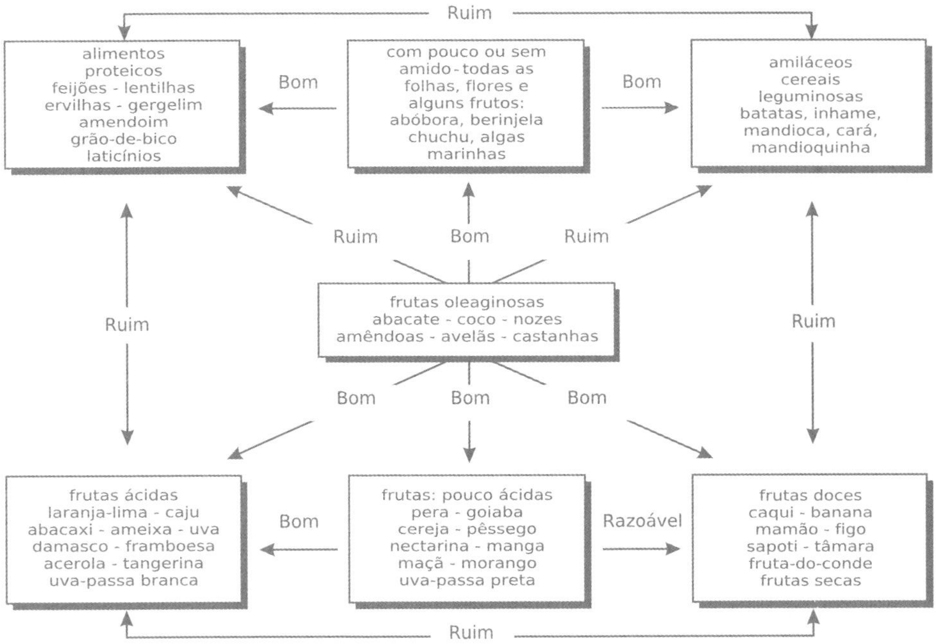

1 Ro Kupfer, *Alimentação light*, p. 83.

LEMBRETES IMPORTANTES

Limão e tamarindo: são frutas supercítricas (5% a 8% de ácido cítrico), mas tornam-se neutralizantes durante seu consumo (cruas). Portanto, combinam com todos os alimentos e têm função terapêutica de mineralização, alcalinização, desintoxicação etc. quando integradas com alimentos de origem vegetal e somente de facilitação digestiva quando integradas com opções de origem animal.

Sementes oleaginosas (também chamadas frutas oleaginosas): uma vez germinadas (ou em brotos), tornam-se neutras e combinam com todos os alimentos. Vão bem com frutas e ervas.

Sementes de cereais germinadas: por serem amiláceas, mesmo germinadas ainda podem causar atraso digestivo (fermentações e gases) se combinadas com frutas. Liberadas para consumo com ervas e especiarias.

Hortaliças: verduras, legumes, raízes, flores e ervas combinam entre si. Abacate, maçã e limão são as frutas que melhor acompanham as hortaliças.

Frutas doces: banana, caqui, figo, jaca, tâmara, uva moscatel, fruta-do-conde e frutas secas em geral combinam entre si.

Frutas cítricas e subcítricas: maçã, uva, pera, ameixa, abacaxi, tangerina, laranja, manga, graviola, maracujá, goiaba e kiwi são exemplos de frutas que combinam entre si.

Frutas neutras: abacate, mamão e limão combinam com todas as outras frutas.

Melão e melancia: são frutas que devem ser consumidas sozinhas, exceto com limão ou ervas digestivas como hortelã e funcho.

Capítulo 2

A VITALIDADE E A ALQUIMIA DOS ALIMENTOS

Os alimentos de origem vegetal, crus e vivos, oferecem espontaneamente tudo o que captaram da terra, do sol e do cosmo. Cabe a cada pessoa deixar que cheguem e se tornem parte de nós.

O corpo e a alma são o que temos aqui na terra. É um ato de amor e respeito ser cúmplice do nosso corpo, desta nossa existência e praticar um "banho interno diário", que favoreça o necessário alívio da sobrecarga intoxicante inerente à vida e, principalmente, ao mundo moderno. E é sábio aproveitar esse ato de afeto (corpo e alma unidos no mesmo movimento) para nutrir e vitalizar células, órgãos e sistemas, entre eles a mente, representada fisicamente pelo cérebro. Para tanto, o certo é conhecer os alimentos que têm esse poder e aumentar o consumo diário deles, além de evitar conscientemente os produtos que nos desvitalizam e minam a saúde e o nosso poder pensante.

Os alimentos do reino vegetal – frutas, folhas, raízes, brotos e sementes –, enquanto vivos e crus, são ofertas viçosas da mãe natureza. Eles já têm em sua composição nutrientes conhecidos, como carboidratos, proteínas e gorduras, importantes para dar energia, para construir e manter as células e o organismo vivo. São os chamados macronutrientes. A essa parte bem física dos alimentos darei a responsabilidade de 10% pela sustentação da vida, e é esse o máximo que uma pessoa intoxicada pode assimilar deles. Os nutricionistas que me perdoem, mas a quantificação dos macronutrientes, bem como das calorias, são conceitos jurássicos se forem valorizados isolada ou majoritariamente.

Os outros 90% classificarei de fração "alquímica", por serem infinitas as substâncias presentes em mínimas concentrações ou mesmo invisíveis (forças energéticas da terra, do cosmo e do sol). Abundantes nos alimentos crus e vivos, essas substâncias têm responsabilidade pela sustentação do corpo, da alma e do espírito alinhado com a energia vital. São esses 90% que ancoram a força, a vida com poder pensante. Essa é a parte que a pessoa vai acessar e assimilar à medida que estiver mais e mais desintoxicada.

GRAU DE INTOXICAÇÃO X CAPACIDADE DE ASSIMILAÇÃO DO ALIMENTO VEGETAL CRU E VIVO

GRAU DE INTOXICAÇÃO	ASSIMILAÇÃO NUTRICIONAL-ENERGÉTICA	APÓS O CONSUMO
Elevado	7% máximo	Sente fraqueza e fome
Médio	10% máximo	Ainda sente fraqueza e fome
Baixo ocasional	Acima de 10%	Aumenta a saciedade, lucidez, estabilidade emocional
Baixo diário	Próximo de 100%	Vitalidade, lucidez, inspiração, amparo, expansão
Mínimo (Purificado)	Acima de 100% (até o infinito)	Amor, gratidão, iluminação

Esses 90%, além de participar da digestão e assimilação dos nutrientes mais densos (aqueles 10%), irradiam vitalidade para mais purificação, transformações e expansão do ser. Ou seja, sempre haverá energia de sobra. Nesses 90% encontramos alguns elementos biologicamente ativos (vivos), denominados:

- enzimas (se o alimento estiver cru e vivo): agentes de informação específica e precisa para a função digestiva e todas as reações energeticamente econômicas do organismo;
- sais minerais: agentes de comunicação rápida e precisa entre as células, já que são responsáveis por todas as reações eletroquímicas conduzidas pelos 60%-70% de água presentes num organismo humano e adulto;
- vitaminas: agentes de vitalização do organismo e do poder pensante (alma);
- fibras: agentes de absorção dos excretos, modulação do processo de assimilação digestiva e nutrição da flora intestinal;
- antioxidantes: agentes que impedem a oxidação e a degeneração precoce das células e do poder pensante.

Além desses elementos já identificados pela ciência, existem infinitos outros, que classifico como Alquimia da Mãe Terra, do Sol e de Deus. Essa é a parte invisível, sagrada e poderosa, pois nos permite vibrar em sintonia com estes seres: a Terra, o Sol e Deus. Nesse momento sentimos amor, gratidão. Somos todos Um!

E, graças à elevada presença, principalmente nos alimentos da cultura orgânica (porque são plenos e sempre da estação), dessa fração alquímica, os vegetais crus e vivos são exatamente os que oferecem aos órgãos e sistemas de excreção a sua cumplicidade mais afetiva e efetiva. Só quando consumidos crus e frescos fornecem ao organismo sua plenitude: água estruturada com informações ocultas de limpeza, nutrição e vitalização.

Na prática

Meu objetivo é que você compreenda, didaticamente, como classificar os alimentos pela sua força vital, simplificando os critérios de escolha e seleção. Nada de tabelas, só compreensão.

No livro *Alimentação desintoxicante*, os alimentos estão classificados em quatro categorias, de acordo com o grau de vitalidade ou força alquímica. Esse conceito foi criado pelo médico Edmond Bordeaux-Szekely e pode ser de grande ajuda para nos orientar nas escolhas alimentares, sem precisar de nenhuma intelectualização.

De um lado estão os alimentos biogênicos, que geram vida, e os bioativos, que ativam a vida; também chamados de alimentos de alta vitalidade. Os eleitos das receitas da alimentação desintoxicante são fáceis de digerir e seus nutrientes são rapidamente absorvidos pela circulação sanguínea e demais líquidos corporais. Facilitam a assimilação dos macronutrientes e principalmente das substâncias biologicamente ativas (vivas), como enzimas, vitaminas e sais minerais. São ricos em fibras e água estruturada, nas quais ficam armazenadas as energias da terra, do sol e do cosmo.

De outro lado, estão os alimentos bioestáticos, que diminuem a vida, e os biocídicos, que matam a vida; também chamados de alimentos de

GRAU DE VITALIDADE DOS ALIMENTOS, SEGUNDO EDMOND BORDEAUX-SZEKELY

ALIMENTOS BIOGÊNICOS

- Geram e expandem a vida.
- Germinados e brotos produzidos a partir da semente de cereais, oleaginosas, leguminosas, ervas e hortaliças.
- Potencial nutricional: qualitativo, elevado e rápido.
- Potencial energético: infinito, pois ainda não é possível ser 100% mensurado.
- Quantidade recomendada por refeição: 1 a 2 colheres (sopa) para crianças de até 6 anos; 2 a 3 colheres (sopa) para crianças de 7 a 12 anos; e ½ a 1 xícara (chá) a partir dos 12 anos.

ALIMENTOS BIOATIVOS

- Ativam e mantêm a vida ativa.
- Frutas, legumes, ervas e hortaliças (ricos em macronutrientes) e substâncias biologicamente ativas como enzimas, vitaminas, antioxidantes e minerais.
- Consumo ideal por refeição: no mínimo 50% desses alimentos enquanto frescos e crus.
- Evitar alimentos muito maduros, pois nesse caso o comando enzimático é acidificar para degradar, desintegrar e adubar a terra.
- Potencial nutricional: quantitativo, elevado e rápido.
- Potencial energético: infinito, pois ainda não é possível ser mensurado inteiramente.

ALIMENTOS BIOESTÁTICOS

- Diminuem lentamente a vida.
- Força vital reduzida pelo tempo (alimentos crus armazenados artificialmente ou não por longos períodos), frio (refrigerados ou congelados), calor (cozidos).
- Incluem os alimentos de origem animal, como carnes, ovos, leite e seus derivados.
- Potencial nutricional: quantitativo, assimilação dificultada ou ineficaz.
- Potencial energético: baixo, somente no plano físico, mantém as funções básicas.

ALIMENTOS BIOCÍDICOS

- Matam a vida.
- Potencial nutricional anulado pela condição destrutiva de sua digestão, dificultando a função da assimilação.
- Potencial energético negativo, pois destroem e matam as células, a comunicação entre elas e o poder pensante.
- Açúcar (sacarose), principalmente o refinado; alimentos industrializados, refinados e aditivados; margarina e óleos refinados; frituras; sal; chá-preto; café; chocolate e bebidas alcoólicas.

baixa vitalidade, os ladrões da vitalidade. Exigem do organismo grande esforço para serem digeridos, desmineralizam e acidificam, dificultam a assimilação dos nutrientes, interferem na comunicação celular e no poder pensante, intoxicam e bloqueiam todos os mecanismos de limpeza metabólica, favorecendo a formação de acúmulos tóxicos na forma de placas, mucos, cristais e tumores. Além disso, são pobres nutricional e energeticamente, resultando em astenia, desânimo e doenças sistêmicas.

A evolução humana pelos sabores

Esse tema foi apresentado pela primeira vez em novembro de 2008, durante o encontro anual de curadores realizado em Figueira, em Minas Gerais, no mosteiro do Trigueirinho. A palestra encontra-se disponível em áudio no site Doce Limão (www.docelimao.com.br).

Cruzando informações sobre os ensinamentos da medicina aiurvédica hindu, do *Bhagavad Gita*, da medicina tradicional chinesa, de Baruch de Espinosa (filósofo espanhol que criou a filosofia da liberdade), sobre jejuns e alimentação desintoxicante, percebi ser possível usarmos a alimentação e seus sabores para nos ajudar na caminhada da evolução humana: emocional, psicológica e espiritual.

Inicialmente, vamos lembrar o significado de algumas palavras do nosso cotidiano:

GOSTO – é a sensação percebida pelas papilas gustativas quando estimuladas pelos sabores.

PALADAR – um dos cinco sentidos. É a capacidade de reconhecer o gosto de substâncias na língua. As papilas gustativas identificam o gosto e enviam a informação (sensação) ao cérebro via sistema nervoso central. Mas o céu da boca (o palato) também é sensível aos gostos.

SABOR – é propriedade das substâncias que estimula o sentido do paladar; define também o conjunto das sensações de gosto, de aroma e das sensações táteis químicas (macio, áspero, crocante etc.).

HUMOR X SABOR – para a medicina tradicional chinesa, os sabores cumprem função importante na harmonização das emoções e na construção do poder pensante.

As papilas gustativas

Vamos observar a seguir o modelo convencional da localização das papilas gustativas, assim como suas diferenças anatômicas.

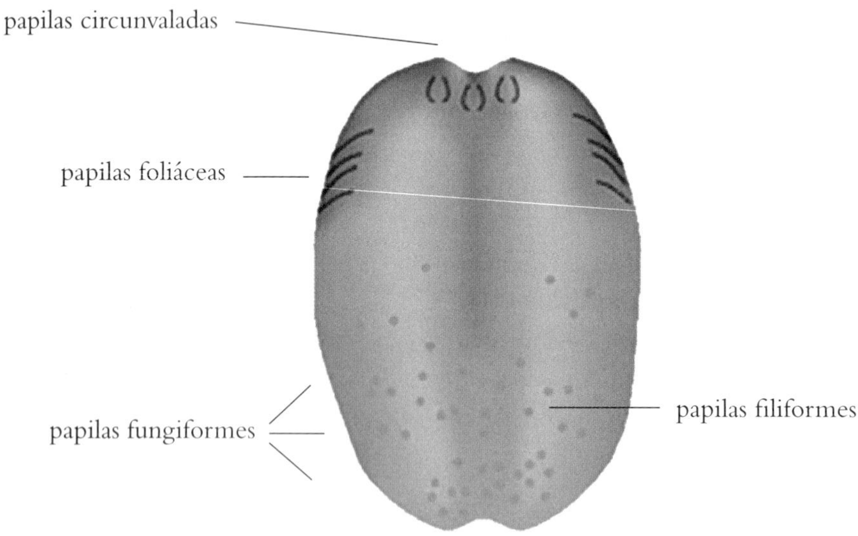

ÁREAS GUSTATIVAS NA LÍNGUA

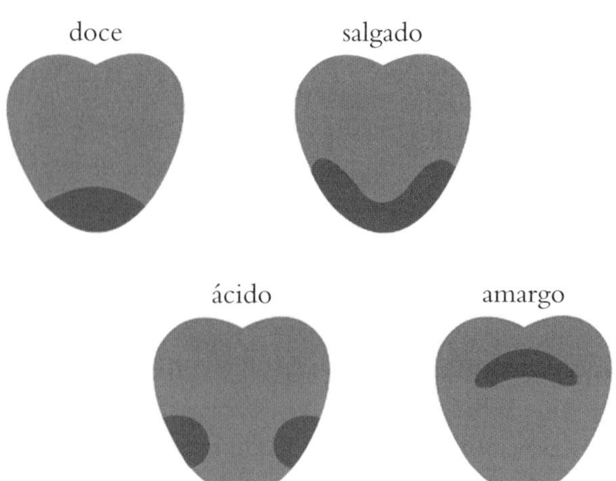

Contudo, modernamente, já se reconhece que os locais de sensação gustativa estão em diferentes partes da boca e que todas as áreas da língua são capacitadas para captar qualquer sabor. As papilas estão presentes:

- principalmente na superfície e nas bordas da língua. Anatomicamente, são quatro tipos com diferentes formas e funções, responsáveis por reconhecer o sabor-gosto das diversas substâncias, estando diretamente ligadas ao sistema nervoso central;
- em menor número no céu da boca (junto à glote) e na parte inicial da garganta. Sua função é basicamente de segurança, pois produzem a sensação de fechamento se houver um profundo desagrado com algum sabor ou excessos.

Quando nascemos, temos cerca de 10.000 papilas. Mas existem os superdegustadores, que nascem com até 30.000 papilas. Essas crianças são mais resistentes para experimentar o novo ou temperos exagerados e artificiais. Acabam optando por uma alimentação repetitiva e monótona. Para elas, o convívio com a natureza, os plantios, as colheitas e o preparo dos alimentos é fundamental. Nesse grupo de crianças predominam as meninas. Aliás, eu fui uma delas, e aos 9 anos já plantava minhas próprias ervas e preparava muitos dos meus lanches. Desde os 3-4 anos já gostava de jiló, berinjela e frutas de sabor ácido. Havia dias em que me alimentava somente de frutas (ver páginas seguintes).

É comum nos dias de hoje, infelizmente, pessoas de 80 anos terem apenas 3.000 papilas. É natural a perda de papilas (sensores) ao longo do tempo; porém, maus hábitos, como tomar líquidos bastante gelados, consumir refeições ou bebidas muito quentes, álcool, alimentos temperados demais, além do excesso de sal, aditivos químicos, açúcar ou pimenta, aceleram e intensificam essas perdas, algumas vezes irreversíveis. Como os sabores guardam relação estreita com o saborear a vida e a capacidade de lidar "bem" com os saberes da vida, todo esse contexto começa a ser prejudicado.

Diante de maus-tratos, as primeiras papilas que se perdem são justamente as de segurança, aquelas que ficam no céu da boca (junto à glote) e na parte inicial da garganta.

As três qualidades da ação do *Bhagavad Gita*

Bem, primeiro vem a emoção. Milésimos de segundo depois, vem a FORMA-PENSAMENTO. O passo seguinte é transformá-la, conscientemente ou não, em ação, atos, atitudes. As formas (padrões) de pensamento são inúmeras; porém, mestres iluminados criaram, há muitos séculos, um modelo para compreender o comportamento humano. Assim, surgiu a teoria das três qualidades da ação (ou três qualidades da matéria) do *Bhagavad Gita*, livro que revela a essência do conhecimento védico da Índia e um dos maiores clássicos de filosofia e espiritualidade do mundo.

> Segundo a teosofia, **forma-pensamento** é uma criação mental com característica boa ou ruim, positiva ou negativa. É supostamente gestada pela ação da mente sobre as energias mais sutis (ocultas, inconscientes), criando formas que correspondem à natureza do pensamento gerado.

Esse ensinamento pode ser aprofundado com a leitura dos meus livros *Alimentação desintoxicante* e *Mente e cérebro poderosos*. Mas a ideia conceitual é de que as formas-pensamento funcionam como verdadeiras engrenagens, pois, uma vez lubrificadas e o movimento iniciado, é difícil freá-las. Para realizar o salto quântico da transformação pessoal desses padrões, é essencial que cada um – pais e responsáveis por crianças e também pelo planeta que deixarão – opte corajosamente pelo abandono das engrenagens que acionam as atitudes não construtivas (polarizadas) e pelo aprendizado, ainda que lento e gradual, em estado consciente, de como lubrificar somente as engrenagens que ativam as atitudes construtivas (neutras ou de sabedoria).

Saber usar a alimentação e seus sabores é fundamental, não só para nos ajudar a entender como são desencadeadas as nossas atitudes, mas também para transformar e curar as atitudes polarizadas, ou seja, sem poder pensante ou sabedoria.

As três qualidades da ação são:

1. Ação destrutiva, tama ou tamásica

É a mais densa de todas e pode se manifestar em duas vias. A primeira é a da ignorância e indolência. O comando desse tipo de atitude vem do ego, que passa a mensagem: "Não sou capaz de comandar minha própria vida" ou "Não quero assumir responsabilidades". Assim, a pessoa não questiona, não se informa, não quer saber, fica sempre numa posição de passividade e indolência. O ego afirma que "somente como vítima receberei amor e atenção". Essa atitude gera um ser com muita mágoa e raiva de todos os seus fracassos e insucessos na vida, que, segundo a mente tamásica, foram causados pelo outro. Com esse comportamento, estamos sempre colocando nosso poder nas mãos dos outros, ficando muito fácil culpá-los pelas derrotas. Essa energia de vítima e de indolência acaba por se cristalizar no corpo físico, na forma de doenças.

A segunda via é a da prepotência, arrogância e ceticismo. O comando desse tipo de atitude vem do superego. Sua mensagem é: "Eu sou superinteligente, muito bem informado, sou um superdeus, tenho o controle de tudo o que acontece na minha vida". Verborrágica, a pessoa não consegue ouvir, compartilhar ou ser humilde. Seu lema é: "Só vendo para crer". No entanto, mesmo vendo, inventa uma explicação genial para se manter cético. Prepotentes, semideuses e controladores costumam ser organizados, disciplinados e determinados. Cuidado! Organização, concentração, disciplina e determinação só serão qualidades divinas quando praticadas com sabedoria e compaixão.

Qualidade da ação → destrutiva. Não quer pensar, escutar, enxergar, perceber
Polaridade → negativa
Percepções → bloqueadas ou distorcidas
Diálogo interno → distorcido pelo ego ou superego
Estado psicoemocional inicial → vítima ou onipotência
Colheita → fracasso, frustração, decadência, solidão
Qualidade energética → densa e descendente → doenças

2. Ação passional, raja ou rajásica

O comando desse tipo de atitude também vem do ego. Ele é acionado de forma a convencer que, sem o néctar do prazer imediato, é impossível viver. Não há resistências; a sedução é instantânea. É o chamado condicionamento compulsivo do prazer imediatista; primeiro o prazer, depois a avaliação das consequências. Esse tipo de atitude, a curto prazo, produz sentimentos de culpa, insatisfação, decepção consigo mesmo, a sensação de estar sempre repetindo os mesmos erros. A pessoa que age assim é repetitiva e colhe a estagnação.

Qualidade da ação → passional (age sem sentir ou pensar)
Polaridade → positiva – *yang*
Percepções → bloqueadas
Diálogo interno → distorcido pelo ego
Estado psicoemocional inicial → prazer e entusiasmo sem refletir (alienado)
Colheita → decepção, frustração, "já vi esse filme"
Qualidade energética → altos e baixos sem paz. Ansiedade e sensação de estagnação → depressão

3. Ação equilibrada, satva ou sátvica

O comando desse tipo de atitude vem da alma (poder pensante), interlocutora do coração, da essência, do espírito. Ele soa bem mais baixo que os comandos feitos pelo ego, e temos muita dificuldade de escutá-lo e praticá-lo. Atitudes de sabedoria necessitam de garra e coragem, determinação, força de vontade, disciplina e concentração. Seus resultados estão associados à superação, vitória, evolução, lucidez (luz) e sabedoria divina. A sensação interna é de muito autoamor, integração com o todo, gerando paz e uma transbordante compaixão.

A energia das pessoas que praticam atos de compaixão e sabedoria é de evolução e crescimento. O ser que se nutre com atitudes de sabedoria entra num estado de harmonia, preenchimento e alegria interna, que propicia estados frequentes de expansão de consciência e criação.

Qualidade da ação → equilíbrio e sabedoria
Polaridade → neutro → centro do tao
Percepções → usa todos os sentidos e os sinais como sexto sentido, inspiração, magnetismo (oportunidades) e amparo (ajudas e avisos)
Diálogo interno → com a alma. Mínimo de distorções: uso do poder pensante
Estado psicoemocional inicial → prazer consciente, realização e serenidade
Colheita → expansão, superação, vitória, gratidão, amparo e evolução
Qualidade energética → sutil, ascendente, com sinais evidentes de maturidade e crescimento → realização pessoal

Nós, seres humanos, temos, a todo momento, a opção de sentir, pensar e agir sob uma dessas três qualidades. Mas cada atitude, por ser de livre-arbítrio, gera um resultado que determina uma consequência, um futuro, uma colheita.

Todos nós fazemos essas opções o tempo todo, seja alimentando-nos (comprando, preparando), com os filhos, pais, amigos, no trabalho, praticando esporte, comprando livros, dirigindo, fazendo sexo etc. Existe, porém, uma qualidade de ação que predomina em nós, em determinados aspectos da vida (seja relacionada à sociedade, à saúde, ao trabalho, às finanças ou à família).

Após acessar essa sabedoria milenar, o mais importante é fazer uma jornada interior silenciosa para avaliar como anda a qualidade de suas atitudes, com todas as etapas da alimentação, das suas decisões de vida, principalmente quando entra em jogo o cuidado com as crianças.

Essa é a proposta deste livro: que a opção por novos hábitos alimentares e por uma vida mais ecossustentável seja sentida, refletida e praticada com a qualidade sátvica, porque é coerente, consistente e promissora.

Os seis sabores e a qualidade das atitudes humanas

Conforme pode ser observado na tabela a seguir, os alimentos e seus sabores – e por conseguinte as papilas (terminais nervosos do paladar) – estão estreitamente ligados ao impacto que causam em todos os órgãos e sistemas do organismo humano, que podem ser estimulados ao bom ou ao mau funcionamento.

Segundo os ensinamentos do taoísmo, viver é aprender a lidar com os opostos, com as polaridades, para conseguir valorizar o neutro, o equilíbrio, a paz. Por isso existem a noite e o dia, para reconhecê-los, valorizá-los, aproveitá-los da melhor forma possível, porém sem sofrer, temer, preferir ou exagerar. Assim como branco e preto, frio e quente, ignorar ou saber.

O incrível é que os seis sabores provocam fenômenos físicos e neurológicos que estimulam sempre nossas engrenagens das três qualidades da matéria. Assim, desejo aqui demonstrar que podemos usar os alimentos e seus sabores como ferramentas, degraus para acessar a neutralidade, a sabedoria de tornar a vida cada dia mais próxima da paz e da harmonia metabólica, emocional, psicológica e espiritual.

O sabor doce e o amargo são tamásicos; o salgado e o picante são rajásicos, e o adstringente e o ácido são sátvicos. Mas cada sabor em si, como na alquimia dos alimentos e nos ensinamentos do taoísmo, contém valores energéticos, poderes ocultos diferenciados, o todo. Ou seja, existem sabores doces e doces. Salgados e salgados. Ácidos e ácidos...

A doçura natural de frutas maduras, cruas e frescas é um degrau perfeito para conquistar prontamente o caminho da reflexão (um movimento *yin* na luz), porém sátvico. Já os doces industrializados e caseiros, supercozidos, em que abunda o açúcar, nos levam rapidamente ao extremo denso da atitude *yin*, a indolência, que é tamásica. O mesmo se pode dizer do sabor amargo. Porém, muitas pessoas fogem desse sabor. Mal sabem elas que esse é um excelente caminho, desde que seja usado com moderação e inclua alimentos crus e frescos (basicamente todas as folhas verdes), para desintoxicar o sistema hepático e chegar prontamente à doçura de um coração sátvico. O uso do amargo sem valorização e consciência (como campari e cachaça com jurubeba) estimula a atitude densa da impotência, que é *yin*, porém amargamente tamásica.

RELAÇÃO ENTRE OS CINCO SENTIDOS, CINCO SISTEMAS EXCRETORES E SEIS SABORES[1]

ELEMENTO	MADEIRA	FOGO	TERRA	METAL	ÁGUA
ÓRGÃO	Fígado	Coração	Baço	Pulmão	Rim
VÍSCERA	Vesícula biliar	Intestino delgado	Estômago	Intestino grosso	Bexiga
ÓRGÃO DOS CINCO SENTIDOS	Olhos Visão	Língua Paladar	Boca Paladar	Nariz Olfato	Ouvido Audição
TECIDOS	Tendão	Vasos	Músculos	Pele - Tato	Ossos
ORNAMENTOS	Unhas	Face	Lábios	Pelos	Cabelos
SECREÇÕES	Lágrimas	Suor - Tato	Saliva	Secreção nasal	Escarro
EMOÇÃO	Agressividade	Alegria e prazer	Preocupação	Tristeza	Medo
SABOR	Ácido	Amargo	Doce	Picante	Salgado
QUALIDADE DO SABOR	Úmido, quente e leve	Seco, frio e leve	Úmido, frio e pesado	Seco, quente e leve	Úmido, quente e pesado
CRESCIMENTO E DESENVOLVIMENTO	Germinação	Crescimento	Transformação	Colheita	Armazenagem

O sabor salgado naturalmente presente nas ervas frescas (salsa, manjericão, orégano), nos alimentos desidratados ao sol (tomates, por exemplo), nas algas marinhas e mesmo no sal marinho, se usado com moderação, sem entupir as papilas, é um degrau perfeito para a prática de atitudes mais *yang*, como liderar ou ensinar, porém com responsabilidade sátvica.

Podemos dizer o mesmo das pimentas. Porém, ao contrário do sabor amargo, é quase moda consumir alimentos picantes, forma passional de mascarar o sabor ruim dos alimentos vazios, de matar (queimar) papilas e reduzir com o tempo a capacidade de perceber sabores mais suaves e sutis como o das frutas, legumes e cereais integrais. O interes-

[1] O sabor adstringente está inserido em todos os sabores não só para favorecer a percepção de cada um deles, mas também para permitir a integração de todos.

sante é que todas as folhas verdes (principalmente o agrião e a rúcula) contêm sabor picante. O gengibre, a raiz-forte e até uma pimenta, se usados com moderação e oportunamente, têm o poder de nos alavancar para atitudes mais *yang*, porém não passionais, e sim sátvicas.

Por fim, os sabores adstringente e ácido, os principais guardiões dos seis portais da evolução humana e que são os mais indicados para ativar as atitudes sátvicas de sabedoria, precisam ser usados com consciência, respeito e moderação. Na verdade, a melhor forma de consumir os alimentos ricos em substâncias e sabor ácido (frutas cítricas) e adstringente (maçã, salsa e linhaça) e apreciá-los (sentindo prazer) é prepará-los de maneira que os seis sabores estejam presentes de alguma forma. Os Sucos de luz do sol e a vitamina da lua (ver receitas no capítulo 8) são exemplos perfeitos do poder da alquimia dos sabores.

A digestão é um processo vital

Alimentando-se ou não, precisamos digerir e saborear tudo na vida. Digerir é uma forma de inteligência e de sobrevivência, e, sabendo usar, a vida pode se tornar digesta, leve, gostosa: humilde aprendizado. Para a milenar medicina hindu aiurvédica, toda vez que há obesidade, excesso de gordura corporal, há problema de digestão. Ou seja, está carregando lastro. Seja de que ordem for, é preciso otimizar a digestão.

Devemos lembrar que a palavra "digestão" tem significado e desdobramentos muito mais abrangentes do que o ato da simples alimentação. A digestão tem início na língua, que, ao saborear por meio das papilas, desencadeia farta produção de saliva (ou não), que contém informações do sistema nervoso central, dos órgãos e dos sistemas sobre as necessidades de digestão, assimilação nutricional e energética.

Metafisicamente, a salivação sátvica revela disposição para fluir (digerir) diante dos desafios da vida. A sanidade e a quantidade de papilas são fundamentais para a eficiência das informações que vão circular por todo o organismo.

Para uma digestão qualitativa (sátvica), tudo precisa ter sabor, gosto e saber. É uma decisão importantíssima, porque digerimos várias vezes ao dia:

- os alimentos;
- as emoções e os sentimentos;
- as relações pessoais e interpessoais;
- as memórias e formas-pensamento;
- nós mesmos;
- nossas crianças e as que nos cercam;
- a vida.

Bons exemplos são as expressões que usamos no dia a dia: "Puxa, que homem mais indigesto", "Aquela moça é um doce", "Que pessoa gostosa", "Minha mãe é muito amarga", "Aquele projeto está difícil de engolir", "Aquela pessoa é uma pedra de sal", "Nossa, aquelas piadas são bem picantes"...

Os sabores catalisam a vida

Chegamos à parte mais importante desta minha pesquisa, em que, se soubermos usar os sabores, esses estímulos às papilas e todas as suas extensões (físicas e metafísicas), poderemos facilitar a chegada – e a entrada – aos seis portais da evolução humana. Cada sabor, se bem aproveitado, será como um espaço da célula evolutiva que se conquista e se habita (quando é um hábito de vida), representando o todo, o tao.

Além disso, existe um momento ideal para iniciar, com sabores específicos, os estímulos das papilas, favorecendo a entrada nos portais, facilitando a formação do ser vivo (físico, emocional, psicológico e espiritual), não só para aproveitar sua maturidade e a plenitude das papilas, como também para preservar a sua sanidade e integridade por toda a vida.

Doce – tama: 0 mês => 21 anos

Em todos os alimentos do reino vegetal nos quais o sabor doce é dominante é certa a sua riqueza em cálcio e magnésio, justamente os minerais fundamentais para a formação dos ossos e dentes e a estruturação física e metafísica (ver capítulo 3, "Os micronutrientes"). Então, como só finalizamos essa formação estrutural aos 21 anos, nada mais natural que até essa idade ocorra maior atração por esse sabor. Ao nascer, somos ainda muito sutis (os ossos e os músculos não estão completamente formados) e precisamos de alimentos mais densos, tamásicos, para nos dar estrutura e nos aterrar.

Para os maiores de 21 anos, toda vez que há necessidade desse sabor, a informação que o ser em estado sátvico (ou em busca dele) recebe é: algo importante está acontecendo e é preciso mais estrutura interna.

As fontes de sabor doce que fornecem nutrição e estruturas sólidas (em todos os níveis), desde que consumidas com moderação, são basicamente os alimentos do reino vegetal, idealmente crus, maduros e frescos, como frutas, raízes doces, frutas secas, sementes germinadas e ervas doces.

A desestruturação, ou seja, a polarização na ação tama, ocorre com o consumo de açúcares e amidos refinados, processados por cozimento (com perdas minerais) e industrializados. Dessa forma, ficam pesados para digerir, causam obesidade (lastro), constipação, desequilíbrios hormonais e mentais. Tais "doces" acidificam o metabolismo e desmineralizam o organismo. Inviabilizam a formação, a manutenção ou o fortalecimento das estruturas. Não permitem a chegada frequente e intensa do poder pensante.

Salgado – raja: 9 meses => 40 anos

O leite materno já vem com um pouco de sal. Basicamente para manter a pressão e o equilíbrio hídrico do bebê, que nasce com uns 85% de água. Mas, a partir dos 9 meses, os pediatras já liberam as papinhas "salgadas". Na verdade, são à base de legumes e ervas, alimentos ricos em sais minerais. A recomendação dos pediatras é: não use sal ou use sem exagero.

Mas, falando de evolução humana, o sabor salgado nos leva às atitudes rajásicas, ao *yang*, à comunicação com o mundo. A partir dos 9 meses, o ser humano começa a ir à luta, em busca de contato com o mundo, dos relacionamentos, da realização de seus desejos. Primeiro dentro do núcleo familiar, depois na escola, na faculdade, no trabalho, na escolha de um parceiro, no casamento, na relação com os filhos.

Tudo *yang*, idealmente amortecido pelo sabor doce, que vai dando estruturas para tudo isso acontecer empaticamente.

Existe também o *yang* passional (polarizado em raja), que atropela tudo e todos, inclusive o coração e a mente. Chamo de passional descarrilado. E há o *yang* que é refletido, compartilhado, modulado, gostoso, que busca as ações sátvicas.

O interessante é que aos 40 anos, se bem vividos e se realmente conquistamos a maturidade, já não fazemos tanta questão do social, de conquistar cargos e títulos, de nos enturmar e badalar. Continuamos precisando do sabor salgado para não perder a ação de conquistar metas e sonhos, mas esse desejo por salgado já é mais diplomático, mais integrador, mais comedido e silencioso.

Os alimentos saudáveis que conferem o sabor salgado (cloreto de sódio e outros sais minerais) são as ervas e os condimentos, as folhas, as raízes, os desidratados ao sol (porque concentram o teor de sal), além de fermentados de soja, como o shoyu (produzido sem glutamatos nem adoçantes) e a pasta de missô (também sem aditivos). Os alimentos inadequados à saúde humana são os embutidos e industrializados (porque usam cloreto de sódio como conservante), os desidratados com cloreto de sódio (carne seca, bacalhau etc.) e o próprio sal, se for refinado e houver exagero no consumo diário.

O sabor salgado usado com moderação estimula a digestão e aumenta a sudorese, um processo de desintoxicação pela pele. Se for consumido em excesso e for oriundo de fontes inadequadas, reduz as secreções reprodutivas, aumenta a pressão arterial, causa embranquecimento dos pelos e aumenta a formação de rugas. Como produz ressecamento, podemos dizer que o excesso de consumo de sal, principalmente após os 40 anos, acelera o envelhecimento. Por último, também direciona as ações rajásicas ou passionais para os aspectos mais negativos: a pessoa não se dá conta das oportunidades evolutivas da vida.

Picante – raja: 8 anos => 30 anos

O sabor picante, com exceção das regiões Norte e Nordeste, não é preferência nacional, embora exista um consumo crescente de pimentas em conserva. Apesar de rajásico como o sabor salgado, ele guarda diferenças quanto aos estímulos existenciais. Enquanto o salgado mexe bastante com o sistema renal e todos os líquidos corporais (elemento água), o sabor picante interfere diretamente no sistema respiratório e em todos os nossos "ares e ventos" (mentais). Saber usar o sabor picante é fundamental para expandir os pulmões e aumentar a capacidade de oxigenação celular e cerebral. Os alimentos de sabor picante têm o poder de acelerar a digestão, mas principalmente de desinfetar e melhorar todo o metabolismo do sistema respiratório.

Há pessoas que evitam esse sabor, mas, uma vez compreendida sua importância, será prudente mantê-lo, de forma sutil, na alimentação do dia a dia. Os produtos de sabor picante, se consumidos moderadamente, de maneira consciente ou sátvica, abrem os canais da inspiração (física e metafísica), da leveza, dos bons humores (que mudam com os ventos), da capacidade de resistir aos maus ventos (como o bambu).

A idade ideal para abrir esses canais nas crianças é a partir dos 8 anos. Antes disso, recomendamos o uso do nirá (erva com um sabor suave de alho) e das ervas aromáticas, que sempre o contêm. Dos 8 aos 30 anos, com o consumo consciente de alimentos com esse sabor, ajudamos a pôr em ação todos os nossos talentos, canalizando a materialização da nossa missão. Respirando e transpirando magnetismo e virtude. Um *yang* sátvico.

A partir dos 30 anos, em geral (ou idealmente), esses canais já estão suficientemente abertos e em funcionamento, por isso não precisam mais de tanto estímulo. A partir dessa idade, só é necessária a manutenção do portal aberto. Caso contrário, o elemento ar domina a mente e há uma tendência à passionalidade, à ansiedade, às falsas expectativas, aos desatinos. Aos 28-30 anos, têm início as colheitas (sólidas) de tudo o que fizemos até então. Se os portais da inspiração foram abertos e permaneceram tônicos até esse momento, as colheitas se mostrarão fartas, frequentes e intensas. O olfato e a respiração serão um perfeito portal de percepção, gratidão e iluminação. Porém, entupir-se de alimentos de sabor picante, tanto na faixa etária de abertura e sustentação desse portal como depois, não vai ajudar; ao contrário, poderá destruir e/ou danificar as papilas, prejudicando a percepção dos demais sabores. Ou até causar queimaduras e rebeliões frequentes nos pulmões, como tosse e pigarro crônico.

Todas as folhas verdes, a maioria de forma sutil, contêm o sabor picante. Temos raízes como o gengibre, o alho (inclusive o alho-poró), o nirá, a cebola, a cebolinha, a raiz-forte, o nabo e o rabanete. Há evidentemente os pimentões e as pimentas, das mais brandas às mais fortes. Os bons culinaristas iniciam seus preparos com pitadas de pimenta. Uma coisa é certa: se esse sabor for usado de forma correta, o picante será suave ou sutil. O sabor picante em excesso conduz a atitudes rajásicas na polaridade densa e à falta de empatia nos relacionamentos.

Amargo – tama: 9 anos => 80 anos

Doce e amargo são sabores com qualidade tamásica. Enquanto o açúcar nos pega pela boca e pelo estômago, pela fome afetiva, pelo prazer instantâneo, o amargo nos pega pelos vasos e pelas artérias, caminhos que levam ao coração. Muitas pessoas acreditam que o oposto do doce é o salgado. Porém, o contraponto do doce é o amargo. Todos pensam: não quero amargura, quero doçura. Mas, para chegar lá dentro, na doçura do coração, ou melhor, para termos um coração que vibre na doçura do amor, do perdão, da gratidão, é preciso entrar em contato com os portais do sabor amargo.

Conheço poucas pessoas que curtem o amargo. Não é comum. É irônico, pois só chegamos à doçura do coração estimulando a desintoxicação do fígado (armazém das iras e impotências) com o sabor amargo. Pessoas diabéticas, que não podem exagerar no consumo do doce, que têm dificuldade em lidar com a doçura da vida, podem se curar desse padrão mental aumentando o sabor amargo em sua alimentação diária.

O curioso é que a maioria das pessoas faz de tudo para evitar contato com esse sabor. Ou não consomem nada amargo ou, se consomem, mascaram com muito açúcar, sal ou pimenta. E o coração dessas pessoas, como é? Elas têm pouca capacidade para receber (gratidão), expressar e manifestar (empatia) sua doçura.

Bem, eu já gostava de jiló e berinjela aos 3-4 anos, mas a idade adequada para oferecer esse sabor, pois causa menos impacto e aumenta a possibilidade de aceitação, é a partir dos 9 anos. Em todas as folhas verdes, em algumas de modo mais evidente (almeirão e chicória), em outras sutilmente (todas as mentas), está presente o sabor amargo. Algumas ervas são famosas, como o boldo e a carqueja. Legumes adoráveis: jiló e berinjela. Eu uso muito a casca e as folhas do limão e de outros cítricos (raspas ou lascas) para vários preparos culinários e chás terapêuticos. Aliás, o limão e sua casca agem como bile vegetal.

O sabor amargo facilita a digestão porque tonifica todo o sistema hepático e o intestino delgado. Usado como um acesso mais fluido às atitudes sátvicas, conduz à alegria, ao magnetismo e ao prazer de viver. O excesso de amargo ativa a polaridade tamásica por meio da resistência agressiva, manifestada como indolência, baixa autoestima e falta de exercício da vontade e do poder pessoal: trata-se de uma ação tamásica amarga e depressiva.

Adstringente – satva: 12 anos => 80 anos

Chegamos ao primeiro portal de equilíbrio ou neutralidade. O sabor adstringente é pouco conhecido, talvez porque seja subliminar. Um bom sinônimo para adstringente é detergente. Ou seja, tem o poder de misturar água e óleo, substâncias que em princípio são incompatíveis. No corpo físico, o sabor adstringente ajuda na dissolução do excesso de células, de tecido adiposo e de gordura nos sistemas hepático e cardiovascular.

Na vida, o consumo consciente de alimentos de sabor adstringente nos torna mais assertivos, menos escorregadios ou procrastinadores (ensebados) e, o mais interessante, nos habilita a administrar, com mais empatia e sabedoria, as diferenças hierárquicas, econômicas, sociais, de idade, de sexo, de raça, de cor.

Assim como existem pessoas doces, ácidas, picantes e amargas, também existem pessoas adstringentes. Um exemplo seria o dalai-lama. Sob sua liderança, em palestras para públicos absolutamente heterogêneos, milhares de pessoas cantam, dão-se as mãos e se abraçam. Todos se unem, se olham e o admiram numa grande onda de amor e paz. Inesquecível!

Assim, quanto antes iniciarmos o estímulo desse portal, melhor. Aos 12 anos, quando as crianças precisam sair para o mundo, quando já não desejam sair tanto com os pais, mas sim sair com a turma, é fundamental que esse portal esteja ativo. Caso contrário, se não souberem lidar com suas diferenças internas (luz e sombra, feminino e masculino, passivo e ativo) e as do mundo, tenderão a se isolar (horas por dia) no computador, na internet, na televisão, nos *videogames*, no sono, no sexo ou ainda nas drogas. Podem apresentar problemas sérios de relacionamento com amigos, pais, parceiros etc.

Bons exemplos de alimentos ricos em ação adstringente são o limão, a linhaça, a maçã, a soja, a banana verde, a maioria dos vegetais folhosos (a salsa e as mentas, por exemplo) e os alimentos que contêm tanino, como as ervas usadas no preparo de chás terapêuticos.

O interessante é que a pele é a grande fronteira entre nós e o mundo. E todos os alimentos ricos em substâncias adstringentes são eficazes na prevenção e no tratamento de problemas de pele, seja das membranas celulares, das veias, dos vasos e das artérias ou da pele que nos envolve. Assim, o consumo sátvico de alimentos de sabor adstringente vai ajudar a cuidar de todas as células, das membranas, da pele, da juventude, da nossa luz, porque dissolvem os conflitos.

Quando interromper os estímulos desse portal? Aos 80 anos ou mais. Não tem limite, certo?

Ácido – satva: 5 anos => 80 anos

Antes de mais nada, pretendo desfazer qualquer possibilidade de confusão. Uma coisa é o sabor, propriedade das substâncias que estimulam o sentido do paladar. Nesse caso, tais substâncias são os ácidos cítrico (frutas), ascórbico (vitamina C), acético (vinagre) etc. Portanto, os sabores são estímulos sensoriais, cuja percepção se restringe à região da língua e das papilas.

Porém, independentemente do sabor, os alimentos podem ter a propriedade de acidificar ou alcalinizar o organismo e seus líquidos corporais. Aí, não importa o sabor do alimento, mas sim sua qualidade vital. Por exemplo, alimentos do reino vegetal crus, maduros e frescos são considerados agentes pró-saúde, vitalizantes, portanto, com ação alcalinizante. Produtos do reino animal, álcool, chá-preto, refinados, industrializados ou muito processados, ainda que seja originalmente uma fruta, são considerados agentes danosos à saúde, desvitalizantes, por sua ação acidificante.

Dessa forma, o limão, o tamarindo e a uva, embora sejam alimentos de sabor ácido, têm poderosa ação alcalinizante. Eles estimulam a digestão, desde a língua até o canal excretor. São primorosos para desintoxicar e despertar os cinco sistemas excretores, mas sua ação principal é no sistema hepático. Curiosamente, os alimentos de maior potencial alcalinizante são os de sabor mais ácido.

Na verdade, os sabores ácido (solar) e adstringente (lunar) são os que oferecem a condição ideal de comunicação/nutrição celular: a bioeletricidade. Um bom exemplo é o fato de o ácido cítrico ser uma das substâncias mais importantes no CICLO DE KREBS, ou ciclo de geração da energia humana.

Ciclo de Krebs, ou ciclo do ácido cítrico. É uma rota metabólica, ou seja, uma sequência de reações químicas responsáveis pela respiração de todas as células aeróbicas e pela geração energética a partir da digestão oxidativa de carboidratos, gorduras e proteínas.

É curioso observar que o primeiro alimento de uma criança ao ser desmamada é a maçã, uma fruta ácida, considerada cítrica e adstringente.

Assim, bem antes dos 5 anos, já podemos estimular esses portais nas crianças. Porém, é a partir dessa idade que devemos ter mais atenção na oferta desse sabor, cuidando para que seja por meio de alimentos sátvicos como frutas cítricas e ácidas, folhas, flores e legumes na sua forma crua, madura, fresca e integral.

Os sabores ácido e adstringente são tão sagrados que se tornam 100% terapêuticos quando integrados com frutas, folhas, raízes, sementes germinadas e legumes. Quanto mais integrado, maior é o poder de alcalinizar, mineralizar e provocar a manutenção e/ou o resgate da saúde integral.

Mais que isso, o sabor ácido chegou à Terra por intermédio do limão, para ajudar o ser humano, agora um bípede, com o cérebro frontal (cérebro novo) ativado, a enxergar melhor, ter horizontes, planejar como atingir novas metas mais distantes, desenvolver a capacidade de raciocínios que precisam ser lúcidos, claros e fazer uso do discernimento – corpos mentais. Veio também para ajudar o homem a ser mais desintoxicado, portanto menos denso, mais sutil, com mais potencial de enxergar "o todo" e assim ser mais positivo, construtivo e bem-humorado – espiritual. Sim, o sabor ácido estimula o sistema hepático, que rege a visão, em todos os sentidos.

Veio também para nos ajudar a fazer bom uso do corpo físico, cuidando para que o organismo viva em harmonia metabólica, favorecendo a meditação, a concentração e a visão/intuição – o corpo energético e emocional.

Ah! Condeno o consumo do vinagre e de todos os produtos que o contêm, como picles, molhos industrializados e marinados, porque têm ação acidificante no metabolismo humano.

O vinagre (vinho acre), ou ácido acético, é um subproduto da morte dos alimentos. Naturalmente, todo alimento de origem vegetal que contém açúcar e amidos, na putrefação vai finalizar em vinagre, forma aromática da natureza para atrair os microrganismos da compostagem. Então: você deseja se alimentar com alimentos que geram vida ou que representam a morte?

Enquanto estivermos vivos, não importa a idade, temos de caprichar no consumo dos alimentos sátvicos com sabor adstringente e ácido.

Boa degustação!

Capítulo 3

OS MICRONUTRIENTES

Os micronutrientes reforçam e complementam o crescimento. São abundantes em todos os alimentos do reino vegetal e necessários para a manutenção do organismo, embora sejam requeridos em pequenas quantidades, de miligramas a microgramas. Fazem parte desse grupo as vitaminas e os minerais. São imprescindíveis para a manutenção da vida, porque regulam e controlam todas as funções bioquímicas, e devem estar presentes na alimentação diária. O déficit pode provocar doenças ou disfunções, e o excesso, intoxicações. Por isso, a alimentação deve ser sempre equilibrada e variada.

Não vou aqui valorizar os alimentos mais ricos em determinada vitamina ou mineral, justamente porque meu propósito é evidenciar a biodiversidade que a natureza nos oferece, a cada estação, em cada clima, região ou país. Quando destaco um alimento sagrado como o limão ou a linhaça, faço questão de receitá-los integrados com outros alimentos, pois é com essa alquimia que têm seu maior poder terapêutico.

O foco deve estar em consumir diariamente no mínimo 50% de alimentos do reino vegetal que sejam frescos, da estação, maduros, integrais, idealmente crus e orgânicos.

As vitaminas

As vitaminas são fundamentais para a saúde e essenciais para o desenvolvimento e funcionamento do cérebro e do sistema nervoso.

Porém, o equilíbrio das vitaminas no organismo é muito delicado. Como elas não agem sozinhas – sua função é justamente ajudar a transformar os alimentos em energia –, uma dose inadequada de vitamina isolada pode comprometer muito a vida. Com exceção da vitamina D, elas não podem ser produzidas pelo organismo, por isso devem ser fornecidas pelos alimentos que ingerimos diariamente; ou seja, a alimentação precisa ser saudável e bem diversificada.

Por esse motivo, este texto é didático, e não recomendo o consumo dessas vitaminas de forma isolada ou sem a indicação de um bom médico. Devemos lembrar que a maioria das vitaminas sintéticas não substitui as contidas na alquimia do alimento *in natura.* Tampouco recomendo o consumo exagerado de um determinado alimento por sua riqueza em alguma vitamina específica. Isso é ilusão, estimulada pela propaganda enganosa.

O ideal é consumir vegetais da estação, orgânicos, de todas as cores, formas, aromas e sabores, pois assim estaremos garantindo o fornecimento de tudo o que a natureza nos oferece para suprir nossa "fome orgânica":

> A espécie humana necessita de uma dieta variada para garantir uma nutrição adequada. O consumo de uma variedade de alimentos em quantidades adequadas é essencial para a manutenção da saúde, o desenvolvimento e crescimento da criança. Uma alimentação variada depende da disponibilidade dos alimentos e fundamentalmente da formação dos bons hábitos alimentares. A preferência por determinados alimentos e o controle de sua ingestão se dá por meio de um processo de aprendizagem que começa muito cedo. Acredita-se que a base dos hábitos alimentares seja formada durante o primeiro ano de vida.[1]

Vitamina A – provitamina A – carotenos

Atua na formação e manutenção da pele (membranas) e das mucosas internas dos tratos respiratório, digestivo e urinário, aumentando

---

1 Ministério da Saúde, *Guia alimentar para crianças menores de 2 anos, Série A. Normas e Manuais Técnicos, número 107,* p. 37.

assim a resistência a infecções. Importantíssima na formação e manutenção do tecido óptico, na produção de proteínas e nas funções da imunidade. Também é um importante antioxidante, que ajuda a proteger as células dos danos causados pelos radicais livres.

Sintomas de carência (HIPOVITAMINOSE): alergias, falta de apetite, manchas ou ressecamento da pele, cabelo seco, fadiga, coceira ou ardor nos olhos, perda do olfato, cegueira noturna (fotofobia), sinusite, fragilidade do esmalte dos dentes, vulnerabilidade a infecções.

Hipovitaminose: carência parcial de vitaminas. Outras doenças ligadas à quantidade de vitaminas no organismo são: avitaminose (carência extrema ou total de vitaminas) e hipervitaminose (excesso de ingestão de vitaminas). As provitaminas são substâncias a partir das quais o organismo é capaz de sintetizar vitaminas. Exemplos: carotenos (provitamina A) e esteróis (provitamina D).

Vitaminas do complexo B

Esse grupo inclui a tiamina (B_1), a riboflavina (B_2), a niacina (B_3), o ácido pantotênico (B_5), a piridoxina (B_6), a biotina (B_8), o folato (ou ácido fólico, B_9) e a cianocobalamina (B_{12}). Todas as vitaminas B são solúveis em água; por isso, são perdidas (evaporam) no líquido do cozimento.

A vitamina B_1 estimula o crescimento, a fertilidade, a lactação, a digestão, atua no metabolismo dos carboidratos (geração de energia) e na produção dos tecidos do sistema nervoso. Sintomas de carência: beribéri, disfunções do sistema nervoso, perda de apetite, inchaço (edema), problemas cardíacos, náuseas e vômitos, espasmos musculares, distúrbios digestivos, fadiga, irritabilidade, nervosismo, dormência nos pés e nas mãos, sensibilidade a ruídos, dores na região do coração, falta de fôlego, moral baixo, confusão mental.

A vitamina B_2 atua no metabolismo dos carboidratos e proteínas (geração de energia), facilita a formação de anticorpos e de hemácias (células vermelhas do sangue) e ativa o sistema de defesa. Sintomas de carência: crescimento lento, rachaduras e feridas nos lábios e cantos da boca, digestão lenta, tontura, coceira e ardor nos olhos, catarata, língua irritada e vermelha.

A vitamina B_3 é responsável pela manutenção de células saudáveis. Atua também nos processos de digestão e do sistema nervoso. Sintomas de carência: diarreia, feridas na boca, mau hálito, perda de apetite, anorexia, náusea, irritabilidade, erupções na pele, fraqueza, fadiga, vertigens, dor de cabeça, lesões gastrintestinais, gangrena, pelagra e depressão.

A vitamina B_5 é encontrada amplamente na natureza e nas diversas funções do organismo. As bactérias intestinais sintetizam quantidades consideráveis. Ela atua na transformação da energia de gorduras, proteínas e carboidratos para a produção de substâncias essenciais ao corpo, inclusive hormônios e ácidos graxos. Sintomas de carência: doenças neurológicas, cefaleia, cãibras e náuseas.

A vitamina B_6 é farta em vegetais como frutas e sementes oleaginosas, sendo rapidamente absorvida pelo intestino. Desempenha importante função no sistema nervoso central (SNC), participa do metabolismo dos lipídeos e do transporte de aminoácidos através da membrana celular. Sintomas de carência: anomalias do SNC, desordens da pele, anemia, irritabilidade e convulsões.

A vitamina B_8 está presente nos alimentos como biocitina, transformada em biotina livre pelo suco pancreático e pelas secreções da mucosa intestinal. É responsável pela produção de energia, síntese de gorduras e excreção dos resíduos de proteínas. Sintomas de carência: alterações cutâneas.

A vitamina B_9, mais conhecida como folato ou ácido fólico, como o próprio nome informa, é proveniente de folhas. Mantém as artérias saudáveis e é essencial para a produção de hemoglobina, o pigmento vermelho das células sanguíneas. O ácido fólico é necessário antes da concepção e durante o início da gravidez, para ajudar a evitar deficiências neurais.

A vitamina B_{12} é necessária para a formação das células vermelhas do sangue e para a manutenção das funções do sistema nervoso. Atua no metabolismo do cálcio, do magnésio e do selênio, na absorção do zinco, além de combater anemias. Facilita o apetite, a formação e manutenção das células, principalmente da medula óssea, do sistema nervoso e dos intestinos. Ela é produzida por certas bactérias, sempre por meio de processos fermentativos. A vitamina B_{12} é a única vitamina B que pode ser armazenada pelo organismo. Sintomas de carência: fraqueza, nervosismo, anemia perniciosa, dificuldades para andar e falar, palidez, desordens neurológicas.

Como ela está presente em alimentos de origem animal, estudos demonstram que os vegetarianos, sobretudo os veganos, não ingerem vitamina B_{12} em quantidade suficiente e, consequentemente, apresentam estado nutricional relativo a essa vitamina abaixo do recomendado. Entretanto, um estudo realizado pelo médico brasileiro Eric Slywitch revela o seguinte:

Primeiro: de acordo com nossa atividade intelectual, a necessidade de B_{12} pode ser maior. Como ela é utilizada no metabolismo do sistema nervoso, tudo indica que, ao utilizarmos muito o intelecto, o seu consumo é maior.

Segundo: nossa vesícula biliar lança, diariamente, vitamina B_{12} no intestino. Pelas células intestinais, reabsorvemos essa vitamina, que volta para o sangue. Assim, há um reaproveitamento da B_{12}. Quem é eficiente nessa reciclagem perde pouca B_{12}. Quem é ineficiente vai perdendo B_{12} pelas fezes.

O que chama atenção nesse ciclo é que a quantidade de B_{12} lançada ao intestino pela vesícula biliar pode ser muito maior do que conseguimos ingerir, mesmo comendo muita carne. Assim, não é possível dizer, apenas pela quantidade de vitamina B_{12} ingerida, como estão seus níveis no metabolismo da pessoa.[1]

QUEM DEVE SUPLEMENTAR A VITAMINA B_{12}?

- Todas as pessoas acima de 50 anos, já que de 10% a 30% de toda a população (vegetariana ou não) dessa faixa etária apresenta alguma deficiência na absorção dessa vitamina.
- Crianças vegetarianas.
- Gestantes vegetarianas.
- Mulheres vegetarianas que estão amamentando, pois apenas a B_{12} consumida pela mãe é transferida pelo leite materno, ou seja, mães com estoques adequados de B_{12}, mas que não consomem a vitamina no período de amamentação, não vão fornecer doses adequadas aos filhos.
- Vegetarianos que consomem pouco ou nada de laticínios ou ovos.

NECESSIDADE DIÁRIA

Faixa etária	Recomendação (mcg)
0 a 6 meses	0,4
7 a 12 meses	0,5
1 a 3 anos	0,9
4 a 8 anos	1,2
9 a 13 anos	1,8
Acima de 13 anos	2,4

Como suplementar de forma segura?
Converse com seu nutricionista ou médico.

---

1 Eric Slywitch, "Avaliação nutricional: vitamina B_{12} e ácido fólico", *Revista dos vegetarianos*, outubro de 2010, p. 38-39.

Vitamina C – ácido ascórbico

Fortalece as paredes dos vasos sanguíneos, ajuda a curar feridas e fraturas ósseas, atua na formação de dentes e ossos. Aumenta a resistência a infecções, gripes e resfriados. Ajuda na absorção do ferro orgânico e previne hemorragias. Pode ajudar também a produzir dois neurotransmissores: a noradrenalina, que melhora o fluxo sanguíneo; e a serotonina, que ajuda a conciliar o sono e a aliviar o estresse – muito útil para as crianças pequenas! Essa vitamina é ainda um importante antioxidante que protege as células de danos. É produzida pelas plantas assim que começam a crescer. As fontes mais ricas são os vegetais de folhas verdes e algumas variedades de frutas. Sintomas de carência: contusões frequentes, hemorragias, sangramento de gengivas e nariz, anemia, cáries, baixa resistência a infecções e gripes, digestão insuficiente, perda de peso e irritabilidade.

Observação: a vitamina C é facilmente destruída pela oxidação e pela temperatura e é solúvel em água. Deve-se evitar o cozimento. Portanto, prefira ingerir frutas e verduras cruas.

VITAMINAS LIPOSSOLÚVEIS

Trata-se das vitaminas A, D, E e K, solúveis em gorduras. São encontradas em alimentos essencialmente lipídicos. Necessitam da bile para ser absorvidas e são transportadas via circulação linfática. Podem ser armazenadas e suas funções são geralmente estruturais.

VITAMINAS HIDROSSOLÚVEIS

São as vitaminas solúveis em água, basicamente as do complexo B e a C. Apresentam menos problemas de absorção e transporte. São conduzidas pela circulação sistêmica e seu excesso é excretado pelas vias urinárias, pois não podem ser armazenadas. As vitaminas do complexo B funcionam principalmente como coenzimas no metabolismo celular. Já a vitamina C é um agente estrutural vital e antioxidante.

Vitamina D – calciferol

O efeito da luz do sol em certas substâncias oleosas da pele capacita o organismo a produzir vitamina D. Bastam 30 minutos de brincadeiras ao ar livre para suprir a necessidade diária de vitamina D das crianças e dos adultos, respeitando os melhores horários para tomar sol sem riscos para a saúde da pele, usando chapéu e filtro solar adequado.

Sua função principal é absorver o cálcio do trato intestinal ou dos próprios ossos. É vital na manutenção do nível de cálcio, ferro, fósforo e magnésio no sangue, particularmente para a boa formação e manutenção dos ossos e dentes.

Sintomas de carência são raquitismo nas crianças, fraqueza dos ossos e dentes, sensação de queimadura na boca e na garganta, diarreia, insônia, miopia, nervosismo, deficiência do metabolismo.

Vitamina E – tocoferóis

Tem forte ação antioxidante, para proteger e prolongar a vida das células. Afeta diretamente o bom funcionamento dos vasos sanguíneos, do coração, do pulmão, dos nervos, do sistema imune, da glândula pituitária e da pele. É coadjuvante na ação das vitaminas A e C. Reduz as taxas do colesterol, fortalece as paredes dos vasos capilares, reforça a fertilidade e a potência masculinas, protege os pulmões da poluição e mantém os músculos e os nervos saudáveis.

Sintomas de carência: a deficiência de vitamina E é rara, mas pode ocorrer em bebês prematuros. Em adultos: cabelos secos, quebradiços ou sujeitos a queda, aumento da próstata, problemas gastrintestinais e cardíacos, impotência, esterilidade, perdas musculares.

Vitamina K – quinonas

Este é o nome genérico para diversas substâncias necessárias à coagulação normal do sangue e à boa formação dos ossos. A principal forma é a vitamina K_1 (filoquinona ou fitomenadiona), encontrada em plantas, principalmente em folhagens verdes. A vitamina K_2 (menaquinona) é produzida como resultado da ação bacteriana no trato intestinal.

A vitamina K_3 (menadiona), composto lipossolúvel sintético, é cerca de duas vezes mais potente biologicamente que as vitaminas K_1 e K_2.

Sintomas de carência: a deficiência de vitamina K não é muito comum, pois ela é bem distribuída nos alimentos, e a síntese realizada pelos microrganismos do intestino fornece grandes quantidades da substância. Está associada à má absorção de lipídeos ou à destruição da flora intestinal por uso contínuo de antibióticos. Tendência a hemorragia.

Os minerais

São substâncias de origem inorgânica (mineral) que fazem parte dos tecidos duros do organismo, como ossos e dentes. Também se encontram em tecidos moles, como músculos e células sanguíneas, e fundamentalmente no sistema nervoso, sendo responsáveis por toda a eletroquímica da comunicação neurológica e celular. Possuem função reguladora, contribuindo para a função osmótica, o equilíbrio ácido-básico, os estímulos nervosos, o ritmo cardíaco e a atividade metabólica.

A função dos minerais é ajudar a ação das vitaminas, para manter um sistema imune saudável e fortalecer ossos e dentes. Os minerais também ajudam a controlar a composição dos fluidos corporais e das células. Nosso organismo pode usar as reservas armazenadas nos músculos, no fígado e nos ossos por curtos períodos – o que é importante se a criança estiver passando por uma fase de aversão à comida –, mas é na alimentação diária que mantemos sempre carregada a bateria eletroquímica do corpo humano. A proposta é sermos pilha alcalina, de longa duração!

Muitas pessoas que admitem a relação entre alimentação e doenças cardíacas ou outros males físicos têm dificuldade em acreditar que a nutrição possa ter um efeito direto e determinante no comportamento humano e nas disfunções da personalidade. Porém, estudos revelam que os minerais, tão fundamentais ao funcionamento do cérebro (neurociência), assumem um papel determinante nessa questão. Freud acreditava que "o mental é baseado no orgânico", mas, infelizmente, poucos psiquiatras admitem a relação estreita que existe entre a alimentação e o comportamento.

Ao longo dos séculos, as rochas vão se fragmentando (dissolvendo) e enriquecendo o solo. Na sequência, os micróbios da terra carregam particulazinhas dos minerais para nutrir e estruturar as plantas. Ao consumirmos os vegetais, temos acesso aos minerais. Estes se combinam ao quarteto nitrogênio-enxofre-hidrogênio-carbono e formam grandes moléculas de proteína chamadas enzimas, que são responsáveis pela maioria dos processos internos de transformação: metabólica (construção) e anabólica (digestão).

CLASSIFICAÇÃO DOS MINERAIS

Macroelementos ou elementos maiores: cálcio, magnésio, ferro, sódio, potássio e fósforo.
Microelementos ou oligoelementos (elementos-traço): cobre, iodo, manganês, zinco, molibdênio, cromo, selênio e flúor.

Sódio, potássio, cálcio, fósforo, ferro e magnésio são os minerais em maior concentração no organismo humano: os macroelementos. Mas outros minerais, mesmo em quantidades mínimas (os micro ou oligoelementos), influem decisivamente em todo o nosso metabolismo: zinco, iodo, manganês, selênio, cromo, chumbo, cádmio, flúor, cobre e arsênio. O equilíbrio entre sódio e potássio no organismo é muito importante. Excesso de sódio provoca hipertensão, excesso de potássio causa pressão baixa. Os ossos dependem do cálcio e do magnésio. O cérebro funciona por meio de informações elétricas conduzidas pela água e pelos sais minerais nela dissolvidos. Assim, todos os minerais são importantíssimos, tanto que o líquido que envolve o bebê na barriga da mãe é um composto de cerca de 70 sais minerais igualzinho à água do mar.

As frutas, as raízes, as sementes germinadas, os brotos, as folhas, os legumes são a melhor forma de acessar todos eles. As algas marinhas (plantas do mar) são o suplemento mineral mais rico que existe, praticamente uma concentração dos minerais do mar. Recordando: não precisamos saber quais substâncias têm minerais e quanto elas têm de cada um, mas focar no consumo diário – no mínimo 50% – desses alimentos, que devem ser frescos, da estação, maduros, integrais, idealmente crus e orgânicos. Da mesma forma, não recomendo suplementos e cápsulas (exceto por indicação de um bom médico), porque somente a fome orgânica, que clama por tais alimentos, vai garantir o consumo seguro das vitaminas e dos minerais.

Cálcio

É essencial para o desenvolvimento dos ossos e dos dentes – apenas 1% desse mineral não é usado para esse fim –, e é importante que esteja associado com o magnésio para promover a saúde dos ossos e o bem-estar das células. O cálcio também é necessário para a saúde muscular e as funções nervosas, a coagulação do sangue e a absorção da vitamina B_{12}. Se uma criança perder o apetite, o corpo poderá usar as reservas dos ossos. Assim que a alimentação se normaliza, o cálcio volta para os ossos.

Observação: consuma alimentos ricos em cálcio com outros que tenham vitamina D para auxiliar na absorção desse importante mineral. Alerta: fibras em excesso na dieta – principalmente as isoladas, como fibra de arroz ou trigo comum, nos suplementos alimentares – podem inibir a absorção de cálcio.

Uma reflexão: a estrutura do boi é estabelecida pelo consumo de folhas verdes. O bezerro mama o leite da mãe por um curto período, depois passa a comer somente vegetais. Então, de onde vem todo o cálcio da sua megaestrutura óssea?

Cobre

As mais altas concentrações de cobre encontram-se no cérebro e no fígado. Esse oligoelemento ajuda na absorção eficaz do ferro (metabolismo do sangue), é essencial para o aproveitamento da vitamina C e tem papel importante na conversão da tirosina em melanina, agindo como fator de pigmentação do cabelo e da pele. Atua na síntese da elastina e do colágeno, assim como nos hormônios da tireoide T3 e T4. Protege de doenças cardiovasculares, age como anti-inflamatório e estimula a imunidade.

A deficiência do íon cobre pode ocasionar: retardo no crescimento e no desenvolvimento da criança, anemia microcítica hipocrômica, edema, defeitos na estrutura óssea, piora da artrite reumatoide, agravamento da síndrome de Kwashiokor, lesões pancreáticas, miocardiopatias, arteriosclerose, calvície, doenças no fígado, hipotireoidismo, diminuição da fertilidade, diarreia e alterações mentais progressivas.

A boa notícia é que as melhores fontes de cobre estão exatamente na grande variedade de alimentos de origem vegetal, forma natural de consumo que jamais causará síndromes por excesso de cobre.

Cromo

Esse oligoelemento, embora não se conheçam com exatidão suas funções, parece participar do metabolismo dos lipídios e dos carboidratos, assim como de outras funções biológicas. Tem-se observado que alguns dos complexos do cromo parecem atuar na potencialização da ação da insulina, e por isso ele é denominado "fator de tolerância à glicose". A sua carência pode causar intolerância à glicose, encefalopatia, neuropatia periférica e hiperlipidemia, além de ansiedade, fadiga e problemas de crescimento. Em contraposição, se consumido em excesso, pode provocar dermatites, úlcera, problemas renais e hepáticos.

Ferro

É necessário para a produção de hemoglobina, o pigmento vermelho que transporta oxigênio nas células sanguíneas. O ferro também é essencial para a fabricação de certas enzimas, para melhorar a imunidade, produzir energia e promover o bom funcionamento do fígado. É um mineral fundamental para a saúde. Se a alimentação da criança for deficitária em ferro, ela poderá ter anemia. Aliás, desde a amamentação no peito, deve haver um acompanhamento com relação a esse risco.

Por ser um metal pesado e presente em todas as células sanguíneas, sua presença vai confirmar a encarnação da vida (oxigênio e prana). Quanto mais encarnada a pessoa, menos anêmica será. Ou seja, a anemia é uma doença que facilita a não encarnação, a alienação e a falta de vitalidade.

Importante: para ajudar na assimilação do ferro bivalente proveniente de fontes vegetais, é fundamental associá-lo com alimentos ricos em vitamina C e ácido cítrico, o que aumenta em até seis vezes a absorção desse mineral. Atenção: o ácido fítico, encontrado em abundância nos farelos de trigo, aveia e arroz, pode inibir sua absorção.

Apesar de a anemia por deficiência de ferro ser teoricamente mais comum entre os vegetarianos, os maus hábitos alimentares têm causado esse problema em todas as camadas da população mundial.

Fósforo

É um elemento essencial para a formação dos ossos e dentes, para a absorção da glicose e para a metabolização de proteínas, gorduras e carboidratos. Participa de sistemas enzimáticos. Apesar de estar mais presente em alimentos de origem animal, os vegetarianos encontram nas leguminosas boas fontes desse mineral. Sua carência pode causar dor nos ossos, osteomalacia, miopatias, acidose metabólica, taquicardia e perda de memória.

Iodo

Oligoelemento necessário para a produção das tiroxinas T3 e T4, hormônios da tireoide. O corpo humano contém normalmente de 20 a 30 miligramas de iodo, sendo mais de 75% na glândula tireoide e o restante distribuído por todo o organismo, particularmente na glândula lactente mamária, na mucosa gástrica e no sangue. A excreção de excessos é feita primariamente pela urina e pouca quantidade pelas fezes, proveniente da bile.

A deficiência de iodo durante a gestação e o crescimento pós-natal pode causar cretinismo (deficiência mental), diplegia espástica, quadriplegia, surdo-mudez, disartria, bócio simples ou endêmico. Algas, água e frutos do mar são suas melhores fontes.

O consumo excessivo de alimentos industrializados (sempre ricos em sal) pode desencadear depressão da atividade tireoidiana.

Magnésio

Depois do cálcio, é um dos mais importantes nutrientes minerais, porque está envolvido em praticamente todo o metabolismo – mais de trezentos processos metabólicos, entre eles a conversão de carboidratos, lipídios (gorduras) e proteínas em energia. É um nutriente fundamental na conversão do aminoácido triptofano em serotonina. Sua principal fonte: vegetais folhosos (clorofila), brotos como os de alfafa, cereais e sementes.

O trabalho do sistema imunológico é eliminar tudo o que não pertence ao organismo, e o magnésio tem função primordial nos mecanismos de desintoxicação. O consumo excessivo de açúcar refinado, produtos lácteos, carnes e alimentos industrializados tende a reduzir os níveis de magnésio no sangue, prejudicando a imunidade e a desintoxicação metabólica.

Manganês

O manganês é absorvido no intestino delgado. O ferro e o cobalto competem pelos mesmos locais de absorção. Esse oligoelemento faz parte da composição de diversas enzimas e estimula a atividade de muitas outras, inclusive antioxidantes e processos de produção de energia. Encontra-se basicamente em alimentos de origem vegetal, como cereais integrais, sementes oleaginosas e vegetais verdes folhosos.

Molibdênio

É encontrado em quantidade importante na água do mar na forma de molibdatos, e os seres vivos podem absorvê-lo facilmente dessa forma. Participa como cofator Mo da produção de várias enzimas, do metabolismo do DNA e de mecanismos de excreção de ácido úrico. A deficiência de molibdênio no organismo pode produzir graves problemas, porém ele é encontrado em todos os alimentos, tornando essa deficiência muito rara.

Potássio

É o terceiro elemento de origem mineral mais abundante no corpo humano, sendo ultrapassado apenas pelo cálcio e pelo fósforo. O potássio tem um papel importante no relaxamento muscular, na secreção de insulina no pâncreas e na conservação do equilíbrio ácido/básico. Uma de suas funções é regular a pressão sanguínea e o batimento cardíaco. É essencial ainda para a transmissão de impulsos nervosos e, junto com o sódio, ajuda a manter o equilíbrio dos fluidos e da acidez nas células.

A carência de potássio pode causar problemas de ritmo cardíaco e debilidade muscular. Também é necessário aumentar o consumo desse mineral em caso de vômitos, diarreias intensas ou diurese (excesso de urina).

Selênio

É um antioxidante que protege as células de danos, principalmente as cerebrais. A carência dessa substância favorece o envelhecimento precoce das células e dos tecidos. Essencial para o bom desempenho da memória e o desenvolvimento sexual.

Zinco

Trata-se de um agente antioxidante necessário a muitas reações enzimáticas do sistema nervoso; como parte da constituição do DNA e do RNA; para auxiliar no crescimento e no desenvolvimento dos órgãos reprodutivos – especialmente em crianças e adolescentes. Sua deficiência pode causar atraso na maturação sexual e no crescimento.

Atenção: o ácido fítico presente nos cereais integrais (principalmente nas fibras isoladas e nos grãos que não passaram pela pré-germinação) pode inibir a absorção do zinco; por isso, deve-se evitar o consumo abusivo de cereais e de fórmulas de fibras e ingerir frutas, raízes e folhas junto com os alimentos que contêm esse ácido.

A deficiência de zinco está sendo relacionada à hiperatividade e à falta de atenção. Boas fontes de zinco na alimentação são: gengibre, castanha-do-pará, nozes, amendoim, amêndoa, avelã, ervilha, salsinha, vagem, repolho roxo, espinafre, gema de ovo, aveia, germe de trigo e de centeio, pão integral, milho e alho.

DESEQUILÍBRIO BIOQUÍMICO

O dr. Carl C. Pfeiffer, M.D., ph.D. (1908-1988), físico e bioquímico que realizou estudos durante vinte anos sobre distúrbios de comportamento, sugeriu atenção ao metabolismo dos metais, principalmente do cobre, do zinco, do lítio e do cobalto. De pesquisas com oligoelementos, ele obteve muitas informações sobre as causas de doenças neurológicas.[1]

[1] Revista *Townsend Letter for Doctors*, setembro de 1992 e junho de 1993.

Capítulo 4

OS ADITIVOS ALIMENTARES

"Os pais que cuidam da saúde dos filhos não devem ter em casa bebidas que contenham açúcar refinado, produtos industrializados, refinados e junk food*."*

Os aditivos alimentares têm sido usados há séculos: nossos ancestrais utilizavam sal para preservar carnes e peixes; adicionavam ervas e temperos para melhorar o sabor dos alimentos; conservavam frutas com açúcares, e pepinos e outros vegetais com vinagre. Entretanto, com o advento da vida moderna, a cada ano, mais aditivos são desenvolvidos e empregados.

Aditivos alimentares são substâncias usadas sem propósitos nutricionais. Sua finalidade é impedir alterações nos alimentos, condição exigida para uma boa tecnologia de fabricação do produto.

A existência de vários produtos industrializados, como os de baixo valor calórico, *fast-food* e salgadinhos embalados (*snacks*), não seria possível sem os aditivos – na maioria sintéticos – atuais. São usados para preservar os alimentos, melhorar seu aspecto, sabor e odor, e estabilizar sua composição. O número de aditivos atualmente empregados é enorme, mas todos eles passam por regulamentação federal antes do uso: alguns são permitidos somente em certas quantidades, enquanto outros já foram banidos de nosso cardápio. E é dos laboratórios de química que saem, anualmente, novos aditivos.

O JECFA, comitê científico formado por especialistas da Organização das Nações Unidas para a Agricultura e a Alimentação (FAO) e da Organização Mundial da Saúde (OMS), realiza periodicamente avaliações toxicológicas dos aditivos alimentares, por meio de testes com animais e dados epidemiológicos, e estabelece a ingestão diária aceitável dessas substâncias.

No Brasil, a Agência Nacional de Vigilância Sanitária (Anvisa) é o órgão que regulamenta e fiscaliza o uso de aditivos. É ela quem determina que aditivos podem ser utilizados em cada tipo de alimento, bem como a quantidade permitida em cada caso.

Até os anos 1950, a coloração feita pelos fabricantes de alimentos era um processo simples, que empregava basicamente recursos naturais. Por exemplo, quando queriam colorir uma bala de vermelho, usavam sumo de beterraba; o pigmento verde era à base de clorofila, e assim por diante. Entretanto, a indústria química crescia rapidamente. Em sua tentativa de aumentar as vendas, viu a indústria alimentícia como um excelente cliente em expansão.

A preocupação das autoridades em relação à segurança dos alimentos era mínima, sem levar em consideração o impacto que determinadas substâncias poderiam ter no comportamento humano. À medida que o mundo começou a se conscientizar de que fatores ambientais, nas primeiras fases da vida, poderiam ter profundas e duradouras consequências no desenvolvimento do indivíduo, reconheceu-se também que ingredientes aparentemente inofensivos, como aromatizantes e corantes artificiais, utilizados para realçar a cor e a aparência dos alimentos, poderiam causar sérios danos com o uso prolongado.

É importante observar que nossa consciência é a grande determinante do futuro, pois a pesquisa aponta que substâncias como corantes são utilizadas pela indústria apenas para atender a uma expectativa de aparência do produto por parte dos consumidores. Ou seja, precisamos rever nossa forma de fazer escolhas e comprar alimentos.

Há públicos que são ainda mais vulneráveis ao consumo dos aditivos, como gestantes, idosos, pessoas que têm alimentação pouco variada e, principalmente, crianças menores de 3 anos.

O maior problema com a criançada é que os sistemas digestório e urinário ainda não estão totalmente preparados para processar uma alimentação com aditivos. No que diz respeito à saúde infantil, a FAO e a OMS recomendam que não sejam utilizados aditivos em alimentos destinados a crianças menores de 1 ano. Apesar disso, é importante ressaltar que há no mercado vários produtos para crianças dessa idade que contêm aditivos, como iogurtes, gelatinas, refrigerantes, biscoitos, balas, sem falar nos medicamentos infantis.

Problemas causados pelos aditivos

Corantes e condimentos artificiais não têm outro objetivo além de tornar os alimentos – sem gosto e com aspecto pouco apetitoso – mais saborosos e atraentes, principalmente para as crianças. Esses produtos em geral não têm valor nutritivo, contêm muita gordura, sal ou açúcar e são basicamente sobremesas, doces, salgadinhos, *milk-shakes*, cereais matinais e diversas guloseimas.[1]

As principais características do Transtorno do Déficit de Atenção e Hiperatividade (TDAH) na infância são a desatenção, a hiperatividade e a impulsividade. Além dessas características básicas do transtorno, em mais de 50% dos casos as crianças apresentam transtornos de aprendizado, de humor e de ansiedade.

A Associação Brasileira de Defesa do Consumidor (Proteste) realizou uma pesquisa com molhos para salada industrializados e detectou que muitos deles contêm o conservante ácido benzoico, liberado no Brasil, mas apontado por muitos estudos como potencial causador de hiperatividade em crianças.[2]

Uma pesquisa recente feita pela Universidade de Southampton, na Inglaterra, e publicada na revista científica *Lancet* concluiu que corantes à base de benzoato e conservantes encontrados em alimentos infantis e refrigerantes podem estar relacionados à hiperatividade e aos distúrbios de concentração em crianças.[3]

Os especialistas, sempre na defesa dos interesses comerciais, frisaram que são necessários estudos mais profundos para confirmar a prevalência da hiperatividade relacionada aos corantes e conservantes alimentares. Das crianças analisadas, 36 tinham hiperatividade e alergias, 75 eram apenas hiperativas, 79 apresentavam somente alergias, e 87 não

1 *Food Magazine*, Green Health Watch, 2002, nº 23.

2 Disponível na íntegra para associados em http://www.proteste.org.br/alimentacao/perigo-no-abuso-de-aditivos-alimentares-s484281/dossies-p168886.htm.

3 *Food Magazine*, Green Health Watch, 2002, nº 23.

mostravam nenhum sintoma. De acordo com os pais das crianças hiperativas, o distúrbio diminuiu depois que elas deixaram de consumir alimentos com tais substâncias. A hiperatividade subiu quando os corantes e conservantes voltaram à alimentação das crianças. Os pesquisadores concluíram que, apesar de muitos outros fatores estarem envolvidos nessa questão, a ingestão de aditivos deveria ser evitada pelas crianças.

No outono de 2002, foi publicado o primeiro estudo patrocinado pelo governo da Grã-Bretanha para encontrar a relação existente entre corantes e conservantes artificiais e problemas de comportamento. Durante duas semanas, 277 crianças de 3 anos beberam suco de frutas acrescido de 20 mililitros de corantes artificiais (E102-amarelo tartrazina, E110-amarelo crepúsculo, E122-azorrubina, E124-ponceau 4R) e um conservante artificial (E211-benzoato de sódio). Em seguida, as crianças tomaram suco de frutas sem corantes nem conservantes por mais duas semanas. Os pais controlaram as crianças durante todo o mês e preencheram um questionário detalhado sobre o comportamento dos filhos. As respostas mostraram que:

- os corantes e os conservantes artificiais aumentaram muito a hiperatividade;
- a remoção das substâncias provocou uma melhora significativa do comportamento;
- todas as crianças se beneficiaram com a remoção, não apenas aquelas que já apresentavam hiperatividade.

Os pesquisadores do Centro Britânico de Asma e Alergia, na ilha de Wight, salientam os benefícios sociais e a redução de custos que poderiam ser obtidos com a remoção de corantes e aditivos alimentares que, em alguns países, já estão proibidos.

No colégio St. Aidan, em Harrogate, Yorkshire (Grã-Bretanha), as crianças foram incentivadas a comer alimentos nutritivos. O contrato com a empresa que fornecia alimentação industrializada foi rescindido, as máquinas automáticas para a venda de alimentos foram eliminadas e contratou-se um cozinheiro profissional. A partir de então, todos os alimentos passaram a ser frescos, crus ou cozidos no mesmo dia. Nas refeições há saladas, sopas caseiras e frutas frescas. Existe uma cantina, aberta o dia inteiro, que oferece café e lanches caseiros e atrai até alunos de outras escolas. Por fim, há um clube que serve refeição matinal com cereais preparados na hora, *croissant* ou pãozinho caseiro, café e suco de laranja fresco. Tudo ao preço regular de lanches escolares. É possível! Outras escolas já estão seguindo o exemplo.[1]

Membros do grupo Parents Jury (site de pais que defendem os direitos das crianças, www.parentsjury.org) foram questionados sobre se haviam notado os efeitos dos aditivos alimentares em seus filhos. Eis algumas respostas:

> Como mãe que passou por isso recentemente, eu gostaria de prender os fabricantes de alimentos durante 1 hora em um aposento cheio de crianças afetadas por corantes. Eu quase tive um colapso nervoso por causa de corantes alimentícios que afetaram meus filhos.
>
> Meu filho sofreu uma reação a um corante alimentício presente em quase todas as marcas de sucos de frutas vermelhas, a antocianina. Ele teve uma erupção de pele na forma de pintas em quase todo o corpo, nos braços e nas pernas. Além disso, é praticamente impossível comprar paracetamol infantil que não esteja repleto de adoçantes e corantes artificiais.
>
> A primeira vez que meu filho reagiu à tartrazina, começou a tremer e a bater a cabeça contra a parede – ele não conseguia parar de se mexer, mas tinha plena consciência do que estava acontecendo e ficou muito assustado por causa disso. Foi terrível, tanto para ele quanto para quem o estava observando.
>
> Minha filha de 4 anos, que já é muito agitada, se torna hiperativa e agressiva após chupar algumas balas ou tomar um suco colorido. O efeito, imediato e fácil de notar, pode levar até 24 horas para passar. Ela se comporta quase como uma maníaca.

Vernon Coleman, conhecido autor de livros sobre a preservação e a recuperação da saúde, escreveu:

> Recebi a carta de uma leitora cujo filho foi diagnosticado com hiperatividade e a quem o médico havia receitado ritalina. Infeliz com o diagnóstico e ainda mais infeliz com a receita, a leitora decidiu experimentar algo simples. Removeu todos os aditivos quími-

---

1 *Food Magazine*, Green Health Watch, 2002 nº 23.

> cos da alimentação do filho. Em menos de quinze dias, o comportamento dele havia mudado, o problema desaparecera, todos os professores (que entusiasticamente apoiam a ritalina) tinham notado a mudança e telefonaram para a mãe para lhe dar os parabéns. Quando a mãe lhes contou a verdade, simplesmente não acreditaram.[1]

E mais: uma pesquisa recente realizada na Grã-Bretanha mostrou que crianças hiperativas apresentam alta concentração de chumbo no sangue. Pesquisadores da Secretaria de Saúde de South e West Devon colheram amostras de sangue de 69 crianças com problemas de comportamento e as compararam à concentração de chumbo nas amostras de sangue de 136 crianças sem problemas. As crianças com problemas apresentaram concentrações de chumbo bastante superiores à quantidade de referência. Os pesquisadores recomendaram a triagem rotineira das crianças hiperativas, para possibilitar a redução da concentração de chumbo no sangue, quando isso se mostrar necessário – uma medida simples e barata.[2]

Mas de onde vem esse chumbo? A origem varia: a pessoa pode residir perto de indústrias que usam matérias-primas à base de chumbo, consumir alimentos provenientes de culturas que usaram herbicidas e agrotóxicos proibidos, ter contato com produtos cuja tinta contém chumbo, como brinquedos plásticos pintados, massa de modelar, giz de cera etc.

O que fazer, então?

É a mais pura verdade que a má nutrição e o mau comportamento infantojuvenil podem estar intimamente ligados. Quem come produtos industrializados e se vicia neles toma o caminho contrário da vida: não ganha energia, não se alimenta direito, consome suas reservas orgânicas e ainda acumula dentro de si perigosas substâncias químicas.

Uma digestão pesada perturba as células, os sistemas vitais e a mente. O acúmulo de toxinas, se for prolongado e diário, vai nublando a clareza necessária para enxergarmos direito o caminho, as decisões diante dos desafios inerentes à vida. E existem crianças e

---

1 Vernon Coleman, "Seu corpo sabe", disponível em http://www.taps.org.br/Paginas/Hiperatividade.html.

2 Fernanda Cerpa, *Hiperatividade* (TDAH), disponível em http://www.nutconsult.com/artigos-hiperatividade.htm.

adultos que são mais vulneráveis, quando manifestam reações muito mais destrutivas às drogas que o restante da população. São diferenças fisiológicas, algumas vezes de origem genética. Há indivíduos que apresentam graves reações a açúcar, trigo, leite e laticínios. Aditivos sintéticos? Nem pensar.

Além dos problemas comportamentais, foi constatada também incidência muito elevada de problemas de pele, como eczema, acne e psoríase. As manifestações, físicas e psicológicas, se iniciam na infância, e, caso não sejam observadas ou tratadas, sua gravidade tende a aumentar com a idade.

Quanto mais industrializado é o produto, mais aditivos químicos ele tem. Quanto mais distante é o local de sua produção, como os alimentos importados, mais conservantes possui, por causa das regras de segurança internacionais. Por isso, o ideal é que os alimentos sejam frescos e preparados em casa. Como nem sempre isso é possível, aqui vão algumas dicas para diminuir o consumo de aditivos químicos:

- leia o rótulo dos produtos e escolha aqueles com menos aditivos. Essa informação está na lista de ingredientes, que é apresentada em ordem decrescente de concentração no produto;
- prefira alimentos simples, menos industrializados, e procure prepará-los, em vez de utilizar produtos produzidos industrialmente;
- evite o consumo de embutidos – salsicha, linguiça, mortadela –, mesmo os ditos vegetarianos à base de soja;
- não coma alimentos fortemente aromatizados;
- evite produtos com cores muito vivas, que indicam a presença de corantes;
- evite açúcares e edulcorantes (adoçantes);
- reaprenda a apreciar o sabor e a textura dos alimentos ao natural.

Esta é uma das importantes missões deste livro: colocar o leitor de frente com alguns dos agentes da Cultura da Morte, tão perversa que nos faz perder o bom-senso, a capacidade de pensar e refletir sobre a ordem normal das coisas. Afinal, enfrentar o inimigo que está dentro de casa, seja na nossa despensa, seja no nosso organismo, é uma responsabilidade pessoal e intransferível.

TIPOS DE ADITIVO[1]

UHA, BHT: antioxidantes muito comuns em flocos de cereais, gomas de mascar, batatinhas fritas. Indutores de reações alérgicas. Com relação ao BHT, já foram constatados episódios de moléstias hepáticas e aumento do volume do fígado.

Corantes artificiais: mesmo nos Estados Unidos, esses corantes não foram suficientemente testados. Estão presentes em refrigerantes, sucos, doces, balas, sorvetes, gelatinas, guloseimas em geral. No Brasil, são raríssimos os produtos cujas embalagens indicam os tipos específicos de corantes que contêm. Os mais perigosos: Laranja 2 (utilizado em cítricos para melhorar o aspecto visual de algumas frutas), Vermelho 3 (encontrado em bebidas, doces e considerado um provável indutor do câncer), Vermelho 4 (causador do câncer em ratos), Amarelo 5 (muito usado em gelatinas e em comida animal).

Ácido fosfórico, fosfatos: de inúmeras aplicações, particularmente em produtos de padaria e confeitaria, queijos, cereais desidratados, refrigerantes artificiais, itens em pó de cozinha. Sua ingestão indiscriminada provoca um desequilíbrio nutritivo que a FDA americana já provou estar absolutamente ligado à osteoporose.

Bissulfito de sódio, dióxido de enxofre: preservantes, branqueadores e estimuladores da manutenção das cores naturais de frutas e vegetais. Utilizados largamente em compotas e conservas, alguns vinhos de segunda linha, sucos e legumes desidratados. O bissulfito destrói a vitamina B. O dióxido, ultratóxico, destrói a vitamina A e pode causar problemas de visão.

Sal marinho, sal refinado, sal light, cloreto de sódio

Os seres vivos podem consumir o sódio e outros sais minerais, naturalmente, por meio dos alimentos de origem vegetal, maduros, frescos, da estação e integrais, sem precisar adicionar sal extra.

O sal de cozinha é normalmente extraído de salinas (evaporação da água do mar) ou de rochas (como no Rio Grande do Norte), mas nessa

[1] Conteúdo elaborado pelo Center for Science in the Public Interest, disponível em http://www.cspinet.org/reports/chemcuisine.htm.

forma concentrada é irritante e tóxico ao organismo. Em elevada concentração, vai matando as papilas e sua habilidade para sentir os demais sabores (doce, amargo, azedo, picante e adstringente), retarda a digestão e a excreção e interfere negativamente nos rins e no equilíbrio hídrico interno, como a pressão dos líquidos corporais.

Na industrialização do sal, costuma ser feita uma lavagem a quente para "clarear" o produto. Depois de empobrecido dos demais sais (que são biodiversos e menos salgados), o sal industrializado é "enriquecido" com aditivos químicos. Para evitar a umidificação e a consequente formação de aglomerados, ele recebe óxido de cálcio, que favorece o aparecimento de pedras nos rins e na vesícula biliar. Outros aditivos do sal são ferrocianato e prussiato amarelo de sódio, fosfato tricálcico de alumínio, silicato de sódio e carbonato de cálcio. Assim, obtém-se o sal refinado, branco, brilhante, soltinho, rico em antiumectantes, alvejantes, estabilizantes. Tudo biocídico!

A maioria das pessoas ingere mais sal do que o necessário, e esse hábito tem início ainda na infância. Na idade adulta, o consumo exagerado de sal pode causar hipertensão (pressão alta) e aumentar o risco de doenças cardiovasculares e deficiências renais.

As crianças, especialmente as que têm menos de 1 ano, são incapazes de processar altas concentrações de sal porque seus rins ainda não estão completamente desenvolvidos. Por essa razão, é fundamental não adicionar sal à alimentação de um bebê nem usar cubos de caldo salgados ou alimentos processados, sempre ricos em sal. Deve-se evitar desde cedo que a criança desenvolva compulsão por sal. Para os pequenos, pode-se dar sabor à comida com ervas frescas ou desidratadas. Não se deve incentivá-los a adicionar sal à comida. Se o adulto faz isso, deve repensar essa inclinação, pois a tendência da criança é imitar a atitude dos pais. Para os bebês com mais de 1 ano, existem algumas opções saudáveis para dar um leve toque nos pratos salgados: missô (pasta proteica fermentada de soja), shoyu (também oriundo da fermentação da soja), azeitonas, ervas desidratadas, tomate desidratado ao sol sem adição de sal. No caso do missô e do shoyu, procure um fornecedor macrobiótico ou que não use açúcar, sal refinado, corantes e glutamato, comuns nesses produtos industrializados. Saiba mais sobre os benefícios dos fermentados da soja na p. 198.

O sal é um conservante barato, e os alimentos industrializados e processados – sobretudo sopas enlatadas, salgadinhos de pacote, mesmo cereais matinais e doces – provavelmente contêm muito mais sal do que se imagina. No site Doce Limão há um vídeo sobre esse assunto.[1]

Pimenta, vinagre e condimentos artificiais

A pimenta não é um condimento recomendável para crianças menores de 9 anos. Antes e a partir dessa idade, ela pode ser inserida de forma sutil, pelo uso comedido de folhas verdes, como o agrião e a escarola, e pela inserção do nirá e do gengibre fresco em alguns preparos.

A pimenta e os condimentos artificiais, como a mostarda e o ketchup (todos com muito vinagre), agem como irritantes do trato intestinal, frequentemente provocando um metabolismo ácido e a produção de mucos e outros sinalizadores de problemas alérgicos. Em geral, são recursos usados para disfarçar o gosto insípido dos alimentos industrializados, fritos ou cozidos e também para estimular o consumo de alimentos que não nos atrairiam por si sós.

Sua função cruel é fazer com que nossas papilas gustativas percam a habilidade de reconhecer o gosto natural e mais sutil das frutas e dos vegetais, um caminho que leva tempo para ser percorrido de volta quando já houve grande destruição das papilas. Não devemos esquecer que as papilas são portais para a apreciação dos "sabores da vida" e, ao mesmo tempo, mecanismos de segurança (alertas via gustação) quanto à qualidade nutricional e vibracional do que ingerimos, cheiramos ou bebemos.

Os molhos industrializados são as formas mais danosas de consumir alimentos processados, refinados e desvitalizados, com alto teor de sal e aditivos sintéticos em geral. Todas as formas de vinagre – ácido acético

---

1 Disponível em http://www.docelimao.com.br/site/desintoxicante/simplesmente-saude/1304-videos-teor-de-sal-nos-alimentos-processados.html

– são tóxicas ao organismo humano, principalmente ao de crianças e adolescentes. O ácido acético é uma substância hepatotóxica que também estimula excessivamente a tireoide, levando ao hipertireoidismo, eventualmente ao hipotireoidismo e a vários outros problemas de saúde, tais como, na metabolização do cálcio e das gorduras, desordens metabólicas, letargia, dores de cabeça etc. Essa estimulação também acelera o processo de envelhecimento de células, órgãos e sistemas.

GLUTAMATO MONOSSÓDICO (MSG)

Funciona como catalisador de sabores. Está presente em sopas, sucos e outros enlatados, sendo habitualmente indexado nas embalagens. Causa uma doença apelidada de "síndrome do restaurante chinês", cujos sintomas são dores de cabeça, enrijecimento dos músculos do peito e da nuca, formigamento dos antebraços. Experiências com ratos demonstraram uma fulminante destruição de células cerebrais em animais mais jovens.

Açúcares

Os carboidratos são macronutrientes reconhecidos com a função de gerar energia. São a principal fonte energética do organismo e podem ser divididos em três grupos: açúcares, amido e fibras.

Os açúcares são carboidratos simples (dissacarídeos) encontrados naturalmente em frutas (na forma de frutose) e no leite (na forma de lactose), mas o mais conhecido é o açúcar refinado: a sacarose.

O açúcar refinado, que conhecemos como um alimento de elevada densidade energética, ou seja, um fornecedor de energia concentrada, pode desencadear, com o consumo maciço e diário, muitos problemas.

Em todas as abordagens deste livro, a indicação é a escolha do alimento na sua forma integral. Motivos não faltam, e vários foram explicados nos conceitos da alimentação crua e viva. Entretanto, é hora de apresentarmos aqui um conceito simples, porém muito esquecido pela humanidade, à medida que vai se distanciando da natureza e aumentando o consumo dos alimentos industrializados: a alquimia dos alimentos.

Toda vez que consumimos uma fruta, por exemplo, fazemos uso de um conjunto de informações físicas e metafísicas daquele alimento que chamo "alquímicas". Ou seja, integrada à frutose, encontramos farta concentração de água estruturada, fibras, enzimas, vitaminas e sais minerais. É algo como ingerir o alimento e levar junto todo o manual de instruções de como fazer bom uso e aproveitamento dele. O mesmo conceito pode ser usado para um cereal, uma raiz e seus amidos, uma folha e suas fibras e assim por diante.

Pois bem. A indústria alimentícia criou os refinados, isolados, desidratados etc., por facilidade de industrialização. E, para manter esses produtos "sintéticos" – já que não estão mais *in natura* – estabilizados, embaláveis, estocáveis e transportáveis, alguns aditivos são necessários. Para isso, a indústria alimentícia tem sempre soluções cada vez mais variadas e artificiais. A questão é que, para digerir esses sintéticos, é preciso muito mais esforço digestivo, pois a alquimia foi rompida (não há mais manual de instruções em anexo), e o organismo não foi criado para se nutrir desse tipo de alimento. Exemplo: ao consumir uma fruta, temos frutose diluída em seu pacote alquímico. Quando adoçamos essa fruta, colocamos dez vezes mais sacarose, e pior, 100% concentrada. O organismo, ou melhor, o pâncreas, recebe essa missão como um verdadeiro naufrágio, e com certeza de morte por afogamento: o que faço com tanto carboidrato de uma só vez?

Lamentavelmente, quando comecei a pesquisar livros e sites sobre receitas infantis, descobri que é muito comum encontrar sobremesas, sucos e vitaminas "enriquecidos" com muito açúcar. Até num doce de banana, uma fruta primorosamente doce, os adultos insistem em receitar adição de açúcar e mel.

Este pó branco, a sacarose, é rapidamente absorvido pela corrente sanguínea, provocando no organismo da criança, de todas as idades, uma rápida disponibilidade de energia, conhecida como "pico glicêmico", momento em que o cérebro implora ao pâncreas por providência urgente. "É demais para mim", informa o cérebro. Entra então a insulina no circuito, seguida por uma queda brusca da glicose no sangue, porque o comando desse hormônio é: queimar a energia extra ou armazená-la na forma de gordura. Níveis flutuantes de açúcar no sangue afetam diretamente o cérebro (centro de controle da mente e do sistema hormonal) e podem fazer com que a criança (e os adultos) apresente variações de humor, vitalidade, sono, aprendizado, acessos de raiva e irritabilidade.

Para evitar e minimizar esse efeito, escolha alimentos como as frutas naturalmente doces e maduras, da estação. A energia desses alimentos integrais e naturais está alquimicamente diluída e será liberada mais lentamente, fazendo com que a atividade e o estado de alerta do cérebro sejam mais equilibrados e contínuos.

É muito importante evitar a adição de açúcar na alimentação de bebês com menos de 1 ano. Nada de neuroses, mas deve-se ter bom-senso e usar açúcar com moderação nas refeições dos pequenos e nas fases posteriores da vida, ou seja, não há necessidade de eliminar o açúcar completamente. Um truque fácil de praticar: não ter o açúcar na despensa, assim vamos percebendo, ao longo do tempo, que ele não faz falta.

Os verdadeiros vilões são bolos prontos, biscoitos, doces, achocolatados, bebidas gaseificadas e suquinhos, que são carregados de açúcar e fornecem "calorias vazias" com pouquíssimo, ou nenhum outro, benefício nutricional. Esses alimentos podem causar sérios problemas nos dentes e nos ossos, além de distúrbios energéticos, afetivos e psicológicos. Como diz o especialista em nutracêutica dr. Alberto Peribanez Gonzalez no livro *Lugar de médico é na cozinha*:

> Nós não precisamos de açúcar ou de farinhas. Utilizamos esses ingredientes por pura dependência psicológica, bioquímica e fisiológica. [...] Uma alimentação pobre ou ausente de açúcares está relacionada a um aumento da longevidade em animais e humanos. [...] Nossa dieta sobrecarrega o pâncreas, um órgão hipertrofiado, aumentado de tamanho[1] e função, já que é obrigado a produzir insulina e enzimas digestivas em excesso, em uma tentativa frenética de reduzir o açúcar no sangue e de digerir as densas gorduras, farinhas e açúcares usados na dieta contemporânea.[2]

Para quem deseja aprofundar seus conhecimentos sobre os danos do açúcar à saúde humana, recomendo a leitura dos livros *Açúcar – O perigo doce* e *A cura do diabetes pela alimentação viva*, além da monografia *Açúcar e seus efeitos sobre a sociedade sacarose dependente*.

---

1 Três a quatro vezes maior em relação aos outros órgãos do que em qualquer outra espécie animal. (N. da A.)

2 Alberto Peribanez Gonzalez, *Lugar de médico é na cozinha*, p. 122-4.

Amidos refinados

Segundo o dr. Gabriel Cousens,

> O incrível aumento nos casos do [diabetes] tipo 2 entre crianças é um sintoma da Cultura da Morte que nos dá uma ideia de como será nosso futuro. Por quanto sofrimento e inépcia ainda precisamos passar para abandonar essa alimentação e esse estilo de vida fatais?[1]

Conhecidos como carboidratos complexos ou polissacarídeos, os amidos são quebrados pelo sistema digestivo em açúcares simples e usados para fornecer energia. Demora mais para o organismo digeri-los e absorvê-los do que quando ingerimos os açúcares simples como os monossacarídeos e os dissacarídeos. Pensamos: dessa maneira meu filho está bem alimentado e a energia dele vai durar mais...

O amido está presente em grãos, como trigo, aveia, cevada, centeio, arroz, milho, trigo-sarraceno, painço; leguminosas, como feijão, ervilha e lentilha; e raízes, como cenoura, beterraba, inhame, cará, batatas em geral (entre elas, a batata-baroa e a batata-doce) e nabo. O problema começa quando esses alimentos são refinados, comumente na forma de farinhas isoladas, ou pré-cozidos. Com o amido concentrado, ou seja, separado da alquimia nutricional do alimento integral, temos uma dimensão alarmante do problema, pois os mingaus, feitos com leite de vaca fervido e engrossado com amidos, são um alimento extremamente popular e comum utilizado na alimentação dos bebês desde a mais tenra idade.

Os pais ou responsáveis pelas crianças acreditam que fortificando o leite com amido e açúcar vão beneficiar a nutrição e o crescimento da criança. Nada mais enganoso, mas todos, sem questionar, perpetuam o costume.

Qual é a fórmula usada para bebês balofos, subnutridos, vulneráveis a doenças típicas como problemas respiratórios, mucos, baixa imunidade (quadros repetitivos de inflamação-infecção-antibióticos), constipação ou diarreia, anemia, obesidade e alergias?

---

1 Gabriel Cousens, *A cura do diabetes pela alimentação viva*, p. 55.

Leite de vaca fervido, acrescido de amido isolado e açúcar refinado. Somados às farinhas – inclusive a famosa FARINHA LÁCTEA –, tão usadas no "reforço" das mamadeiras e vitaminas infantis, temos o arroz branco, a farinha de trigo branca e todos os derivados dela: pães doces e salgados, bolos, biscoitos etc.

> **Farinha láctea** é a farinha de trigo refinada enriquecida com ferro e ácido fólico, açúcar refinado, leite em pó integral, vitaminas e minerais, sal e aromatizantes. Bela maquiada, não? Eu diria maquiavélica...

Quanto mais jovem for a criança, mais vulnerável ela estará a esses alimentos densos, concentrados e energéticos, que dificultam a digestão, aumentam o teor de glicose no sangue e facilitam a carga fúngica no organismo, o que significa alergias. Essa é a fórmula para produzir obesos, diabéticos e hipoglicêmicos. Oremos por nossas crianças...

Gorduras e óleos

Macronutrientes de elevada densidade energética, são valiosas fontes de energia concentrada para as crianças. Com maior tempo digestivo, são fonte especial e indireta de energia. Porém, mais que fonte energética, sua importância se revela de forma absolutamente sutil: garantir a flexibilidade e a porosidade das membranas celulares, disponibilizar matéria-prima para a formação das células cerebrais e a produção das enzimas (as lipoproteínas), e toda a gama de hormônios e vitaminas solúveis em gorduras A, D, E e K, assim como viabilizar seu transporte no organismo.

Mas, da mesma maneira como a melhor fonte de carboidratos são frutas maduras da estação, frescas e cruas, as melhores fontes de gorduras e óleos encontram-se nos alimentos de origem vegetal crus ou germinados (sem passar por cozimento ou fritura), classificados como frutas oleaginosas (sementes de girassol, linhaça, gergelim etc.), leguminosas (feijão, lentilha, ervilha etc.), grãos (trigo, aveia, centeio, milho etc.) e frutas como abacate, azeitona e coco. Alimentos de origem animal, apesar de ricos em gorduras, são de qualidade inadequada à saúde humana, sobretudo quando, inevitavelmente, passam por cozimento, pasteurização ou fritura. Agem ao contrário, dificultando a flexibilidade e a porosidade das membranas celulares, causam danos à saúde cerebral e assim por diante (intoxicação e toxemia).

Outro engano é consumir óleos vegetais isolados em excesso, como é o caso do azeite e de outros óleos refinados, mesmo os prensados a frio, apesar de menos ruins. Da mesma forma, alimentos isolados ou refinados são formas concentradas que causam impacto negativo em todo o sistema digestivo. Portanto, não é recomendável temperar a comida das crianças, principalmente as menores de 3 anos, com azeite, manteiga ou óleo. É mais interessante agregar sementes oleaginosas (cruas, frescas e germinadas) ou azeitona dessalgada, que poderá ser triturada ou picada no prato, mas partindo desses alimentos integrais no ato do preparo. No caso dos adultos, é preciso moderação. Muitos alimentos abarrotados de gorduras "ocultas" – como bolos, biscoitos e molhos – podem causar obesidade e problemas cardiovasculares.

Hoje, há uma valorização dos óleos vegetais, como azeite extra virgem, óleo de coco (ou babaçu), de linhaça, de girassol etc., prensados a frio. Mas não podemos esquecer: são refinados, constituindo-se essencialmente de uma caloria densa que foi separada da "alquimia" do alimento *in natura*. Na verdade, são 100% gordura, o que desencadeará impacto violento em todo o sistema hepático. Pior ainda se esses óleos forem aquecidos em frituras ou refogados, pois são rapidamente oxidados, gerando substâncias tóxicas, principalmente ao organismo de uma criança. Em resumo: óleos vegetais prensados a frio devem ser usados com muita moderação, e, quando utilizados, é bom evitar seu cozimento, seja de que forma for.

Assim como as crianças pequenas aprendem a gostar de alimentos que lhes são oferecidos com frequência, elas passam a gostar deles da maneira como lhes é apresentado inicialmente. Portanto, é desejável que a criança, e mais tarde o adulto, consuma alimentos com baixos teores de açúcar, amido, gordura ou sal. Os alimentos novos oferecidos à criança devem conter pouco desses elementos. Uma vez que ela se acostume com o consumo desmedido de aditivos e energéticos na dieta, sua tendência é rejeitar outras formas de preparação do alimento.

Um fator que pode limitar a alimentação saudável e variada é oferecer à criança uma dieta de alta densidade energética, que a sacia rapidamente, impedindo que ela ingira outros alimentos menos densos, porém mais nutritivos. Infelizmente, estudos demonstram que as crianças aprendem rapidamente a preferir o sabor de alimentos com alta densidade energética.

Recomendo a leitura do texto do médico Dwight C. Lundell, em que ele afirma que a lesão e a inflamação crônicas nos vasos sanguíneos são causadas pela sobrecarga de carboidratos altamente processados (açúcar, farinha e todos os produtos fabricados com eles) e pelo excesso de consumo de óleos ômega-6, presentes nos óleos refinados como de soja, milho e girassol e que se encontram em muitos alimentos processados.[1]

Fibras: exagero e fontes isoladas

Embora as fibras sejam importantes em nossa dieta, pois permitem o desenvolvimento de uma flora bacteriana do bem, a boa manutenção do trato digestivo e evitam a constipação, é importante não exagerar na quantidade para as crianças menores de 3 anos. Alimentos ricos em fibras podem ser massudos e pesados, deixando pouco espaço para alimentos com outros nutrientes essenciais. Fibras em excesso, principalmente as provenientes de cereais integrais, podem interferir na absorção de alguns minerais, como cálcio, magnésio, zinco e ferro. Para as crianças, as fibras mais indicadas são as chamadas hidrossolúveis (solúveis em água), como as contidas nas frutas: maçã, pera, frutas secas, cenoura, batata-doce, aveia, ervas frescas como salsa, hortelã e anis.

No caso de cereais e leguminosas, nossa sugestão é a pré-germinação ou produção de brotos, a partir de grãos e sementes integrais. Assim, além de a digestibilidade e o teor de água estruturada aumentarem, haverá redução drástica da presença de antinutricionais como o ácido fítico. Esse ácido é um potente agente desmineralizante do metabolismo humano. Diante dos minerais essenciais como cálcio, magnésio, ferro e zinco, transforma-se em fitatos, que serão eliminados pela urina ou for-

1 Dwight C. Lundell, "Cirurgião cardíaco admite enorme erro!", disponível em http://www.docelimao.com.br/site/desintoxicante/simplesmente-saude/1227-cirurgiao-cardiaco-admite-enorme-erro.html.

marão cálculos renais. Portanto, exagerar no consumo de cereais integrais e leguminosas (sem que estejam pré-germinados ou brotados) pode contribuir para a deficiência desses minerais. Principalmente em pessoas cuja dieta é pobre em frutas, legumes, folhas e sementes oleaginosas.

Para as crianças de todas as idades, a melhor dica é oferecer uma variedade de alimentos da estação, maduros e frescos do reino vegetal, consumir, sim, cereais integrais e leguminosas, mas antes transformá-los em germinados ou brotos.

Alerta: pelos motivos já apresentados, jamais inclua fibras isoladas, como farelo de cereais (arroz e trigo) ou mesmo farinha de linhaça, pois são abrasivos, desmineralizantes de cálcio, ferro, zinco etc., por seu elevado teor de ácido fítico. Devemos lembrar que, quando o produto é refinado, ficam concentrados tanto o que é refinado como o subproduto do refino, caso de fibras ou farelos. Por exemplo, se no arroz integral temos cerca de 0,5% de ácido fítico, no farelo de arroz há de 5% a 6%.

Existem modismos que surgem conforme as oportunidades (como excesso de produção) e os interesses comerciais do momento. É o caso dos "mix de fibras", como a chamada "ração humana". Não devemos cair nessa, pois, seja para crianças, gestantes ou atletas, seja para adultos de qualquer idade, trata-se de propaganda enganosa. Vendida como facilidade ou milagre, provoca muitos problemas para a saúde, começando pelas perdas minerais que fragilizam os ossos e os dentes.[1]

Proteínas indigestas e alergênicas de origem animal

O Colégio Americano de Alergia, Asma e Imunologia recomenda, em seu guia para pais e profissionais de saúde, adiar a introdução dos

[1] Conceição Trucom, "Ração humana: não compre, não consuma", disponível em http://www.docelimao.com.br/site/entrevistas/27-audio/1224-racao-humana-nao-compre-nao-consuma.html.

produtos mais alergênicos: lácteos após 1 ano, ovos após 2 anos, glúten (proteína presente em cereais como trigo e aveia) após 2 anos, amendoim, nozes e peixes após 3 anos.

O leite e seus derivados são a opção alimentar básica dos pais quando a criança desmama do peito da mãe. Ou seja, é um hábito cultural, uma convenção nutricional, social, familiar, um paradigma arraigado nas crenças de toda sociedade, de toda cultura, de qualquer cantinho do mundo. É algo tão forte que quem deseja deixar esse alimento "infantil" não sabe o que ou como fazer. Mas o fato é que o leite de vaca é um alimento potencialmente alergênico, e diversos estudos ao longo das duas últimas décadas comprovam sua relação com processos inflamatórios como otite, rinite, dermatite, sinusite e amigdalite, além do diabetes tipo 1.

Uma pesquisa no Chile constatou que crianças geneticamente suscetíveis que passaram pela substituição do leite materno pelo de vaca muito cedo – antes dos 3 meses de idade – apresentam 13,1 vezes mais risco de desenvolver diabetes juvenil do que as crianças não propensas à doença ou que mamaram no peito pelo menos até o terceiro mês de vida.[1]

O leite de cada um dos mais de 4.700 mamíferos da face da Terra é formulado especificamente para a sua espécie. Nele encontramos lactoferrinas e imunoglobulinas, agentes imunizantes específicos de cada animal que funcionam como alérgenos para seres humanos.

O leite de vaca, por exemplo, é o "alimento perfeito" da mãe natureza... para um bezerro que nasce com 35 quilos, de uma mãe que pesa de 200 a 300 quilos, até que seja desmamado! Reflita: quanto de hormônios do crescimento esse leite (produzido para o bezerro) contém? Cerca de sessenta hormônios ativos, fora os que o homem injeta na vaca para ela produzir mais leite...

A ciência já reconhece um fenômeno impressionante: a saliva do bebê, ao impregnar o mamilo da mãe, passa as informações sobre as necessidades nutricionais que aquele leite deverá conter. Sim, um milagre da natureza!

Um dos princípios da medicina tradicional chinesa é observar o equilíbrio do paciente. Se há algum desequilíbrio na parte respiratória (segunda maior causa de mortalidade infantil) ou gastrointestinal (terceira), a suspeita recai sobre o consumo de leite e derivados.

---

1 Gabriel Cousens, *A cura do diabetes pela alimentação viva*, p. 422.

RICO EM CÁLCIO, MAS E O MAGNÉSIO?

Qual é a fonte de cálcio das vacas para a formação dos seus pesados ossos, fartos músculos e leite para seus bezerros de 35 quilos? Sim, as plantas! E o cálcio presente nas plantas vem acompanhado de farta quantidade de magnésio (presente na clorofila), mineral fundamental para que o organismo assimile corretamente o cálcio.
O leite de vaca contém três vezes mais cálcio que o leite humano. Mas não importa, são números que não dizem muito, porque, para o cálcio ser assimilado, é preciso haver quantidade equivalente de magnésio. O leite de vaca só tem magnésio suficiente para que se absorva cerca de 11% do cálcio total (33 mg/xícara).
A questão é que, enquanto a vaca amamenta seu bezerro, continua comendo folhas verdes, que complementam a proporção ideal de magnésio. Boa ideia para as mães que amamentam: sucos e vitaminas verdes (ver receitas no final deste livro) uma ou mais vezes ao dia.

O leite de vaca tem sido considerado "carne líquida" por causa de seu alto conteúdo de proteína. Isso é meia verdade, pois a digestão das proteínas de origem animal exige grande produção de ácido clorídrico, o que desencadeia o sequestro de minerais como cálcio, magnésio e ferro, acidificando o metabolismo e finalmente desmineralizando todo o organismo, sobretudo ossos e dentes. Países que consomem dietas ricas em proteínas de origem animal (carnes, leite e laticínios) apresentam as taxas mais elevadas de osteoporose e fraturas ósseas.

O leite de vaca integral contém em média 87% de água, 3,25% de gordura, 4% de caseína, 1% de outras proteínas e 4,75% de outras substâncias. Portanto, 80% da proteína do leite é a caseína. Mas a caseína é um alérgeno poderoso, uma histamina que ativa – por meio de reação alérgica – a produção de grande quantidade de muco. Ou seja, quanto maior o consumo de lácteos, maior será a produção de mucos, meio de cultura para microrganismos oportunistas, que desencadeiam inflamações, infecções. Dá-lhe antibióticos!

Como isso afeta os seres humanos que consomem diariamente leite de vaca e laticínios ao longo de toda a vida?

Alergias respiratórias (as maiores vítimas são as crianças), cutâneas e outras, obesidade, doenças cardiovasculares, câncer, problemas digestivos, diabetes, resistência a antibióticos, problemas comportamentais e quadros de intoxicação generalizada, fazendo com que tudo isso acabe armazenado na gordura humana.

Os que resistem a acreditar nisso devem ler mais, informar-se e constatar que a maioria da população mundial (cerca de 95% dos negros e 53% dos hispânicos) não digere a lactose (açúcar do leite).

Recomendo, para os profissionais da saúde e interessados no aprofundamento do tema, a leitura do completo estudo "Leite é saudável – parte 3".[1]

Também indico o livro *Doenças do homem civilizado*, do médico Max Otto Bruker, que aborda os problemas alérgicos, tão comuns em crianças que consomem leite e laticínios, de forma bastante inovadora.[2] Abaixo o mito de que o leite de vaca é o alimento perfeito da natureza para seres humanos!

E os ovos? O sistema digestivo é imaturo na criança com menos de 3 anos, o que limita sua habilidade de digerir alguns componentes de alimentos diferentes do leite materno. Por causa da alta permeabilidade do tubo digestivo, o bebê corre o risco de apresentar reações de hipersensibilidade a proteínas estranhas à espécie humana, entre elas os ovos. O sistema renal, também imaturo, não tem a necessária capacidade de concentrar a urina para eliminar altas concentrações de solutos provenientes de alguns alimentos. As alergias alimentares acometem mais crianças do que adultos, e estudos revelam que 5% a 25% das pessoas apresentam alguma alergia alimentar.

A alergia ao ovo é dominante em lactentes de 0 a 6 meses. Aproximadamente 75% das crianças nessa faixa etária são atingidas; quando associada ao leite, representa 100% dos quadros alérgicos. Os pediatras aconselham evitar por completo dar clara de ovo para bebês ao longo do primeiro ano de vida.

Os alergênicos nos ovos estão presentes sobretudo na clara, mas não apenas nela. As proteínas alergênicas são numerosas: albumina, ovoalbumina, ovoglobulina, globulina etc. Os sintomas de alergia aos ovos podem ser respiratórios (asma) ou estar relacionados com a pele (eczema ou eritema).

---

1 Disponível em http://www.docelimao.com.br/site/especial-kids/alimentacao/1246--leite-e-saudavel-parte-3.html.

2 Max Otto Bruker, *Doenças do homem civilizado*.

Proteínas indigestas e alergênicas de origem vegetal

O glúten é uma proteína presente nos cereais como trigo, aveia, cevada (no subproduto da cevada, que é o malte), centeio e em todos os alimentos e produtos preparados com esses cereais. O glúten não desaparece quando os alimentos são assados ou cozidos.

Hoje já existe consenso de que o glúten é um agente alergênico em crianças e adultos, ou seja, existem mais pessoas com doença celíaca do que se imagina. A doença celíaca é uma intolerância permanente ao glúten. Geralmente se manifesta na infância, entre o primeiro e o terceiro ano de vida, na introdução de alimentação à base de papinhas engrossadas com os cereais citados, assim como bolachas, pães, sopinhas de macarrão etc., mas pode surgir em qualquer idade. Os sintomas dessa alergia incluem diarreia, acompanhada de ligeiro aumento de peso, e estômago inchado. O glúten agride e danifica as vilosidades do intestino delgado, prejudicando a absorção dos nutrientes dos alimentos.

O fato é que a imaturidade do sistema digestório nos primeiros meses de vida pode contribuir para os problemas de má absorção e alergias a macromoléculas, como as do glúten, que não podem ser digeridas. E a integridade do ambiente intestinal é fundamental para a manutenção do equilíbrio das funções imunológicas do organismo.

A presença maciça de processados com trigo, aveia e açúcar é tão cotidiana que as pessoas estão perdendo a referência do que é saúde, harmonia metabólica e vitalidade. Ou seja, elas são alérgicas ao glúten, têm problemas digestivos e de assimilação nutricional, mas não têm consciência disso.

A seguir, as boas notícias:

1. A alimentação desintoxicante vai tornar o organismo mais ativo em todos os processos digestivos, portanto, menos vulnerável ao consumo de pequenas porções de glúten.
2. O glúten pode ser minimizado, tanto em concentração como em poder alergênico (facilitação digestiva), com o recurso da germinação dos grãos que o contêm. Um estudo radiestésico realizado por mim em mesa radiônica revelou:

- teor de glúten no trigo antes de germinar: 22% a 25%, com digestibilidade de 60%;
- teor de glúten no trigo após a germinação: 13% a 15%, com digestibilidade de 80%.

Ou seja, dependendo do grau de alergia ao glúten, é possível que alguns celíacos consigam administrar o consumo do trigo desde que previamente germinado e ingerido em sua forma crua e viva.

Outra notícia importante: o amendoim e as nozes são alimentos proteicos com histórico de ser alergênicos, principalmente até os 3 anos. Essa informação só é verdadeira quando essas sementes são consumidas secas, fritas, salgadas ou industrializadas, ou seja, sem fazer uso prévio da germinação. Uma vez hidratadas, germinadas e brotadas, conforme as orientações da alimentação crua e viva, serão adequadas ao consumo em qualquer idade.

Um estudo radiestésico realizado por mim em mesa radiônica revelou que o potencial alergênico (de zero a dez) desses alimentos apresentou grande variação após a germinação dessas sementes oleaginosas. Isso se explica, em parte, pelo aumento de digestibilidade que as sementes apresentam quando prontas para se transformar em broto e planta. Isso não exclui o hábito de procurar bons fornecedores, verificar embalagens, data de validade e, inclusive, o comportamento de cada semente durante a germinação. Vejamos:

POTENCIAL ALERGÊNICO DE OLEAGINOSAS EM CRIANÇAS X GERMINAÇÃO

Faixa etária (anos)	Amendoim/nozes não germinados	Amendoim/nozes germinados
0 a 1	10	1
1 a 3	8	0
Acima de 3	2	0

Parte 2

A CRIANÇA

Capítulo 5

AS FASES DO DESENVOLVIMENTO E A ALIMENTAÇÃO

Tudo em nós tem início na mente. Ela é a porta de entrada e de saída para o saber humano, e é nela que concebemos tudo o que está à nossa volta.

Segundo os ensinamentos da biocibernética bucal, criada pelo dr. Mário Baldani,[1] cirurgião dentista brasileiro de Botucatu (SP), falecido em 1997, a concepção do ser humano não se dá no útero, que é o lugar onde literalmente acontece a gestação. A concepção é mental e ocorre na mente da mulher ou do homem, idealmente do casal, quando desejam ter um filho. Por isso é preciso cuidar da mente e da frequência em que a sintonizamos, pois é essa sintonia que vai preparar a terra (húmus) para a fertilização e atrair boas vibrações e energias criativas para a gestação do novo ser.

Uma vez, conversando com uma paciente que desejava muito engravidar e estava tendo dificuldades, perguntei: "Você já tem um lugar na casa para a chegada do bebê?" Ela respondeu: "Sim, o quarto da bagunça". Ela terminou de falar, demos risada, mas logo ela começou a chorar. E comentou: "Minha vida profissional está tão corrida, tão tumultuada, que mal tenho tempo de arrumar a casa". Diante disso, perguntei-lhe: "E quando o bebê chegar? Que tempo ele terá em sua vida?"

Engravidar é um ato que precisa ser claro, consciente, decidido com os pés no chão. Não se deve engravidar por instinto ou por condicionamentos familiares ou sociais. Parece algo sério, inquietante, mas por que não

[1] O dr. Mário Baldani, infelizmente, não deixou livros, mas muitas palestras e discípulos, e esse conceito sobre a concepção era uma tônica em todas as suas palestras.

seria? O que quero dizer é que somente diante dessas condições, dessa maturidade para a gestação, a alegria e a fertilidade desse caminho serão reais. Tudo o mais será ilusão e, no futuro, confusão! Então, abrir espaço para refletir e vibrar com satisfação de gestar um novo ser é algo muito saudável, muito feliz, fundamental para o sucesso de todo o projeto: engravidar, ser instrumento da encarnação de um novo ser na vida, no planeta.

As bases desse planejamento envolvem a gestação de espaços – desde o início – para um novo ser: muito diálogo entre os pais, busca de esclarecimentos em diversas áreas, práticas para melhorar a saúde (física, emocional, mental e espiritual) por meio de mudanças de hábitos, entre eles os alimentares, de lazer e de qualidade de vida. O bebê não vai mudar a vida dos pais depois que chegar: a alegria responsável e amorosa é transformar-se para ele chegar. Uma coisa é certa: semelhante atrai semelhante. Caos atrai caos, paz atrai paz, alegria atrai alegria, sanidade afetiva atrai sanidade afetiva e assim por diante.

As receitas deste livro são para crianças de todas as idades, até mesmo para as que ainda vão nascer! Mas confesso que o grande propósito dele vai além das receitas... Na essência, meu compromisso é entusiasmar as pessoas, começando pelos futuros papais, a serem mais "eco-lógicas", mais ecossustentáveis, mais conectadas com o natural, com a natureza: a maternidade, a paternidade.

Reconheço que a mudança de hábitos é algo bem desafiador e exige muito estudo, reflexão e determinação. Pedir ajuda, ou seja, buscar a sabedoria com humildade, é uma qualidade existencial, garantia de conquistas e superações. Mudar hábitos alimentares, então, é mais difícil ainda, porque há um mundo inteiro de "normais" que nos cercam e fazem de tudo para não "sairmos da caverna".[1]

Muitos pensam que iniciar a transformação é o mais trabalhoso. Concordo. Mas manter os novos hábitos também é desafiador: muito "orai e vigiai", um dia de cada vez. Meu conselho? Busque aliados, amigos, mestres e alunos, pois a união nos fortalece e nos ajuda a sustentar os propósitos.

Outra sugestão é buscar ajuda (sustentação) em terapias sutis como florais, homeopatia, fitoterapia e aromaterapia. No fim deste livro, você encontrará dicas e pontos de partida. Não invasivas e sem efeitos colate-

---

1 James Mennion, "O mito da caverna", *O livro completo da filosofia*, p. 35-36.

rais, essas terapias, que ajudam na transformação de padrões emocionais e comportamentais, podem ser usadas por crianças de todas as idades.

Um bom começo para os futuros grávidos é comprar em parceria, em cumplicidade, a nova despensa. E também, pela manhã, em jejum (e se possível também no fim da tarde), preparar e tomar os sucos desintoxicantes, suco de luz do sol ou vitamina da lua. Além de unirem o casal na germinação de novos hábitos e práticas, ao mesmo tempo desintoxicantes e vitalizantes, eles o preparam para fazer mamadeiras, papinhas e quitutes da alimentação crua e viva quando o companheiro estiver ocupado com o bebê.

Os valores sociais sobre a maternidade são contraditórios: por um lado, ela é dignificada e valorizada; por outro, a sociedade oferece pouco suporte à mulher no desempenho do papel de mãe. Ser mãe não deve ser um trabalho solitário, mas um momento em que os pais se sentem igualmente responsáveis por cada etapa desse processo. Ambos estão facilitando a encarnação, a chegada de um novo ser à casa, à família, à rua, ao bairro, à cidade, ao país e ao planeta. Nesse sentido, seria muito interessante que os pais buscassem uma alimentação mais vegetariana. Seja por motivos espirituais, ecológicos ou de saúde, seja por amor ao bebê e aos animais, a dieta vegetariana, e tudo ligado a ela, é uma opção cada vez mais comum – e aceita – hoje.

Já vimos que o alimento não é composto só de carboidrato, proteína e gordura. Essa é a parte física deles. O bom alimento precisa ser "alquímico", proporcionar plenitude com energia da terra (telúrica), cósmica (prana) e solar (luz). Nos produtos de origem vegetal, verdadeiro reservatório dessas energias, quanto mais fresco, maduro e integral for o alimento, mais nos beneficiaremos dessas energias benéficas e "ocultas", que ativam e geram a vida. Mas, no produto de origem animal, a energia que recebemos é de morte, abuso e traição. Estagnação e morte (ver capítulo 2, "A vitalidade e a alquimia dos alimentos"). Nós somos o que comemos. O bebê que será fecundado e gestado terá que tipo de fontes nutricionais e energéticas como matéria-prima?

Mesmo assim, quando as mulheres vegetarianas engravidam, é comum serem questionadas sobre o desenvolvimento do bebê. Segundo a nutricionista Susan Levin, do Comitê de Médicos de Medicina com Responsabilidade, ONG que promove o debate médico nos Estados Unidos, os especialistas são unânimes: a dieta vegetariana é saudável em todas as fases da vida, inclusive na gestação. Os benefícios nutricionais e energéticos são inúmeros. "O cardápio vegetariano também protege as mulheres do excesso de hormônios e toxinas encontrados frequentemente nos laticínios, carnes e peixes", diz ela.[1]

Outra boa notícia se refere ao ácido fólico (vitamina B_9), cuja suplementação (antes e no primeiro trimestre da gravidez) reduz em 50% a incidência de malformações do tubo neural do bebê. Nas vegetarianas, o nível dessa vitamina costuma ser sadiamente mais elevado. Como sugere o nome (vem do latim *folium*, ou seja, folha), sua fonte natural são as folhas verdes. Ainda assim, a suplementação é recomendada para todas as mulheres.

Com tantos argumentos favoráveis, é fácil mesmo concordar. Mas como fica a ingestão dos nutrientes encontrados exclusivamente ou em maior quantidade nos alimentos de origem animal? É provável que as vegetarianas tenham de ingerir suplementos da vitamina B_{12}. No entanto, as gestantes que se alimentam com carnes, se não fizerem uma alimentação regrada, também precisarão dessa suplementação. Aliás, a vitamina B_{12} está relacionada ao desenvolvimento dos sistemas neurológico e sanguíneo. Mesmo as pessoas que consomem ovos ou laticínios podem precisar de suplementação. Por isso, é melhor não arriscar e manter um acompanhamento bem atento de um médico ou nutricionista.

As vegetarianas também devem estar atentas ao consumo de ferro na gravidez. Isso porque a carne vermelha é rica em ferro-heme, ou seja, forma do mineral que é mais bem absorvida pelo organismo. O jeito é abusar dos alimentos ricos nessa substância, como grão-de-bico, feijões, frutas secas, açaí e folhas verde-escuras. Outra dica é tomar sucos em que as frutas cítricas sejam presença constante, pois o ácido cítrico e a vitamina C facilitam a absorção do ferro não heme.

O ômega-3 é importante para a saúde cardiovascular da mãe, das membranas celulares, principalmente para a elasticidade da pele e o desenvolvimento do sistema nervoso central do bebê. As gestantes vegetarianas devem buscar fontes como a linhaça, consumindo-a em vitaminas batidas com frutas, folhas e limão. As grávidas e as crianças de

1 Revista *Crescer*, "Dieta vegetariana e vegana durante a gravidez", disponível em http://revistacrescer.globo.com/Revista/Crescer/0,,EMI64037-10563,00.html.

todas as idades precisam reduzir o consumo de ômega-6 (agente pró--inflamatório), tão comum em óleos refinados (soja, milho, algodão, girassol), frituras e alimentos industrializados.

Por último, mas não menos importante, os médicos indicam a suplementação de cálcio. "Todas as grávidas devem ingerir 1.500 miligramas diariamente, o dobro do que ingere uma mulher não grávida", de acordo com o obstetra Eduardo Zlotnik, do Hospital Israelita Albert Einstein (São Paulo/SP). E como garantir isso sem tomar leite? "Dá para obter o nutriente das verduras, mas, para atingir o mínimo recomendável, é mais fácil utilizar os suplementos", continua Zlotnik.[1]

Esse assunto, porém, é bem controverso, pois, do que adianta consumir laticínios e suplementos à base de cálcio se a gestante se empanturrar de doces e açúcar, uma forma muito rápida e eficiente de perder cálcio, magnésio e ferro? Além disso, a digestão desses excessos de proteínas de origem animal é um fenômeno acidificante que vai desembocar em perdas de cálcio. Portanto, colocando os fatos no seu devido lugar, o melhor mesmo é o consumo de uma variedade de alimentos do reino vegetal, maduros, integrais, orgânicos, da estação, principalmente os que geram (germinados e brotos) e ativam (frutas, raízes, folhas, legumes e leguminosas) a vida.

Vale lembrar que um nutricionista ou médico da linha vegetariana deve acompanhar a gestante antes e durante toda a gestação e que a fase final da gravidez e o período neonatal parecem ser momentos críticos nos quais uma criança geneticamente programada corre mais risco de sensibilização a quadros alérgicos.

A alimentação do bebê

É um choque sair do útero quentinho e seguro para entrar em um mundo frio e assustador. As pesquisas mostram que as lembranças do útero podem ser importantes para confortar os recém-nascidos. Suspenso em líquido amniótico, o feto em desenvolvimento entra em

---

[1] Idem.

contato com substâncias químicas que migram do organismo da mãe para esse líquido que o cerca. Seus sentidos de paladar e olfato, embora ainda não estejam totalmente desenvolvidos, podem detectar parte dessas substâncias. Por volta das 12 semanas de gravidez, o feto chega a engolir o líquido amniótico. E diversos experimentos não apenas confirmam que os sabores dos alimentos se difundem no líquido como também revelam que muitos desses sabores podem influenciar as futuras escolhas alimentares do bebê.

Em 1995, Peter Hepper testou a reação de bebês de apenas 20 horas de vida ao cheiro de alho. Metade das mães do experimento havia consumido alho pelo menos quatro vezes por semana nos últimos meses de gravidez, enquanto a outra metade não comera alho algum. Os bebês cujas mães não haviam comido alho viraram o rosto quando expostos ao cheiro, enquanto os outros não se importaram. Outro estudo realizado na França usou uma bebida aromatizada com erva-doce, em lugar do alho, com resultados muito semelhantes.[1]

Se o sabor dos alimentos pode chegar ao bebê ainda no útero e influenciar suas preferências alimentares, o que acontece depois que o bebê nasce? Quando a mãe está amamentando, os alimentos que ela ingere podem afetar o leite materno ou fazer o bebê gostar ou não de determinados sabores? Em 2001, Julie Mennella e suas colegas do Monell Chemical Senses Center, em Filadélfia, na Pensilvânia, realizaram um estudo fascinante que demonstrou claramente que a resposta para essa pergunta é sim.

A equipe recrutou algumas gestantes e dividiu-as aleatoriamente em três grupos. Um terço das mães bebeu regularmente suco de cenoura apenas durante a gravidez; um segundo grupo bebeu suco de cenoura regularmente durante os meses em que estava amamentando, e o terceiro grupo não bebeu suco de cenoura. Quando alimentos sólidos foram introduzidos na alimentação dos bebês, deram-lhes cereal com sabor de cenoura para que experimentassem. Os bebês que haviam experimentado o sabor do suco de cenoura no útero e durante o aleitamento materno aceitaram muito melhor o cereal do que os demais.[2]

1 Jill Fullerton-Smith, *A verdade sobre a comida*, p. 99.

2 Idem.

Qual é a mensagem para os pais que se preocupam com a alimentação dos filhos? Ingerindo hortaliças e outros alimentos saudáveis durante a gravidez, as gestantes podem proporcionar ao bebê, ainda no útero, um pontapé inicial para o desenvolvimento de bons hábitos alimentares. E, durante a amamentação, o processo pode continuar.

A seguir, apresento dicas de alimentação para faixas etárias específicas, mas não tenho nenhuma pretensão de dar a última palavra no assunto. Na verdade, esta parte do livro é mais um bate-papo para reflexão. Ninguém é dono da verdade, mas um eterno sábio e aprendiz. Cada filho e gestação são únicos. O que mais vale é juntar conhecimentos e experiências e compartilhá-los.

De 0 a 6 meses

Mamães: a boa alimentação após o parto não só favorece o retorno ao peso pré-gestação como assegura seu estado nutricional, mantém o sistema digestivo ativo, regula o funcionamento dos rins e intestinos, fortalece o sistema imunológico e ainda garante a qualidade do leite materno.

Papais e equipe: colaborem para a conquista e a manutenção da boa nutrição e vitalidade de ambos, ajudando com as compras, o preparo de sucos, vitaminas e pratos vivos, enquanto a mamãe dorme ou amamenta.

Segundo Albermari Sobreira, médica e consultora sobre amamentação, a partir do nascimento, o amamentar passa a ser a próxima etapa do desenvolvimento do ser humano, que antes era feto e agora passa a ser afeto. O bebê se desliga do cordão umbilical para se religar ao seio materno. O seio materno é seu útero ao avesso. Somente no seio materno, colocado na posição correta, que possibilita o amadurecimento da respiração e a deglutição, o bebê terá condições de suprir todas as suas necessidades físicas, emocionais e mentais, estimular todos os seus sentidos e ganhar condições para o pleno desenvolvimento como ser humano.[1]

---

1 Disponível em http://www.vialacteaamamentacao.com.br.

Segundo o médico Hamilton R. Rodrigues, cirurgião dentista e discípulo direto do mestre da biocibernética bucal, dr. Mário Baldani, "uma das mais importantes características do ser humano é a sua posição bípede. Só ele, entre todas as espécies do planeta, tem essa postura, e, para que essa posição seja alcançada em toda a sua plenitude, a cabeça precisa estar muito bem posicionada sobre o corpo".

A amamentação na posição vertical é fator determinante da postura humana. Se observarmos como são amamentados os índios, veremos que o bebê sempre está numa postura verticalizada, pois a amamentação é uma atitude instintiva do ser humano. Não é o que encontramos em nossa sociedade, pois, em 99% dos casos, as crianças são levadas a mamar deitadas.[1]

Quando o bebê está deitado, sua mandíbula é projetada para trás junto com a língua, bloqueando parcialmente a passagem do ar pela orofaringe e induzindo à respiração bucal, o que torna o ato de mamar angustiante e sufocante, contribuindo para que ocorram desvios no crescimento.[2]

Dentro da barriga da mãe, o bebê tem tudo de que precisa. Todas as suas necessidades são saciadas, tudo se dá de forma natural; a natureza é mágica, divina; tudo é adequadamente preparado; o corpo se transforma. Dentro da barriga, o bebê é alimentado pelo cordão umbilical, através do sangue materno, que é o nutriente necessário para o seu desenvolvimento. Gestantes, percebam aqui a responsabilidade pela sua alimentação!

E após o nascimento? Como já dissemos, a cada mamada, o bebê, por meio da saliva, informa aos receptores nervosos do seio materno as suas necessidades naquele momento. Os nutrientes recebidos nessa mamada nem sempre serão para saciar exclusivamente a fome de "leite", mas sim a fome de afeto, de amor, de segurança, conferindo ao ato uma característica toda especial, tornando-o singular e insubstituível. O sangue da mãe transformado em leite – a alquimia do amor, da maternidade.

A amamentação é a base da formação desse novo ser, que, se for respeitado e contemplado em sua totalidade, se tornará, assim desejamos, um indivíduo integral, uno, capaz, seguro, determinado e pronto para cumprir

1 http://www.bioaxis.odo.br.

2 Disponível em http://www.docelimao.com.br/site/limao/conceito/301-os-dentes-bioaxis.html.

plenamente sua jornada nesta vida. Além disso, o leite materno oferece diferentes experiências de sabores e aromas que vão refletir os hábitos alimentares maternos e sua cultura alimentar. Assim, as crianças que mamam no peito aceitam melhor a introdução da alimentação complementar.[1]

Quando começar a amamentar?

O ideal é colocar o bebê em contato com o seio materno logo após o nascimento, antes da separação pelo corte do cordão umbilical. Caso isso não ocorra, o bebê deve ser amamentado o mais breve possível. O recém-nascido, em suas primeiras 48 horas de vida, detém reservas de alimento; portanto, as necessidades supridas pela amamentação, nesse período, são de afeto, amor e segurança.

Chamo a atenção para o fato de que, nas primeiras mamadas, o bebê recebe da mãe anticorpos especiais por meio do colostro, líquido rico em substâncias especialmente preparadas para proteger o bebê durante seus primeiros meses de vida.

O tempo de amamentação

O ser humano é individual. Portanto, cada bebê tem seu tempo e suas necessidades. Isso significa que não existe tempo determinado para amamentar, nem horários preestabelecidos entre as mamadas.

Durante os primeiros dias, mãe e filho estão se conhecendo. É como uma troca de experiências, de sensações. A mãe está ansiosa para dar, e o bebê por receber. Só a calma, a paciência e o amor é que trarão, dia após dia, o equilíbrio de todos esses sentimentos. Aos poucos, somente os dois, numa profunda união e sincronia, saberão, enfim, definir o tempo de amamentar.

---

1 Ministério da Saúde, *Saúde da criança: nutrição infantil, aleitamento materno e alimentação complementar, Caderno de atenção básica número 23.*

É sempre gostoso lembrar que nem sempre o bebê quer mamar porque tem fome de alimento. Na maioria das vezes o que ele mais quer é se nutrir de calor, aconchego e atenção da mãe. Sim, no ato de amamentar há doação de leite, mas também de deleite.

Posição de amamentar

A posição adequada é sentada. A postura da criança em relação à mama é fundamental para o sucesso da amamentação e o desenvolvimento do bebê: mãe sentada em posição ereta, ativa (dando o peito ao bebê); bebê no colo, sentado de cavalinho e olhando a mama de frente.

Nessa posição, a mandíbula da criança estimula corretamente as glândulas mamárias, possibilitando a correta produção do leite, além de impedir a entrada de ar durante a mamada, minimizando as cólicas. Outro fator importante é que, nessa posição, a musculatura responsável pela postura correta da cabeça do bebê sobre o tronco será trabalhada de forma equilibrada e harmônica. Além disso,

- favorece todo o processo digestivo do recém-nascido;
- protege as vias respiratórias do bebê, pois nessa posição é quase impossível migrar leite para as vias nasais durante a sucção;
- possibilita a troca de olhares entre mãe e filho;
- traz maior saciedade ao bebê, que nessa posição ativa fica mais acordado e menos cansado.

Sugar o peito é fundamental para a produção do leite. Quanto mais o bebê sugar, mais estímulo haverá para a produção do leite. Sem sucção, o leite seca. O nervosismo e o medo dificultam a descida do leite e, consequentemente, sua produção. Por outro lado, a confiança favorece sua descida e produção. Toda mulher normal, capaz de ter filhos, tem também aptidão para amamentar, desde que deixe a criança sugar seu peito com frequência e corretamente. Não existe leite fraco, a criança recebe o leite adequado para cada mamada. A quantidade de leite está diretamente ligada à sucção do bebê, ao estado de espírito da mãe e à posição adequada de amamentação. A ocitocina, hormônio produzido pela mãe na hora do parto, é também conhecida como hormônio do amor, e, em conjunto com a sucção, é responsável pela excreção do leite.

AS VANTAGENS DA AMAMENTAÇÃO PARA A MÃE E O BEBÊ

- Favorece o retorno do útero ao seu tamanho normal.
- Previne hemorragias após o parto.
- Reduz o risco de desenvolver câncer de mama e ovário.
- Previne fraturas por osteoporose, esclerose múltipla e artrite reumatoide.
- Contribui para a perda mais rápida de peso.
- Retarda o início do ciclo menstrual.
- Diminui os níveis de colesterol total, colesterol LDL e triglicerídeos, enquanto os níveis de HDL se mantêm elevados.
- Estreita a relação mãe e filho, criando e fortalecendo esse vínculo.
- Fornece nutrientes vitais, próprios do leite materno, que contém substâncias necessárias e adequadas para o bom desenvolvimento do bebê. Como ele é produzido pela mãe, faz com que seja muito especial, porque é exatamente o que o filho necessita.
- Facilita o desenvolvimento neurológico e das inteligências.
- Protege de infecções no primeiro ano de vida, tais como: diarreia, pneumonia, otite média, infecção urinária, entre outras.
- É a forma mais eficaz de prevenção de alergias, quando feita de forma exclusiva até 4-6 meses de vida do lactente.
- Protege de doenças crônicas da idade adulta: diabetes melito tipo 1, doenças cardiovasculares, doença celíaca, doença de Crohn e linfoma infantil.
- Proporciona bom crescimento e desenvolvimento.
- Reduz o risco de cáries.
- Oferece proteção imunológica, diminuindo a probabilidade de se desencadearem processos alérgicos.
- Diminui o risco do aparecimento de distúrbios autoimunes em crianças mais velhas e em adultos.
- Proporciona crescimento adequado da musculatura bucal.
- Previne a obesidade, colaborando para a diminuição da taxa de desnutrição proteico-calórica.
- Diminui a incidência de morte súbita no berço (síndrome da morte súbita de bebês).
- Melhora a resposta e a capacidade de combater doenças.
- Reduz os índices de mortalidade infantil.

Dificuldades na amamentação

Em todas as épocas, existiram mulheres que, por opção, dificuldade ou imposição (como a de quem adota um bebê), não amamentaram, ou deixaram precocemente de amamentar seus filhos. Numa relação de causa e efeito, o ser humano foi levado a construir rotas alternativas, algo que vai muito além das tramas hormonais, adotando estratégias de promoção da amamentação.

É comum que as mulheres abandonem a amamentação porque não sabem como lidar corretamente com essa atividade ou porque lhes produz dor ou desconforto. Menos de 40% das mães ao redor do planeta amamentam seus bebês pelo menos durante os primeiros seis meses, apesar de todas as vantagens anteriormente listadas.

Peritos dizem que o aumento da taxa global de amamentação para 90%, talvez por meio de maior assistência às novas mães em hospitais e clínicas, pode salvar uma porcentagem estimada em 13% de um total de 10 milhões de crianças menores de 5 anos que morrem anualmente.

Existem muitos caminhos e bastante ajuda para quem deseja investir no aleitamento materno pelo menos até os 6 meses do bebê. Nossas sugestões são organizações, sites e várias publicações de excelente qualidade do Ministério da Saúde, que se encontram listadas no final do livro.

No caso dos bebês adotados, temos um exemplo de sucesso em Dolores Montesó, há dez anos praticante da alimentação crua e viva, que adotou uma criança com poucos dias de vida e a amamentou com leite de cabra e mamadeiras preparadas com sementes germinadas. A partir dos 6 meses, introduziu papinhas doces e salgadas preparadas somente com alimentos de origem vegetal crus e vivos. A análise nutricional de algumas das mamadeiras encontra-se no Anexo 1, e as receitas de Dolores Montesó estão no capítulo 8.

De 6 meses a 1 ano

A alimentação complementar deve ser introduzida quando o lactente é capaz de se manter sentado com apoio e tem bom controle neuromuscular da cabeça e do pescoço. Sabe-se, além disso, que o tubo digestivo do lactente é imaturo e tem maior permeabilidade intestinal a determinados tipos de proteína que podem favorecer o aparecimento de intolerâncias, cólicas e diarreias.

Entende-se por desmame a passagem da alimentação exclusiva do leite materno para a introdução progressiva de alimentos pastosos e sólidos até chegar à dieta normal da família. Considero desmame todo o processo entre iniciar os momentos da alimentação complementar e literalmente "fechar a mama". Muita paciência, atenção e cuidado nessa hora, porque o desmame representa uma etapa-chave no crescimento e no desenvolvimento do bebê pela repercussão que tem no nível nutricional, psicológico e social.

Cada bebê é um indivíduo. Nem todos amadurecem na mesma idade. Não se deve dar alimentos sólidos a uma criança só porque ela já tem 4 meses. Ela vai indicar o melhor momento para isso. Alguns bebês curtem muito essa fase, enquanto outros preferem esperar mais um pouco. O dia em que o bebê pedir mais mamadeiras indica que é chegado o momento de começar com as papinhas, pois o leite já não será suficiente. Pode coincidir com a diminuição do reflexo de sucção. Alguns gostam de comer a mesma coisa todos os dias, ao passo que outros adoram provar novos sabores e rapidamente passam a purês mais grossos e com pedaços.

A alimentação com sólidos é um processo gradual. Deve-se começar com pequenas quantidades, duas ou três colheres, no máximo, e ir aumentando aos poucos. Pode-se substituir uma das mamadas diárias, escolhendo a hora mais conveniente e na qual o bebê não esteja muito cansado.

Para introduzir os sólidos, o critério a adotar é que, em conjunto, esses alimentos forneçam os nutrientes necessários para o crescimento constante do bebê.

Como e quando introduzir alimentos sólidos

Não há evidências de que exista algum benefício para o lactente nem que ele vá crescer de maneira mais saudável se a alimentação complementar for introduzida mais cedo, porém, quanto maior for o bebê, mais difícil será ele aceitar mudanças na alimentação. Quando se percebem nele os primeiros sinais de maturidade, devem-se apresentar novos sabores.

Em geral, a mamada do meio-dia pode ser a mais indicada para experimentar mudanças, porque nessa hora o bebê está mais desperto. É preferível iniciar a refeição com leite, porque é o que ele espera. No meio da mamada, podem-se oferecer umas duas colheres do novo alimento, não importa se ele mama no peito ou na mamadeira. Ele não deve comer mais do que quer. Uma vez que tenha provado, a mamada deve continuar da forma habitual. Caso o bebê recuse a papinha, isso não significa que não a aprecie; pode ser que ainda não esteja preparado para ingeri-la. No entanto, às vezes ele cospe porque não se introduziu bem o alimento em sua boca. O lugar correto para que o bebê possa engolir sem dificuldade é a parte posterior da língua. Se ainda assim ele resistir ao novo alimento, é melhor esperar uma semana e tentar de novo.

Ordem e planejamento

Os alimentos sólidos devem ser introduzidos um a um e com um intervalo de algumas semanas. Como o sistema digestório do bebê ainda é imaturo, deve-se esperar que ele se adapte aos novos alimentos para evitar dores de barriga, gases, prisão de ventre, diarreias ou processos alérgicos. Nenhum alimento novo deve ser dado sem se certificar de que ele tenha tolerado bem os anteriores, de modo que, se o bebê reagir adversamente, será possível detectar o alimento causador. Pode-se optar por introduzir primeiro as frutas, seguidas pelas verduras, conforme a indicação do pediatra. Para a criança se acostumar a outros sabores, o usual é começar pelo suco de laranja-lima, entre as mamadas, que, além do mais, fornece boa dose de vitamina C. Apenas umas duas colheres de chá são suficientes. Se ele tolerar bem, pode-se aumentar a quantidade e variar o tipo de cítrico. Uma boa sugestão para introduzir os sólidos é maçã raspadinha ou uma papinha de frutas, evitando-se muita mistura. No final dos 6 meses, ocorre uma das mudanças mais importantes na alimentação do bebê: a entrada do sabor salgado, porém sem uso de sal, com a introdução das verduras. Uma vez que ele tenha se acostumado à papinha doce com colher, pode-se inserir a papinha de verduras temperadinha com ervas frescas como o sumo da salsinha.

Se o bebê rejeitar um sabor novo, é melhor não o obrigar a comer, senão ele passará a ter aversão a esse alimento. O ideal é esperar uma semana e tentar oferecer novamente.

A textura: coquetel de cores, aromas e sabores

A alimentação complementar permite que o bebê se acostume a novos sabores, aprenda a engolir comida sólida e a mastigar. No começo, a textura deve ser semilíquida, para que se assemelhe o máximo possível à do leite e das mamadeiras, e pouco a pouco pode ser engrossada.

Quando ele estiver com 6 meses, é possível dar ao bebê uma caneca antivazamento. Se ele estiver acostumado com a mamadeira, o reconfortante hábito de sugar na mamadeira poderá ser algo difícil de trocar; por isso, pode-se encorajá-lo a usar a caneca, alternando com a mamadeira.

A partir dos 6 meses, desaparece no bebê o reflexo da expulsão, que é a tendência de pôr a língua para fora e, consequentemente, expulsar os alimentos da boca. É preciso dar à criança os purês com colher até que ele tenha perdido esse reflexo. Hoje, a proposta é evitar ao máximo o uso de mamadeira.

A incorporação da fruta na alimentação do bebê é uma fase importante, porque proporciona a ele muitas vitaminas e minerais. Ela poderá se tornar, de imediato, um de seus pratos preferidos. Quando o bebê tolerar bem os sucos, pode-se aumentar sua consistência, misturando outras frutas, sempre que estejam maduras. O ideal é acrescentá-las uma de cada vez, para verificar a reação do bebê. Qual é a melhor fruta para começar? Maçã, pera e banana, bem maduras, são a melhor opção. Nos primeiros dias, prepara-se a papinha só com meia unidade de fruta e suco de laranja, até obter uma textura semilíquida. À medida que ela for aceita, pode-se engrossar a papinha progressivamente, mas esta deve ficar sempre bem homogênea, para não provocar náuseas, caso o bebê encontre alguma pelotinha. As preferências dele quanto aos diferentes tipos de fruta devem ser respeitadas; com o tempo, ele vai se familiarizar com outras variedades. Não é recomendável acrescentar açúcar, mel, farinhas nem bolachas, principalmente as que contêm glúten.

Do doce ao salgado

Até o final dos 6 meses, pode-se oferecer a primeira papinha de verdura. Esse passo é o que pode trazer mais problemas, porque provoca uma mudança radical de sabor.

Aos 6 meses, a papinha deve ser muito bem batida no liquidificador até se formar um purê de textura macia e cremosa, para que o bebê possa engoli-lo sem dificuldade. Aos 9 meses, é possível que a criança já deseje uma papa mais crocante, ou seja, preparada num processador, com alguns pedacinhos mínimos, já estimulando a mastigação. Nessa idade, os bebês não mastigam os alimentos, mas os engolem diretamente, elevando a língua até o palato e pressionando o alimento para dentro. É importante que se prepare uma quantidade maior para que a mãe ou responsável possa experimentar e aprovar, antes que a criança faça essa refeição.

Não se deve acrescentar sal. Ervinhas como alecrim, salsa, coentro, cebolinha, nirá ou manjericão podem ser utilizadas – um mínimo, para dar sabor. A mamada do meio-dia deve ser substituída gradualmente pelo purê de verdura.

Apesar de o treinamento das papilas gustativas na verdade começar no útero materno, muitos outros fatores podem moldar as preferências de gosto das crianças. Mais importante: elas são influenciadas pelos hábitos alimentares da família e pelos sabores aos quais são expostas quando bem pequenas. Talvez seja por isso que as pessoas criadas em uma família asiática, por exemplo, tendem a desenvolver certo gosto por comidas picantes. Os pais podem explorar isso desde cedo, moldando o paladar dos filhos ao lhes apresentar alimentos variados e estimulando-os a experimentar coisas novas. Além disso, quando vão para a escola, as crianças começam a se misturar com outras, que possuem diferentes preferências alimentares – outra oportunidade para se exporem a novos sabores.

A Organização Mundial da Saúde (OMS) recomenda duas a três refeições ao dia dos 6 aos 8 meses, e três a quatro refeições para as crianças dos 9 aos 12 meses. Após os 12 meses, são recomendados lanches adicionais, que devem ser avaliados caso a caso.

Quanto ao tamanho das porções, é preciso estar bem atento. Evite colocar porções muito grandes diante da criança, pois nesse momento pode ter início um drama comum de inapetência. O bebê se sente acuado só de ver aquela porção grande. A ideia é apresentar porções pequenas para ele ficar feliz por comer tudo ou até sentir um pouquinho de fome: quero mais!

Para pegar com os dedinhos

Conforme a coordenação entre mãos e olhos da criança se desenvolve, vai aumentando sua independência, e muitas gostam de se alimentar sozinhas. Bom sinal! Mas tudo tem um preço: os pais não devem se irritar com a bagunça.

Estudo realizado por psicólogos da Universidade de Nottingham, na Inglaterra, mostrou que os bebês que são desmamados com *finger foods* (alimentos que se come com as mãos) são mais propensos a desenvolver preferências alimentares mais saudáveis e têm menos probabilidade de se tornar obesos do que aqueles bebês que recebem uma dieta de comida em purê.[1]

Segurar uma colher pode ainda ser complicado, por isso é melhor deixar que ela pegue com as mãozinhas:

- banana-ouro cortada ao meio ou em rodelas;
- fatias de maçã ou pera descascada;
- gomos de uma tangerina mais docinha;
- cubinhos de manga ou mamão;
- palitinhos de legumes como chuchu, cenoura ou pepino.

---

1 E. Townsend, N. J. Pitchford, "Baby knows best? The impact of weaning style on food preferences and body mass index in early childhood in a case-controlled sample", *BMJ Open*, disponível em http://bmjopen.bmj.com/content/2/1/e000298.full.

GUIA ALIMENTAR DO MINISTÉRIO DA SAÚDE DO BRASIL E DA ORGANIZAÇÃO PAN-AMERICANA DE SAÚDE[1]

1. Dar somente leite materno até os 6 meses, sem oferecer água, chás ou qualquer alimento.
2. A partir dos 6 meses, introduzir de forma lenta e gradual outros alimentos, mantendo o leite materno até os 2 anos ou mais.
3. Após os 6 meses, dar alimentos complementares (papinhas doces e salgadas) três vezes ao dia, se a criança receber aleitamento materno, e cinco vezes ao dia, se não estiver em aleitamento materno.
4. A alimentação complementar deverá ser oferecida sem rigidez de horários, respeitando sempre a vontade da criança.
5. A alimentação complementar deverá ser espessa desde o início e oferecida com colher; começar com consistência pastosa (papas/purês) e, gradativamente, aumentar a consistência até chegar à alimentação da família.
6. Oferecer à criança diferentes alimentos ao dia. Uma alimentação variada é uma alimentação colorida.
7. Estimular o consumo diário de frutas, verduras e legumes nas refeições.
8. Evitar açúcar, café, enlatados, frituras, refrigerantes, balas, salgadinhos e outras guloseimas nos primeiros anos de vida. Usar sal com moderação.
9. Cuidar da higiene no preparo e no manuseio dos alimentos; garantir o armazenamento e a conservação adequados.
10. Estimular a criança doente e convalescente a se alimentar, oferecendo sua alimentação habitual e seus alimentos preferidos, respeitando a sua aceitação.

O sucesso da alimentação complementar requer paciência e reforço na relação amorosa entre os pais ou o cuidador e a criança. É preciso realizar a refeição de forma calma, com ações e palavras positivas e encorajadoras, sem forçar a criança a comer.

Cuidado com a anemia

As reservas de ferro da criança que recebe com exclusividade o leite materno, nos seis primeiros meses de idade, atendem às necessidades fisiológicas, não precisando de qualquer forma de complementação nem de introdução de alimentos sólidos.[2]

---

1 Ministério da Saúde, *Guia alimentar para crianças menores de 2 anos, Série A*, p. 10.

2 Siimes; Salmenpera; Perheentupa, 1984; Dewey et al., 1998; Domellof et al., 2001 em Ministério da Saúde, 2002.

Entre os 4 e os 6 meses, ocorre gradualmente o esgotamento das reservas de ferro, e a alimentação passa a ter papel predominante no fornecimento desse nutriente. É preciso que o consumo de ferro seja adequado à demanda dessa fase etária. A anemia por deficiência de ferro, em termos de magnitude, é hoje em dia o principal problema em escala de saúde pública do mundo. Estima-se que a prevalência global de anemia em crianças menores de 5 anos seja de 47,4%. No Brasil se conhece bem a prevalência de anemia em crianças menores de 5 anos. Diversos estudos isolados mostram que as prevalências variam de 30% a 70%, dependendo da região e do estrato socioeconômico. A anemia causa prejuízos e atrasos no desenvolvimento motor e cognitivo das crianças, que parecem não ser revertidos mesmo após a suplementação medicamentosa com ferro[1].

Na verdade, a anemia revela, em termos metafísicos, que a "encarnação" está correndo riscos. Porque a presença das células que fixam o oxigênio (inspiração, vida) está em concentração abaixo das necessidades de sustentação da vitalidade, da capacidade de respirar, raciocinar, pensar, viver. Nesse momento, é preciso pensar no consumo de alimentos que fortalecem a relação com a Terra: raízes, tubérculos e sementes. E sempre associados com frutas cítricas que sejam ricas em vitamina C e ácido cítrico, substâncias que ajudam na assimilação de ferro e outros minerais fundamentais ao pleno desenvolvimento do cérebro, dos ossos, músculos e dentes. Por isso, em minhas receitas infantis (e para todas as idades), sempre coloco gotinhas de limão, tangerina e laranja (todas as variedades). Além de darem sabor, facilitam a digestão e a assimilação mineral tanto da mãe que ainda amamenta como da criança que está encarnando, ou seja, aterrando.

De 1 a 3 anos

Embora já tenha mencionado anteriormente, considero adequado reforçar que a melhor maneira de motivar as crianças a terem

---

1 Lozoff et al., 2000; Lozoff; Jimenez; Smith, 2006; Lozoff; Wolf; Jimenez, 1996 em Ministério da Saúde, 2002.

hábitos saudáveis de alimentação é apresentá-las à cadeia produtiva do alimento. Levá-las a feiras e propriedades rurais para acompanhar o plantio e a colheita e aprender o valor da terra e do homem do campo é essencial.

Certamente, na idade de 1 a 3 anos, já nasceram os primeiros dentinhos da criança, ela já começou a engatinhar, a andar e insiste em fazer as próprias escolhas. Ao crescer e viver muitas novidades, a criança precisa de uma alimentação especial, que lhe dê todas as vitaminas e os nutrientes de que o organismo precisa para seguir crescendo forte e saudável. Mas, com tanta autonomia, muitas vezes isso é difícil de conseguir, porque a maioria das crianças de 1 a 3 anos passa por uma fase em que fica enjoada para comer. O período mais complicado, porém, quando ela tinha menos de 1 ano, já passou.

Deve-se levar em consideração que a alimentação com sólidos ainda é novidade e talvez a criança precise de tempo para se adaptar às texturas, cores e aos sabores dos alimentos. Além disso, os pequenos adoram a rotina e a familiaridade (da hora do sono aos lanches da tarde); por esse motivo, a maioria nem experimenta uma comida até que tenha visto a mesma coisa inúmeras vezes. Mas, antes que a criança comece a rejeitar alimentos só para poder treinar sua recém-conquistada independência, esse é um ótimo momento para estimulá-la a experimentar. Ter sempre diferentes opções vai lhe dar a chance de provar quando estiver pronta, pois toda criança sabe por instinto de quanta comida seu corpinho precisa para crescer saudável. Então, no fundo, cabe a ela decidir o que vai comer. O máximo que se pode fazer é colocar à disposição uma variedade de alimentos nutritivos, em um ambiente gostoso, relaxado e sem brigas. Com um clima propício à sua espontaneidade. Lembra do comer com as mãos? É bastante válido nessa idade... Principalmente porque lhe dá autonomia, a experiência libertadora de comer com as mãos, literalmente, sentir as cores, as texturas, os brilhos, os aromas, as formas, tudo com as mãos. Também recomendo dar a ela a oportunidade de preparar os palitinhos ou as bolinhas, participar de todo o processo. E mais, passar-lhe instrumentos seguros para ela mesma fazer parte do preparo e da decoração do prato ou lanche.

Seguem aqui algumas sugestões:

- ofereça um alimento diferente em todas as refeições. Claro, sempre pensando em agregar valor nutricional. Resista à tentação de fornecer alimentos açucarados só para ver seu filho comendo. O objetivo é desenvolver o paladar da criança, e não os maus hábitos;

- valorize a qualidade, jamais a quantidade;
- sirva um alimento novo por vez e em pequenas quantidades. Na hora do preparo, acrescente uma novidade no prato junto com as outras coisas, sem dar grande importância ao fato. Mas tenha certeza de que é gostoso e apropriado para a sua idade. No lugar de uma refeição inteira inédita, coloque algo já bem aceito, junto com a novidade. E ficará mais fácil se você esperar que a criança esteja com fome;
- pense em porções adequadas à idade da criança. Você pode até exagerar um pouquinho na porção, mas, se ela não quiser tudo, perfeito! Sem expectativas, certo? Na verdade, prefira porções menores, pois a criança terá a oportunidade de sentir que se superou e pedir mais;
- o paladar das crianças é muito variável, e às vezes até a cor de uma verdura pode não agradar na primeira tentativa. Hoje já se reconhece que é preciso fazer um mínimo de quatro tentativas até considerar que a criança realmente não gosta daquele alimento. Dê um intervalo mínimo de uma semana entre cada uma;
- a fome das crianças também varia muito, não só pelo seu biótipo como no dia a dia. Lembre-se de que ela está em desenvolvimento, portanto seu organismo tem demandas supervariáveis, às vezes, ao longo de um mesmo dia. Segundo a medicina aiurvédica, existem crianças comilonas e ativas por natureza (*dosha* [perfil biológico] dominante *Pitta*), as que se distraem com tudo e não sentem fome (*dosha* dominante *Vata*) e aquelas comilonas e dorminhocas, com tendência maior a ser mais roliças (*dosha* dominante *Kapha*);[1]
- a longo prazo, o exemplo e a constante presença de alimentos saudáveis em casa são a melhor forma de ensinar a criança a comer bem. Não se esquecendo jamais dos bons exemplos, as escolhas ainda são basicamente dela, e é importante que assim seja. Respeitando sabiamente os limites, é claro;
- forçar uma criança a comer algo de que não gosta ou mais do que tem vontade pode causar problemas no futuro – esse é o grande

---

1 "Biotipos ou *doshas* da medicina aiurvédica", disponível em http://www.docelimao.com.br/site/exercicios-cerebrais/358-biotipos-ou-doshas-da-medicina-ayurvedica-.html.

temor dos especialistas no assunto. Crianças que nunca tiveram a oportunidade de tomar as próprias decisões correm mais risco de desenvolver um distúrbio alimentar no futuro. E, geralmente, aquelas forçadas a comer só vão demonstrar mais teimosia e se tornar menos abertas a experimentar novidades;

- elogie a criança com alegria e naturalidade pelo que comeu, em vez de reparar no que sobrou no prato. Quando ela estiver obviamente satisfeita, tire o prato, mesmo que ainda reste bastante;
- tente não ficar frustrado ou de mau humor. As crianças logo aprendem que recusar o alimento pode causar alguma reação sua, e usam isso como um modo de chamar atenção;
- observe as refeições em que a criança melhor se alimenta. Por exemplo, pela manhã, depois que todos já saíram, quando tudo fica mais calmo? Em geral, será sempre nos momentos em que estiver mais desperta, menos cansada.

De 3 a 10 anos

Para uma criança, vegetariana ou não, é importante que a alimentação cotidiana seja rica e saborosa. Rica significa variada, com nutrientes de todo tipo. E é importante que a alimentação dos pequenos seja suficientemente calórica. Se usarmos cereais integrais, leguminosas, legumes, verduras e frutas regularmente, provavelmente ela será.

Muita atenção e cuidado com a despensa! O que não há na despensa não se comerá. O que houver na despensa significa sinal verde, tentação, precedentes abertos...

Nos almoços, jantares e festas em família? Um conselho: almoce, jante, faça uma boa refeição antes de sair de casa. Assim, com menos fome, a criança (e você também) não vai ficar tentada a se empanturrar de coisas que preferiríamos que ela não comesse. Outro conselho: se a situação permitir, contribua com alguns pratos – além de você e seu filho terem o que comer, sempre se consegue mostrar aos outros que, sem carne e sem fogão, é possível preparar refeições deliciosas.

Contudo, se os seus filhos não são mais bebês, adoram comida de lanchonete e odeiam brócolis, não se preocupe: nem tudo está perdido. Sempre existem maneiras de fazê-los provar alimentos saudáveis sem forçá-los nem levantar o tom de voz. É tudo uma questão de psicologia. Muitas crianças são "neofóbicas" – têm medo de coisas novas. No que diz respeito à comida, isso pode ser um grande problema. Praticamente todas as crianças possuem tendências neofóbicas. Lutar contra essa inclinação não é a ideia mais acertada. Todos nós sabemos que, se dissermos uma coisa a uma criança, ela fará exatamente o oposto. Quanto mais lhe dissermos que uma coisa não lhe faz bem, ou que precisa comer algo porque é saudável, menor a probabilidade de ela fazer o que lhe foi dito. É preciso lançar mão de abordagens mais sutis – afinal, é para o bem delas.

A aceitação de novos sabores pela criança aumentará se ela perceber as pessoas ao seu redor os saborearem. Os pais podem ser um importante modelo alimentar. Em outras palavras, a criança precisa ver que os pais estão comendo alimentos saudáveis com gosto. Mas o efeito será mais forte se o exemplo vier de crianças da mesma idade. Todos nós sabemos que as crianças adquirem com muita facilidade os maus hábitos de amigos de sua faixa etária. No entanto, exemplos positivos também funcionam, e não devem vir apenas de outras famílias, mas também dos irmãos e irmãs. Alguns pesquisadores conseguiram mudar a alimentação de crianças dessa forma.

A escolha da escola é fundamental. Hoje, já existe um movimento bem ativo e crescente, idealizado pelos pais e pelos bons professores, que se preocupa com a qualidade da alimentação das crianças nas escolas, favorecendo a existência de cantinas e merendeiras mais especializadas nesse tipo de proposta. Antes de matricular seu filho, é importante informar-se sobre os programas que a escola tem, sobre os tipos de excursão, horta, pomar, compostagem, minhocário etc. Porque isso vai revelar que a direção da escola está superfocada e preparada para cuidar da educação das crianças em todos os aspectos: socioambientais, nutricionais e culturais.

Outra estratégia de sucesso é introduzir alimentos novos e saudáveis aos poucos. Ao oferecer brócolis a uma criança pela primeira vez, deve-se estimulá-la a cheirá-los e brincar um pouco com eles no prato. Quando não estão sob pressão, as crianças têm mais probabilidade de desenvolver certa curiosidade sobre o sabor dos brócolis (principalmente quando veem as pessoas que o cercam colocá-los no próprio prato e saboreá-los com prazer). As pesquisas mostram que podem ser necessárias sete a oito exposições para que a criança aceite um alimento novo. Introduza o alimento em pequenas quantidades, deixando passar alguns dias entre uma apresentação e outra. Dá trabalho, mas vale a pena. Uma dica bem interessante é tentar envolver a criança em algum esporte ou atividade criativa, pois, além de ela sair da monotonia e do acesso excessivo à televisão, ao computador e outras distrações nocivas, entrará em contato com pessoas mais focadas na saúde, e poderá vivenciar uma fome mais orgânica.

Um drama que todos os pais costumam viver é: com quem deixar as crianças quando elas não estão na escola? E isso é algo determinante na educação alimentar delas. Eu vivi essa situação de perto quando meus filhos tinham essa idade. Deixar com a avó, a tia, a babá ou a empregada? Minha decisão foi: com nenhuma delas. Coloquei os dois na escola em período integral. Sabe por quê? Qualquer opção pode ser um problema caso os responsáveis não estejam em sintonia com os valores educacionais (no caso vou me restringir aos alimentares) dos pais. No caso da escola, porém, mesmo que ela não seja vegetariana, ao menos possui cardápios criados por uma nutricionista, balanceamento nutricional, variações importantes de legumes, verduras e frutas, algo que as crianças jamais terão se ficarem em casa com uma pessoa não alinhada com esses princípios.

Conheci uma criança de 7 anos, cuidada pela avó, que de manhã só comia pão com margarina e açúcar e no almoço só aceitava biscoito de polvilho. Ela era agressiva, em especial quando os pais se punham a corrigir esses hábitos. Esse é um exemplo perfeito de que mudar os hábitos alimentares é somente uma ponta do *iceberg*: muitas outras questões psicológicas precisam ser trabalhadas, já que a grande vítima certamente é a criança.

É importante que a hora das refeições não seja dedicada à resolução dos conflitos alimentares, pois as crianças usam a comida para chamar a atenção dos pais ou resolver suas pendências afetivas. Assim, procure solucionar essas questões no momento e no local adequados; aproxime-se dos filhos pela natureza (plantando, colhendo, levando-os à feira e aos locais em que a natureza se manifesta com linguagem envolvente e transbordante); envolva-os com filmes, peças e livros que falem de ecologia, natureza e até de alimentação saudável; valorize cada passo à frente; converse com seus filhos, escute-os.

ESCOLINHA, ESCOLA, AMIGOS, MUNDO AFORA!

Bom, a criança vem crescendo e não pode mais ser chamada de bebê. Pega comida no prato da mãe, sai com a titia, com a vovó, já vai para a creche, escolinha, casa dos amiguinhos. E aí? Como mantê-la vegetariana num mundo de creófagos?

O meu primeiro conselho é que os pais reflitam seriamente quanto à sua certeza de que o vegetarianismo é a melhor opção — primeiro para si mesmos, depois para os filhos. Quem se propõe a educar uma criança precisa ter alguma segurança de que está fazendo o melhor para ela. Ainda que depois mude de ideia, na hora de cada decisão é preciso tomá-la com firmeza, sobretudo quando se trata de uma decisão tão importante quanto adotar hábitos alimentares diferentes — hábitos esses tão profundamente arraigados na nossa cultura que muita gente se ofende ao ver um vegetariano almoçar...

Digo tudo isso porque nós, vegetarianos, enfrentamos muita oposição quando o filho vai se largando dos nossos braços e entrando no mundo. Essa é a sina de todos os que adotam trajetórias diferentes das da maioria, seja na alimentação, na religião ou nos hábitos de lazer. E precisamos estar prontos e dispostos a conviver com os desafios e a enfrentar as situações mais ou menos desagradáveis que com certeza surgirão.

E aí? Como manter o filho vegetariano se a vovó, a titia, a babá, a professora, a mãe do coleguinha, enfim, se todos acharão um absurdo uma criança cujos pais, cruéis ou desinformados, impedem que ela coma carne? Afinal, o *Fantástico*, o *Jornal Nacional*, o *Globo Repórter* mostram um médico, nutricionista ou professor dizendo que criança tem de comer carne, senão fica desnutrida, senão sofre danos no cérebro, nos órgãos etc.!

É preciso conversar com as pessoas próximas. É preciso deixar claro para elas como é importante a decisão que tomamos para nós e nossos filhos. Isso não tem receita. Cada um é diferente e se relaciona com pessoas também diferentes. É por isso que devemos estar seguros da decisão que tomamos, para passar essa segurança aos nossos filhos e às pessoas que se relacionarão com eles. Nem sempre é possível mandar ou conciliar. Na maioria dos casos, temos de convencer. E, para convencer, é necessário estar convencido. Ser um praticante verdadeiro.

Depois, é preciso conversar com o próprio filho. Quando a criança começa a se relacionar com outras pessoas fora do lar ou mesmo com pessoas dentro do lar que comem de forma diferente, ela vai perguntar por quê? Mais uma razão para termos segurança da opção que fizemos. A criança tem de sentir como é importante para nós ser vegetariano. E isso não se consegue com palavras, mas com atitudes em todos os setores da vida.

E se, além de não dar carne ao seu filho, você decidir não lhe dar açúcar refinado, bala, chocolate, Danoninho, biscoitinhos, Ki-suco, coca-cola e outras maravilhas da "alimentação" infantil, prepare-se, que o chumbo vai ser grosso. Eu que o diga.

Beatriz Medina[1]

1 Autora do site http://www.vegetarianismo.com.br.

A partir de 10 anos

Meninos e meninas bem alimentados nesta fase serão adultos saudáveis. Adolescentes e pré-adolescentes precisam de alimentação equilibrada para fornecer combustível para a atividade muscular, promover o crescimento nessa fase de estirão, dar satisfação e prazer.

Os filhos são o espelho dos pais. Se os pais construíram, desde cedo, hábitos alimentares saudáveis, consumindo frutas e vegetais nas várias refeições do dia a dia, e a despensa e os programas de família confirmam isso, é muito provável que as crianças façam o mesmo. Quando chegarem à adolescência, por mais que frequentem lanchonetes, consumam *fast-food* com os amigos, continuarão incluindo os vegetais na dieta, porque a base foi formada na infância.

São muitas as mudanças que ocorrem nesse período, tanto físicas como psicológicas. Trata-se de um momento de grandes descobertas e conflitos, que, se não forem bem trabalhados, podem trazer muito sofrimento.

Espinhas, cólicas menstruais, estrias, celulite e sobrepeso podem ser evitados quando o jovem segue uma alimentação rica em alimentos de origem vegetal e pobre em açúcar, farinhas e gorduras. O organismo fica mais harmonioso, sem tantas toxinas a ser eliminadas, e a autoestima se eleva. Para essa fase de muita insegurança, gostar de si mesmo é importantíssimo. Nessa etapa da vida, o crescimento rápido aumenta a demanda por vários nutrientes, não só para ossos e músculos, mas para o cérebro, o sistema nervoso central e o sistema hormonal. O chamado "estirão" demanda muita proteína e gordura nutricional: as lipoproteínas. Nas meninas, a perda menstrual faz com que haja maior necessidade de ferro. Já os meninos precisam de mais zinco para a espermatogênese e o aumento da massa muscular. Além de ingerir mais alimentos ricos nesses minerais, pode ser necessário, em alguns casos, tomar suplementos desses e de outros nutrientes. Para os veganos, a suplementação de vitamina B_{12} é altamente recomendável.

Os adolescentes necessitam de muita energia e costumam dormir mais que o normal. Como a alimentação vegetariana tende a ter menos calorias, a dica é incluir alimentos mais concentrados caloricamente, como sementes germinadas (girassol, castanhas e nozes) e leguminosas germinadas (como grão-de-bico, ervilha, feijões moyashi e azuki). Seguem outras orientações:

- Melhorar a absorção de ferro: as carnes possuem o ferro-heme, que é mais bem absorvido pelo organismo. Para compensar essa falta, as fontes vegetais de ferro não heme devem ter destaque na dieta do vegetariano e ser sempre integradas com alimentos ricos em ácido cítrico e vitamina C, que melhoram a assimilação desse mineral. Alimentos que dificultam a absorção de ferro, como chá e espinafre, devem ser evitados durante as refeições. Outras substâncias que atrapalham a absorção de ferro são os fitatos, presentes em feijões e cereais integrais que não foram previamente germinados, risco que não se corre com a natural germinação de todas as sementes e grãos, fartamente usados em receitas da alimentação crua e viva.
- Buscar fontes vegetais de zinco: semente de abóbora, castanhas, feijão-azuki e outras leguminosas são boas fontes desse mineral. A dica do item anterior, da germinação prévia dos grãos e sementes para retirar os fitatos, também ajuda na absorção desse nutriente, além de otimizar o processo digestivo, evitando problemas de gases, constipação, obesidade, acnes etc.
- Não descuidar do cálcio: os adolescentes devem fazer refeições ricas em frutas oleaginosas, leguminosas (sempre germinadas) e vegetais verde-escuros, para ajudar a suprir o cálcio. Alimentos com alto teor de ácido oxálico (espinafre, beterraba, acelga e chocolate, que é diferente de cacau, fermentado e integral), que dificulta a absorção do cálcio, têm de ser consumidos com moderação.
- Consumir ômega-3: quem não consome peixe deve buscar esse importante nutriente em alimentos como a linhaça. Para essa faixa etária, o consumo indicado é de 2 colheres (sopa) de linhaça previamente hidratada, por 8-16 horas, em 10 colheres (sopa) de água filtrada ou de coco-verde.
- Garantir a vitamina D: como, além de estar presente nos alimentos, essa vitamina é sintetizada pelo organismo com a ação da luz solar, só deve receber suplementação quem não se expõe ao sol – em média, 20 minutos, três vezes por semana.
- Buscar fontes de proteína: é importante lembrar que, na prática da alimentação crua e viva, proteínas não vão faltar, porque as semen-

tes oleaginosas e os grãos germinados são os elementos vivos dessa proposta alimentar. Para os que desejam praticar esportes ou mesmo engordar, as quantidades de germinados (a cada refeição ou lanche) devem ser dobradas ou até mesmo triplicadas, como é o caso dos jovens atletas do sexo masculino, que em geral têm maior proporção de massa magra.

Se o adolescente está com problemas em relação ao peso, se está magro ou gordo, precisa de orientação de um nutricionista ou médico. Exercícios físicos com orientação são muito importantes.

Para finalizar, é comum que pais me procurem, buscando respostas e caminhos para transformar os maus hábitos, resistentes, de seus filhos já adolescentes. Sempre alegam que começaram tarde a perceber esses maus hábitos e que mudar agora é muito mais difícil. Realmente, quanto mais tarde começamos uma educação ou reeducação, mais difícil é romper com os vícios, padrões, condicionamentos e as relações que os levaram a tais maus hábitos.

Não existem segredos nem mágica. O caminho é árduo. Mas minhas dicas são:

- Sem hipocrisia – você não vai convencer ninguém, menos ainda seus filhos e principalmente adolescentes contestadores, se não houver coerência entre o que você deseja para ele e o que faz consigo mesmo. Então, mude primeiro. Faça cursos, estude, mude seus hábitos, pratique, sinta, transborde... todo mundo vai enxergá-lo, percebê-lo. Com poucas palavras, porém com atitudes!
- A despensa – nessa onda de mudança, é fundamental começar pela despensa. O que não há na despensa não pode ser comido. Se houver *junk food* (açúcar branco, bolachas, salgadinhos, balas, chocolates etc.), é certo que haverá conflitos. A determinação e o comprometimento ficarão abalados.
- Envolvimento – nunca foi tão difícil alimentar-se de modo saudável diante de tanta demanda, tanta mídia, tanta gente contagiada pelos maus hábitos, pela falta de tempo etc. Ao mesmo tempo, nunca assisti a tantos movimentos com viés ecológico, pelo planeta, pelas águas, pelas florestas, pelo lixo, pelas crianças, pelos animais em extinção... Assim, acredito que hoje é bem mais provável que

um adolescente se envolva com algum desses projetos de vida ou mesmo profissional. Uma vez envolvido, estará engajado em uma alimentação mais consciente, com qualidade de vida, futuro etc.

No fantástico livro *A era da loucura*, que trata de forma divertida, perspicaz e inteligente das inversões de valores desta "era da dispersão e ilusão" da sociedade moderna, fica evidente que esse padrão doentio já nos pega desde o ventre, mas note como nos adolescentes está bem registrado:

> Quando [o psicólogo húngaro Mihaly] Csikszentmihalyi pesquisou adolescentes, descobriu que aqueles que tinham menos atividade fluida, que viviam na frente da tevê e perambulavam pelos *shopping centers*, alcançavam baixos níveis de satisfação, enquanto aqueles que estudavam e praticavam esportes alcançavam altos níveis em todas as avaliações — todas menos uma. Eles acreditavam que os ratos de *shopping* e viciados em tevê se divertiam mais que eles. Na verdade, estavam demasiado influenciados pela tirania do "legal" para perceber que eles eram os abençoados. Esse é um exemplo que confirma a regra: a juventude [eu diria o ser humano em geral] raramente valoriza o que tem.
>
> Foi emocionante saber, a partir de outra pesquisa de Csikszentmihalyi, que, quanto mais caro e complexo é o equipamento, menos prazerosa é a atividade. Talvez exista um Deus justo afinal. Andar e dançar, atividades nas quais o corpo é o equipamento e o instrumento, são muito mais satisfatórias. Andar e dançar, mantendo um ritmo regular e extático, são a prosa e a poesia do corpo.
>
> A mais modesta das atividades fluidas, a caminhada é também uma maneira eficiente de criar prontidão para a exaltação. Uma teoria defende que o bipedalismo é a origem da inteligência humana superior. Quando o animal humano se ergueu sobre as patas traseiras, as patas dianteiras ficaram livres para gesticular, o que evoluiu para a linguagem de sinais e depois para a fala — e essa nova e rica linguagem verbal aumentou enormemente o tamanho do cérebro. [1]

[1] Michael Foley, *A era da loucura*, p. 141.

Parte 3
CRULINÁRIA

Capítulo 6

NA "CRUZINHA"

Ao iniciarmos a prática da alimentação crua e viva, é necessário ter bons fornecedores de alimentos do reino vegetal que sejam crus, frescos, orgânicos, maduros, da estação, ecológicos etc. E lembrar que, principalmente para as crianças de até 3 anos, os ingredientes precisam ser de preferência orgânicos. Jamais hidropônicos, pois são desbalanceados em termos minerais e hídricos. Os hidropônicos são alimentos de ressaca. Estão tão drogados de nutrientes artificiais que acabam inchados com água não estruturada, para compensar o elevado grau de intoxicação.

Então, nada de reclamar! Mãos à obra, vamos buscar por eles. Pela indicação de amigos, buscas na internet, passeios nas feiras do bairro para fazer contatos, vamos construindo e ampliando nossa rede de relacionamentos e fornecedores.

A outra questão é que temos de pensar em alimentos perecíveis. Tal prática exige mais contato com a natureza, com saber comprar e planejar. Temos que comprar menores quantidades e mais vezes por semana. Trata-se de um exercício de prosperidade e sustentabilidade, pois comprar um monte de alimentos, que certamente não teremos como armazenar e consumir, é um enorme desperdício.

Então vem a pergunta fatídica: gelar e congelar, sim ou não? Na alimentação crua e viva, o alimento de partida deve ser cru, integral, maduro, orgânico e fresco. A geladeira e o congelador tornam os alimentos desidratados e velhos. Deve-se usá-los somente em último caso. Comprar pequenas porções, de acordo com um consumo de três dias, é o ideal.

Uma dica bem interessante é ter várias fruteiras e organizar nelas a feirinha e os germinados. Eu tenho umas três em casa.

Água limpa e estruturada: elo da vida, elo da paz mundial

Sem água a vida não seria possível. Dois terços do nosso organismo são constituídos de água, e essa quantidade se mantém constante graças ao equilíbrio entre as perdas e o consumo diário. Qualquer desequilíbrio hídrico pode ter desagradáveis consequências para a saúde, para a vida.

A água que nos vem pelas frutas, folhas e verduras orgânicas e cruas é totalmente diferente da mais cara de todas as águas minerais. Trata-se de uma água biológica, coloidal, estruturada, que contém enzimas ativas, minerais, nutracêuticos e bactérias benéficas: vida!

Para a água ajoelham todos: deuses, rainhas, princesas e todos os seres do planeta. Acredito que a água seja o único elo de paz, de união entre os seres e as raças. E, praticando uma alimentação tão conectada com a natureza, será inevitável que comecemos esse ato de paz e união por meio de nossas águas internas.

Compartilho aqui um texto do médico Alberto Peribanez Gonzalez, do livro *Lugar de médico é na cozinha*:

> As águas estruturadas do interior [*dos vegetais*] relacionam-se diretamente com as águas estruturadas no interior de nossas células. [...] Dentro de nosso corpo temos três lagos de águas estruturadas [...]. Temos a água intravascular, que é o sangue [...] Temos a água intersticial, que banha as células por fora, composta de um plasma escasso em proteínas, portanto muito menos denso e viscoso. E, por último, o mais vasto lago, a água intracelular [...] repleto de proteínas e veículos de todas as reações que envolvem a vida. Independentemente de a qual lago pertençam, nossas águas internas são todas coloidais, biológicas: são estruturadas.
>
> Quanto mais estoque de água estruturada houver em nossas células, mais saúde haverá em nossos sistemas biológicos. Quanto mais água estruturada no interior das células, mais equilíbrio ocorrerá [*entre os minerais*], que transitam de um lado para o outro da membrana celular, determinando o equilíbrio [*eletroquímico*].
>
> [...]
>
> Existe uma diferença significativa entre a água coloidal e a água mineral [*que compramos*] no que tange à tensão superficial. A água não estruturada, como a água [*mineral ou*] destilada, tem uma tensão superficial de 73 dinas/centímetro

> (d/cm). O suco de cenoura apresenta tensão de superfície de 30 d/cm, ou seja, menos da metade da água mineral.[...] Menor tensão superficial significa menor esforço para transpor fases (de líquido para sólido, por exemplo). Ou seja, a água estruturada tende a ultrapassar mais facilmente as membranas corporais, o que a torna altamente absorvível, seja pela pele, pelas mucosas ou pelo tubo digestivo.[1]

Concluindo: sabe qual é a melhor água para o organismo das crianças de todas as idades? A da feirinha orgânica. Ficou claro?

De quanta água necessitamos?

A água é o componente mais importante do nosso organismo e corresponde a cerca de 65% do peso corporal de um adulto, 80% no recém-nascido e de 90% a quase 100% no feto. A quantidade de água diminui com a idade, por isso se diz que a vida é um processo de desidratação; e está em proporção inversa ao conteúdo de gordura, ou seja, mais gordura, menos água. Deseja longevidade com qualidade? Então: menos gordura, mais água.

A água é o meio no qual se realizam todos os fenômenos bioquímicos essenciais para a vida. A qualidade e a quantidade de água determinam a qualidade da vida de todos os nossos trilhões de células.

As necessidades de água do organismo são determinadas, em grande parte, pela composição daquilo que comemos, sobretudo pelo conteúdo de proteínas e sal. O consumo de água deve ser aumentado nas seguintes situações: durante a atividade física, em ambientes com temperaturas elevadas, em estados febris e em estados diarreicos. O suor pode fazer variar consideravelmente a necessidade de água do organismo. A quantidade de suor vai de 0,5 litro a 5 ou 10 litros por dia, de acordo com a atividade física e a temperatura ambiente.

A necessidade hídrica também varia conforme a idade: um adulto precisa de aproximadamente 35 mililitros de água por quilo de peso ao

1 Alberto Peribanez Gonzalez, *Lugar de médico é na cozinha*, p. 137-8.

dia; para o bebê, essa quantidade é três ou quatro vezes maior. E as necessidades de água variam também de um indivíduo para outro. Para um adulto, é aconselhável beber em média 1,5 a 2 litros de água por dia, e sempre que tiver sede. Mas, para quem faz grande consumo diário de frutas, legumes e verduras em sua forma crua e fresca, é necessário consumir bem menos água não estruturada.

Como o apetite e a sede do bebê e das crianças às vezes são pequenos, embora o crescimento deles seja sempre acelerado, é importante oferecer-lhes alimentos crus e frescos, preparados de forma que não fiquem massudos e sejam ricos da própria água estruturada, como sucos, vitaminas, papinhas e chás vitalizados com ervas.

Em condições normais, o conteúdo de água do organismo se mantém praticamente constante, porque as perdas são compensadas pelo consumo. Enquanto está sendo amamentada, a criança dificilmente sentirá sede. Iniciado o desmame, a água contida nos alimentos suprirá uma parte das suas necessidades; o restante será conseguido com a ingestão de sucos ou chás de ervas, garantindo maior consumo de água estruturada. Não se deve esquecer que a perda de água ocorre por quatro vias: pela pele, pelos pulmões (transpiração invisível), pela urina e pelas fezes.

As fontes alimentares de água

A água contida nos alimentos nem sempre está na forma livre; com frequência, encontra-se ligada a sólidos ou contida em proteínas, sais etc. Por isso, ela se comporta de forma diversa nos diferentes grupos de alimentos.

Alimentos crus, maduros e frescos	Água estruturada (%)
Frutas	90
Verduras e hortaliças	80-90
Leite materno	87
Batatas e raízes	75
Legumes	70-90
Grãos	13
Sementes sem germinar	3-5
Sementes germinadas	30-35

As frutas: reservatório de energia solar e rainhas das águas

Na alimentação crua e viva, as sementes germinadas (e seus brotos) imperam como deusas, força motriz de toda a alimentação viva. Na sequência de importância vêm as frutas, as rainhas das águas, já que sua função em nosso organismo é a regulação, além de nos encher de sol, de doçura e de águas.

Com muitos aromas, cores, texturas e sabores líquidos, as frutas são a melhor fonte de vitaminas e minerais e contêm importante quantidade de água estruturada e fibras. Pequenos reservatórios de energia solar, elas "acordam" nossas papilas, nosso dia, nossa vida!

A quantidade de carboidratos é mais elevada nas frutas do que nas verduras e legumes, o que as torna alimentos mais energéticos. Esses carboidratos são formados principalmente por dissacarídeos (frutose e sacarose), porque são açúcares de fácil digestão e rápida absorção, daí a origem da palavra: frutas são frugais.

Só podemos encontrar amido (carboidrato complexo) na banana "de vez" (pouco madura), que o contém em grande quantidade. À medida que a fruta amadurece, esse amido se transforma em açúcares simples de absorção rápida. A proporção de açúcar depende do tipo de fruta: a banana madura, o melão e o figo são as frutas que mais contêm açúcar, além do abacaxi pérola e do caqui. Sua água estruturada chega a todas as células com informações e ação quase instantâneas, levando nutrição, mas também limpeza e desintoxicação. Com seu elevado teor de água e fibras, mais sua qualidade solar, as frutas conseguem "acordar" todos os sistemas excretores e, quando consumidas logo cedo, em jejum ou na refeição matinal, seu comando é: vitalidade e faxina!

Procure saber quais são as frutas da estação em sua cidade: algumas são de verão, outras de inverno. Como consequência, o preço cai, e, quanto mais barata estiver a fruta, maior a quantidade de nutracêuticos, o que é melhor para a saúde: menor custo e maior benefício. Fruta da estação significa colheita farta, ou seja, a terra está oferecendo com alegria tudo o que nela está e, coincidentemente, tudo de que necessitamos naquela época do ano: cores, texturas, aromas e sabores!

Como parte do exercício de saúde, devemos frequentar as feiras de bairro ou sacolões. Quem reside próximo de zonas rurais pode comprar do próprio produtor, como é o caso das feiras orgânicas. Mas, quando a única solução é o supermercado ou não há orgânicos na região, é possível fazer as compras com conhecimento e escolhas atentas. Além de procurar as frutas que estão em maior oferta e menor preço, devemos escolher as mais franzinas, com mais defeitinhos (porém, não estragadas), pois isso significa que ela teve que lutar sozinha (sem agrotóxicos) para dar conta das dificuldades que encontrou no solo, no clima ou com insetos. É mil vezes preferível uma maçã retorcida, com defeitos de pigmentação, àquelas brilhantes, imensas e quase roxas de tão vermelhas, certamente devido aos artifícios da cultura extensiva ou convencional.

Todas as frutas são digeridas com facilidade, e não é verdade que sua acidez seja prejudicial à digestão; ao contrário, são promotoras da digestão. Não há nenhuma fruta tão ácida quanto o suco gástrico, que o estômago produz para digerir os alimentos. Quanto mais madura ela estiver, mais digestiva e digerível será. A fruta que não está madura contém grande quantidade de celulose, que ainda não se transformou em açúcar, além de alérgenos. Por essa razão, devem-se usar apenas frutas frescas e maduras nas papinhas do bebê. Caso contrário, poderão ocorrer diarreias, gases, cólicas dolorosas e até alergias.

Como já foi mencionado, por ser a fruta um alimento de rápida digestão, é importante estar atento a regrinhas básicas como combinar frutas cítricas com cítricas, frutas doces com doces e frutas neutras com todas. Assim, evitamos gases e poupamos energia para digeri-las. As frutas doces requerem mais tempo de digestão, enquanto as ácidas têm assimilação rápida e leve.

Quase todas as frutas são cítricas. Além da laranja, da tangerina e do limão, há a maçã, a pera, frutas silvestres como amora, pitanga, pitomba, tamarindo, groselha ou jamelão, todas cítricas. Seguimos com jambo, carambola, abacaxi, graviola, manga, maracujá, goiaba, ameixa roxa, figo, uva e caju. Isso porque quase todas essas frutas, quando frescas, têm alto teor de ácido cítrico, ácido ascórbico (vitamina C) e ácido benzoico, todos com poderes nutracêuticos.

As frutas doces são a banana, a jaca, a fruta-do-conde e a fruta-pão. São assim classificadas por serem mais alcalinas (com baixo teor de ácidos) quando recém-colhidas e por seu elevado teor de açúcar.

As frutas neutras são mamão, abacate e coco-verde (água e polpa). Incluo aqui o limão, pois ele combina com todas e ainda ajuda qualquer alimento (vegetal ou animal) a ser mais digesto. Portanto, o limão é um caso à parte. É ácido no sabor, mas alcalinizante na função metabólica e neutro porque oferece combinações amigáveis.

Devemos ter muito cuidado com a melancia e o melão, que são frutas solitárias, pois a princípio não combinam com nada, com exceção do limão e das ervas frescas e digestivas como a menta e a erva-doce. As frutas solitárias são indigestas se misturadas com qualquer outra fruta ou alimento. Mas são deliciosas, ricas em água estruturada e altamente calóricas, o que as torna importantes para os atletas em fase de competição.

Também devemos ter muita atenção na hora de comprar e consumir frutas desidratadas como damasco, uvas-passas brancas e pretas, banana, tâmara e ameixa. Ao serem desidratadas, passam a ser alimentos concentrados em frutose, não estão mais *in natura*, podendo causar problemas digestivos, gases e descontrole glicêmico, além de desidratação e cáries, caso não sejam pré-hidratadas antes de mastigadas. Portanto, a melhor forma de usá-las é integrá-las, como nas receitas deste livro, com outros alimentos em combinações originais e delicadamente doces.

As frutas desidratadas são úteis em alguns preparos da alimentação crua e viva para adoçar, produzir tortas, pavês e bolos, formando glacês e coberturas. Como mantêm sua acidez original, combinam com perfeição com as frutas cítricas e neutras. A melhor fruta desidratada é aquela que produzimos domesticamente, usando somente a energia do sol para fazer evaporar o excesso de água da fruta fresca, madura, *in natura*. Mas, se for comprar, sempre é possível buscar produtores locais dessas frutas desidratadas ao sol ou em forno elétrico. Evite as desidratadas industrialmente em fornos a gás, pois sempre contêm traços desses gases de queima.

Ao comprar as frutas, um bom sinalizador é a nossa fome orgânica. Há dias em que saio de casa, por exemplo, com a manga na lista de compras. Ao chegar à feira, porém, a fruta que mais me chama a atenção é o caju... Fazer o quê? São as minhas células clamando pela alquimia do caju e informando que manga... agora não!

As verduras, as hortaliças e os legumes

As pessoas fazem a maior confusão sobre o que é o quê. Verduras, legumes e hortaliças são vegetais que abrangem muitas estruturas biológicas. Usualmente incluem folhas, caules como o aspargo e o alho-poró, raízes de diversas plantas, como a cenoura, e tubérculos, como a mandioquinha (batata-baroa). Nesse grupo podemos incluir também frutos não doces, como a vagem verde (a ervilha-torta) ou as suas sementes (o *petit-pois* e as favas). Temos as flores como a alcachofra, os brócolis e a couve-flor; vamos incluir ainda o pepino, os diferentes tipos de abóbora, tomate, abacate (uma fruta neutra) e pimentas. Por extensão, consideram-se às vezes como hortaliças algumas sementes já maduras (secas), como as ervilhas e os feijões, mas já coloquei essa turma em separado: nas leguminosas.

A produção comercial das hortaliças é uma especialização da horticultura, chamada olericultura. A produção familiar das hortaliças é feita nas hortas, bem comuns nas zonas rurais em torno das grandes cidades. As verduras, legumes e hortaliças são a principal fonte de fibra da alimentação. Os alimentos de origem vegetal, entre os quais se encontram justamente as verduras e os legumes, devem estar muito bem representados em uma alimentação balanceada, já que mais da metade da energia total da dieta deve ser proporcionada por esses alimentos.

A característica nutritiva desse grupo é seu baixo aporte energético, dada a sua riqueza em água, em média 80%, além de ser a principal fonte de fibra de uma alimentação saudável. Fornece principalmente provitamina A (carotenos), vitamina C, e suas fibras são promotoras da produção de vitamina B_{12} nos intestinos. As verduras e as hortaliças mais verdes são mais ricas em caroteno. A fibra passa intacta pelo sistema digestório e, ao mesmo tempo, capta água, o que aumenta o volume dos resíduos fecais e favorece o trânsito intestinal. Graças à grande variedade na riqueza de vitaminas e minerais que os alimentos desse grupo contêm, recomenda-se a ingestão variada e diária de verduras e legumes.

Se não houver feira orgânica por perto ou não for possível comprar, escolha sempre verduras em bom estado, porém, de preferência, as mais franzinas, tortinhas, com defeitos. No caso das folhas, valem aquelas com registros de passagem de lagartas. Afinal, se a lagarta quis comê-las, é porque não têm agrotóxicos. O odor também é importante. Caso estejam embaladas, observe se não contêm líquido no interior nem estão murchas ou meladas. É aconselhável não comprar em grande quantidade, já que, em geral, a verdura fresca não é recém-colhida (em supermercados ou feiras não orgânicas) e se estragará com facilidade em casa. Confira a lista a seguir:

- abóbora
- abobrinha
- acelga
- aipo (salsão)
- alcachofra
- alface
- alfafa
- almeirão
- aspargo
- berinjela
- bertalha (substitui o espinafre com a vantagem de não conter ácido oxálico)
- brócolis
- cebola e a família
    - alho
    - alho-poró
    - cebola roxa
- chicória
- chuchu
- cogumelo (na verdade, é um fungo, não uma planta)
    - shitake, shimeji e champignon são os mais comuns no Brasil
- couve
- couve-de-bruxelas
- couve-flor
- couve-galega
- endívia

- erva-doce (funcho ou anis)
- espinafre
- jiló
- maxixe
- milho-verde (quando bem tenro, a espiga é quase branca)
- pepino e pimentão
- quiabo
- raízes
    - beterraba
    - cenoura
    - gengibre
    - nabo e rabanete
- repolho
- rúcula
- salsão
- taioba
- tomate
- tubérculos (ricos em amido)
    - batata
    - batata-doce
    - mandioca (aipim)
    - mandioquinha ou batata-baroa
    - inhame e cará

CURIOSIDADE

Em botânica, o pepino, o tomate, o pimentão e a abobrinha são considerados frutas não doces. Se alguém precisa de uma desintoxicação intensa, na hora de preparar os sucos deve substituir as frutas por essas "frutas não doces".

As folhas: as princesas do jardim

Antes de finalizar com as verduras, preciso falar das folhas. Na alimentação crua e viva, as sementes são as deusas, as frutas, as rainhas, e as folhas, as princesas. Enquanto na alimentação convencional as folhas estão reservadas basicamente para serem consumidas nas saladas e alguns sanduíches (os naturais), na alimentação crua e viva as folhas estão presentes em todos os preparos.

Reservatórios perfeitos da energia solar, materializada na forma de clorofila, as folhas, principalmente as verde-escuras, são ricas em ferro (nutrição perfeita para o corpo físico) e magnésio (nutrição perfeita para o corpo espiritual). Ou seja, as folhas nos ajudam a integrar a existência física com a espiritual. Em outras palavras, ajudam-nos a aterrar, sem perder, contudo, a ligação com o cosmo, com a força da Criação.

Os vegetais de folhas são muito importantes na alimentação, não só por fornecerem vitaminas e minerais como, sobretudo, porque:

- têm grande poder de desintoxicação;
- são ricos em água estruturada e enzimas, de fácil assimilação e digestão. Em geral, não causam saciedade;
- têm pouco valor energético, embora suas vitaminas (biodiversidade e alquimia) apresentem elevado valor biológico;
- são ricos em minerais como ferro, magnésio e cálcio, portanto, ajudam na formação estrutural do sangue, dos músculos e dos ossos;
- como são ricos em fibras, ajudam a formar as fezes e a lhes dar volume e fluidez, além de serem nutrientes da flora intestinal e precursores da síntese da vitamina B_{12} nos intestinos;
- uma vez usados em sucos coados, apresentam rápida absorção e alcalinização de todo o metabolismo. Tais sucos verdes são os mais indicados para processos de revitalização e curas.

Os vegetais folhosos são ricos em vitaminas como a provitamina A, a riboflavina, o ácido fólico (esse nome se justifica por sua abundante presença nas folhas, ou *folium*) e a vitamina C. Quanto mais verde-escuras as folhas são, mais nutracêuticos contêm. As mais populares são as couves, a acelga, o espinafre, a salsa, a bertalha, as mentas e as ramas da beterraba e da cenoura. Incluo aqui os repolhos branco e roxo. E temos as alfaces, a endívia, o almeirão, a rúcula, o agrião...

Podemos considerar como folhas tenras todos os brotos, cultivados facilmente (caseiramente) a partir da germinação das sementes. São exemplos os de alfafa, de feijão moyashi e até de girassol (gostinho suave de agrião). Temos também as gramas, em que a mais popular, e fácil de produzir domesticamente, é a do trigo ou trigo-grama, presença constante em sumos de clorofila e no suco de luz do sol.

As ervas, em geral muito aromáticas, devem ser usadas com moderação nas preparações, para evitar a invasão dos sabores e aromas. São especiais também para proporcionar nuances de todos os sabores, como salgado, picante, ácido, amargo, doce e adstringente. Verdadeiras princesas e magas, transformam um prato comum em iguaria dos deuses! Assim, na alimentação crua e viva, as ervas são fundamentais para dar charme, o arredondamento nos sucos, leites de sementes, pratos doces e salgados. São elas: alecrim, basilicão, capim-limão, ciboulette (uma cebolinha fina de sabor mais suave), erva-cidreira, erva-doce, estévia (folha), eucalipto (folha), guaco, hibisco, hortelã e todas as mentas, limão (folha e raspas da casca), manjericão, manjerona, nirá (sabor suave de alho), orégano, salsa, sálvia e tomilho.

Para proporcionar o melhor dessas princesas, o ideal é evitar seu aquecimento e perda de luz, pois suas águas estruturadas, vitaminas hidrossolúveis e enzimas são perdidas no cozimento, motivo pelo qual os vegetais devem ser consumidos crus ou pouco cozidos, amornados ou *al dente*. Como as folhas têm um ciclo rápido, são as que costumam apresentar, quando de cultura convencional, o menor grau de contaminação por agrotóxicos (em relação às frutas, legumes e raízes). Entretanto, as folhas de cultura orgânica apresentam textura mais crocante, além de mais concentração de minerais e vitaminas.

Algumas folhas precisam ser reconhecidas como alimento pelo consumidor brasileiro. Bons exemplos são as da beterraba e a rama da cenoura, ricas em antioxidantes, ferro e clorofila. São excelentes para sucos, saladas e amornados. Da mesma forma, as folhas da couve-flor, da abóbora, dos brócolis e os talos de salsa, coentro, agrião e hortelã, riquíssimos em vitamina C, podem ser usados em sucos, chás ou triturados no preparo de molhos.

BENEFÍCIOS DO ÁCIDO FÓLICO

O ácido fólico, folacina ou ácido pteroil-L-glutâmico, também conhecido como vitamina B_9 ou vitamina M, é uma vitamina hidrossolúvel pertencente ao complexo B que é necessária para a formação de proteínas estruturais e da hemoglobina. O ácido fólico é eficaz no tratamento de certas anemias; pode manter saudáveis os espermatozoides; é uma das vitaminas indispensáveis para uma gravidez saudável; reduz o risco de mal de Alzheimer; ajuda a evitar doenças cardíacas e contribui para o controle da hipertensão.

Os cereais

Os cereais estão incluídos na categoria dos grãos, e, em sua maioria, são gramíneas cujos grãos crescem em espigas. Os cereais, produzidos em todo o mundo em maiores quantidades do que qualquer outro tipo agrícola, são os que mais fornecem calorias ao ser humano, graças a seu elevado teor de amido. Em alguns países em desenvolvimento, os cereais integrais ou semi-industrializados constituem praticamente o alimento predominante da população. Nos países desenvolvidos, o consumo de cereal é substancialmente via alimentos processados.

Os cereais verdadeiros são:

- trigo, o cereal básico de regiões temperadas;
- arroz, o cereal básico de regiões tropicais;
- milho, um produto básico na alimentação dos povos da América do Norte, América do Sul e África;
- os painços, um grupo dos cereais similares, que são alimento de base importante na Ásia e na África;
- sorgo, importante alimento básico na Ásia e na África e popular em todo o mundo para animais domésticos;
- centeio e triticale, mais consumidos por povos de clima frio;
- aveia, anteriormente o principal alimento da Escócia, hoje popular em todo o mundo;
- cevada, cultivada para maltação e ração de animais domésticos em terra demasiadamente pobre para o cultivo do trigo.

Pseudocereais

Além dos mencionados anteriormente, diversas não gramíneas são cultivadas por suas sementes. Os pseudocereais incluem:

- amaranto, a espiga do nosso famoso caruru;
- trigo-sarraceno, a quinoa brasileira;
- quinoa; infelizmente, ainda não existe produção comercial no Brasil, sendo importada de países andinos. A Embrapa vem desenvolvendo um híbrido adaptado ao clima da região Centro-Oeste brasileira, mas ainda não está disponível em todo o Brasil.

O trigo é o mais popular dos cereais e, mesmo sendo de estação fria, pode ser cultivado nos trópicos, mas apenas nos planaltos frescos, nos quais é possível cultivar safras múltiplas num ano.

Embora estas não sejam formas utilizadas pela alimentação crua e viva, esses grãos podem passar por beneficiamento (industrialização), sendo descascados e polidos (como o arroz), quebrados (como o triguilho), moídos (como as farinhas) ou esmagados (como a aveia). As camadas externas de farelo (fibras) e germe são removidas e vendidas para ração animal ou suplemento alimentar de humanos. De qualquer forma, a industrialização sempre tornará o grão "morto", pois não mais germinará, e isso reduzirá o seu valor nutritivo, apesar de tornar o grão mais saboroso para muitos paladares. E esse foi o principal interesse da indústria dos alimentos: grãos beneficiados se conservam melhor devido a seu baixo valor nutricional.

Os grãos integrais são fonte de amido (energia densa ou de sobrevivência), fibra dietética, ácidos graxos essenciais (energia mental e sutil) e outros nutrientes importantes como os minerais. São também fonte significativa de proteína, mas, como o equilíbrio de aminoácidos não é o ideal para as necessidades do ser humano, o recomendável é integrar seu consumo com os feijões ou leguminosas, aqui, também germinados ou brotados.

Pessoas que praticam uma alimentação mais consciente optam pelo consumo somente de grãos integrais (não beneficiados), justamente o que devemos comprar quando desejamos produzir germinados e brotos.

Mas, ricos em nutrientes vitais, principalmente nas camadas externas dos grãos (casca e entrecasca), são mais propensos a oxidar. Portanto, ao comprar cereais integrais, precisamos estar atentos à sua estação de colheita, à data da embalagem e à aparência, à qualidade e ao estado da embalagem. Como o Brasil é um país continental, a melhor dica é se basear pelos preços baixos (maior oferta) e informações dadas pelos próprios fornecedores. Quanto mais frescos os grãos, mais fácil é sua germinação e mais exuberantes seus brotos. Mais saborosos e macios também!

Feijões, ou leguminosas

As leguminosas também estão na categoria dos grãos, mas, ao contrário dos cereais, apresentam-se na forma de vagens, cujas sementes são consumidas frescas ou secas. Fonte de proteína vegetal por excelência, as leguminosas se prestam a uma combinação perfeita com os cereais, já que juntos proporcionam todos os aminoácidos essenciais para a construção celular das crianças de todas as idades. Contêm muitos minerais – cálcio e ferro –, baixo teor de carboidratos (basicamente complexos e fibras), portanto, menos glicêmicas.

São plantas mais rasteiras ou arbustivas, e as sementes crescem em bagas ou vagens. São os famosos feijões, ervilhas, lentilhas. Nessa classificação encontramos o amendoim, que é uma vagem-raiz, mas nós o encaixamos entre as sementes ou frutas oleaginosas.

As leguminosas apresentam certa dificuldade de digestão, pois seus carboidratos são muito complexos, levando à formação de gases e flatulência, motivo pelo qual devem ser preparadas da maneira correta, principalmente para quem não consome proteína de origem animal. Normalmente, são fervidas em água até ficarem macias e depois refogadas para garantir bom cozimento e sabor, como é o caso do feijão brasileiro; ou são fermentadas, como é o caso da soja nas receitas da culinária oriental.

Outra forma de melhorar sua digestão (sem provocar flatulência) e assimilação é por meio da germinação. Sim, é possível consumir algumas leguminosas cruas, desde que germinadas. Bons exemplos: grão-de-bico, lentilha e ervilha são germinadas no ar. O feijão moyashi é brotado no ar. A lentilha é brotada na terra (ver tabela de germinação na p. 185-6).

A seguir, as leguminosas germinadas ou brotadas que usamos na alimentação crua e viva:

- feijão-azuki e moyashi;
- guandu e ervilha redonda;
- lentilha e grão-de-bico;
- vagens frescas em geral.

As sementes, ou frutas oleaginosas

Sê-mente é o exato comando para um povo que necessita ser mais consciente, lúcido, assertivo, coerente e próspero. O brasileiro precisa deixar de ser passional, ignorante (no sentido de ignorar), disperso, passivo e vítima. Devemos usar essa ferramenta natural e abundante, que aqui no Brasil e, no planeta Terra, se reproduz exatamente para nos prestar o seu viço. Sê-mente, ou seja, faça uso maior do seu poder pensante. Sem ele não somos Seres, apenas ilusão e frustração. Sem poder pensante não somos responsáveis nem por nós, quem dirá por nossas crianças!

A sê-mente é matéria-prima perfeita para o cérebro, parte física da mente:

- a mente racional, para nos garantir o bom uso da lógica, da memória, dos raciocínios, do discernimento, das escolhas, do planejamento etc.;
- a mente analógica (intuitiva ou espontânea), que vai tornar toda a nossa criatividade cada dia mais assertiva, autoconfiante, inadiável, produtiva e próspera.

São essas duas mentes que, usadas de forma integrada, nos tornam sempre joviais e prontos para a vida. São elas que nos tornam próximos das nossas crianças, internas e externas.

Somos tão criativos, mas nos perdemos no mundo da ilusão, das falsas expectativas (inclusive de educar e alimentar as crianças), das crenças e preconceitos, da inversão de valores, da falta de discernimento, de visão, de poder pensante.

As sementes germinadas são o pilar fundamental da alimentação viva. São deusas que, neste livro, significam também a Luz que vai iluminar nossos passos em direção a uma nova geração de seres que pensam com qualidade criativa, expansiva, visionária. Cabeça e pés no devido lugar, inclusive os adultos!

Como a própria classificação diz, essas sementes são ricas em óleos vegetais, que chamo de óleos "nutricionais" ou "funcionais", e constituem uma forma concentrada de energia, além da presença abundante de proteínas, fibras, minerais, vitaminas, enzimas e fito-hormônios. As células cerebrais são basicamente as lipoproteínas (*lipo* significa gordura), e essas sementes são basicamente fração oleosa (40% a 65%), proteínas (30% a 40%), traços de carboidratos (fibras), mais a alquimia dos micronutrientes. Por isso, essas sementes devem, na forma correta, fazer parte da alimentação diária das crianças de todas as idades. Elas serão, em primeira instância, a fonte proteica da alimentação crudivorista.

Não basta saber que são saudáveis, é preciso aprender a comprar, a manusear, a preparar e a consumir essas deusas. As mais populares no Brasil são as de girassol, gergelim, amendoim e, mais atualmente, a linhaça. Também existem as castanhas bem brasileiras, a castanha-do-pará (da Amazônia) e a castanha-de-caju, além da noz-pecã e da macadâmia. Sementes importadas, como a amêndoa, a avelã e a noz, devem ser usadas aqui no Brasil com parcimônia, já que poucas pessoas têm acesso a elas, pelo elevado custo.

Na hora de comprar qualquer semente, siga uma regra básica: ela precisa ser crua, fresca, o mais íntegra possível. Existem algumas opções interessantes já descascadas, como a de girassol, mas é recomendável evitar as sementes já descascadas, quebradas ou farinhas. Somente assim, vivas (em estado latente), poderão ser "acordadas", germinadas e/ou brotadas. Reforçando: jamais devemos comprar sementes trituradas (como a farinha de linhaça), torradas, assadas, fritas ou salgadas.

A castanha-do-pará e a castanha-de-caju, mesmo as vendidas como cruas, normalmente já passaram por um processo de "cozimento" para ser extraídas de suas "castanhas". Não são, portanto, sementes germináveis. Mas podemos adquiri-las diretamente do produtor. Colocá-las na água potável por 4-8 horas faz diluir seu potencial calórico e as torna mais digestas. Alguns crudivoristas não as usam em suas receitas, mas eu uso, pois são alimentos muito mais saudáveis do que qualquer produto de origem animal, industrializado ou aditivado. Por exemplo, qual é a opção mais saudável: uma maionese de castanha-de-caju com ervas frescas ou uma maionese com ovos, leite ou industrializada?

É preciso sempre observar se a data da embalagem da semente é recente e se apresenta sinais de envelhecimento. Sementes furadas ou com pó no fundo (carunchos), embalagem pegajosa (sinal de ranço e oxidação) ou embaçada (fungos) são sinais de alerta. Não compre dessa loja ou desse fornecedor, pois não são conhecedores de sementes, além de serem displicentes com o seu negócio. Se a compra for a varejo, procure um lojista com alta rotatividade de vendas, garantindo o frescor das sementes. Porém, é importante experimentar a germinação antes de levar grande quantidade. E algumas sementes, como a de alfafa, só são encontradas em estabelecimentos especializados.

Como afirmei anteriormente, as sementes germinadas (e seus brotos) imperam como deusas, força motriz de toda a alimentação crua e viva. Portanto, encontrar fornecedores idôneos faz parte da missão!

Para finalizar: as sementes germinadas (e seus brotos) são deusas que se beneficiaram de toda a alquimia da sua natureza e da água que as acordou. Durante a hidratação que precede a germinação, as sementes passam de míseros 3% a 5% de umidade para algo como 30% a 35% de umidade. Essa nova água é agora estruturada e contém todas as informações de vida que um alimento biogênico oferece! Portanto, capriche na qualidade da água que será usada para acordar e germinar as sementes.

Capítulo 7

TÉCNICAS DA CRULINÁRIA

Chegou a hora de aprender como agir em todas as etapas da alimentação crua e viva. Como escrevi no início do livro, não tenho a pretensão de transformar ninguém em 100% crudívoro, mas desejo expandir as opções de cardápio para crianças de todas as idades.

Para quem é bem iniciante, o mais recomendável é dar os primeiros passos na "cruzinha" assessorado por quem já tem alguma experiência. Felizmente, há cada vez mais divulgação, adeptos e pessoas para compartilhar e ensinar. Procure na sua cidade ou região cursos e oficinas de alimentação viva. Pode ter certeza de que conseguirá atrair alguém bem preparado para lhe dar a sustentação básica.

De qualquer modo, tenho certeza de que este livro lhe será bastante útil: um guia diário, um bê-á-bá da "cruzinha".

Vamos lá! Mãos à obra!

Água vitalizada

Essa é uma forma saudável e divertida de tomar mais água no dia a dia, fazendo uso das ervas e dos cristais. Para tanto, basta colocar diariamente numa jarra ou garrafa (de vidro transparente, incolor ou colorido) um ramo de erva – hortelã ou alecrim para acordar, anis, erva-doce ou manjericão para a digestão, pitanga para proteção, lavanda ou pétalas de rosa para relaxar – e um cristal (quartzo branco para clarear as ideias, quartzo rosa para relaxar ou malaquita para curas em geral).

COMO FAVORECER A ENERGIA VITAL DOS ALIMENTOS, DO TERRAPIA

Lembre-se de que a palavra "sabor" tem a mesma origem de "saber". Busque na crulinária a "investigação" do alimento. A "cruzinha" viva é um laboratório que favorece o aprendizado sobre a vida. Quanto mais digerimos e nos desintoxicamos, mais nossas papilas têm capacidade de perceber, com precisão, os sabores. Portanto, abrem-se os portais da sabedoria!

O espaço da "cruzinha" deve privilegiar o contato com o ar (ser arejado), a água, o sol (ser ensolarado) e ter utensílios para organizar os alimentos provenientes da terra, fontes de energias sutis e vitais: cestos, prateleiras, vidros, garrafas, artesanatos de material natural...

Use as mãos na preparação dos alimentos, favorecendo a troca de energia vital e a comunicação: a chamada bioinformação. No ato de preparar os alimentos crus e vivos, já está acontecendo uma nutrição: aromas, texturas, cores, temperaturas já estão comunicando transformações, curas, saciedade. O alimento recebe de quem o prepara amor, gratidão, respeito, valorização, e retorna com toda a sua alquimia. Quem consumir esse alimento receberá o transbordamento de tudo isso!

O brotário, local onde serão produzidos e mantidos os germinados e brotos, deve ser instalado próximo à fonte de água potável ou filtrada, num local sombreado, para a germinação das sementes. Os brotos na terra precisam receber a luz do sol, mas não o sol direto, pois ele vai ressecar rapidamente a terra e os brotos que ainda são muito tenros e vulneráveis à desidratação. Já as sementes em germinação no ar precisam descansar à sombra.

Mantenha a vitalidade dos alimentos conservando-os com os talos na água, em local fresco e sombreado (exceto tubérculos secos, como batata, inhame, alho, cebola, gengibre). Lembre-se de que na "cruzinha" evitamos o uso de geladeira e congelador, agentes de envelhecimento dos alimentos. Sempre que possível, opte pelos produtos de cultivo orgânico, que conservam mais tempo suas informações nutricionais e energéticas.

Escolha panelas e demais vasilhas com menor interferência nos alimentos. Para amornar, use panela de barro, de vidro, de pedra, de inox ou esmaltada. As panelas de alumínio ou com revestimento sintético liberam substâncias tóxicas para o alimento. Para hidratar, marinar e manusear os alimentos, use utensílios de pirex, porcelana ou cerâmica. Evite plásticos e materiais sintéticos.

Se possível, opte por consumir, ao máximo, água natural direto da fonte. Evite comprar água engarrafada: os aparelhos esterilizantes modificam a água e reduzem sua vitalidade. Utilize reservatórios de barro para conservação, mantendo assim a água em contato com a TERRA!

Convide os amigos para prepararem juntos uma refeição. O encontro humano é outra fonte de troca, ampliação e transbordamento de energia vital!

As refeições vivas devem ser consumidas logo após o preparo. Guardar na geladeira o alimento preparado ou cortá-lo previamente faz com que perca a energia vital, fonte primeira de nossa alimentação.

O ideal é que o raminho de erva seja fresco, colhido na hora de colocar na jarra, pois assim se garante uma vitalização mais intensa e plena. Deixe solarizar por 2-4 horas e tome essa água ao longo do dia, e no dia seguinte prepare tudo de novo: novas ervas e cristais. Se por acaso sobrar um pouco, use-a no banho.

Higiene

Na alimentação crua e viva existe uma regra: sem neurose. Mais importante do que tornar tudo asséptico do lado de fora é nos tornarmos pessoas com mais capacidade de defesa interna.

Em minhas palestras, sempre faço a seguinte pergunta: a criança supermimada consegue se defender melhor do mundo lá fora? Dificilmente. Então pare de mimar demais seu sistema imunológico! Ao contrário: fortaleça-o! Portanto, sem neurose, certo?

Claro, higiene é fundamental. Principalmente quando estamos "cruzinhando" para bebês com até 2 anos. Nessa fase, uma diarreia é meio passo para um óbito. Assim, mesmo na fase da amamentação exclusiva, deve-se lavar sempre as mãos, principalmente após ir ao banheiro, com água limpa e sabão neutro; não é preciso perfume. Lavar as mamas após cada mamada evita, inclusive, quadros de mastite etc.

Na "cruzinha", use mãos e utensílios limpos. Água limpa. Não é preciso ferver, bastam umas boas escovinhas (para cada tipo de utensílio), sabão de coco e água quente no enxágue. Principalmente nas raízes e frutos de casca rugosa. Para os preparos e diluições: água limpa, potável, ideal é a solarizada. As sementes que serão germinadas, antes de colocadas de molho, devem ser bem lavadas em água corrente, separando pedrinhas, galhinhos, partes quebradas e com defeitos.

Para lavar os alimentos, como raízes e aqueles de casca mais dura e rugosa, utilize escovinha e sabão de coco. Depois enxágue em água limpa, se possível, corrente. Para pôr de molho: 1 litro de água limpa e suco fresco de 1 limão (deixando as carcaças também, pois são ricas em d-limoneno). As folhas ou legumes ficam de molho por no máximo 10 minutos. Jamais use vinagre ou hipoclorito para higienizar alimentos.

São fortes agentes acidificantes que poderão anular a ação alcalinizante dos crus e vivos. O hipoclorito (cândida) é um caso claro de exagero: matam-se os microrganismos e o dono da casa junto.

Sempre me perguntam se adianta colocar alimentos de cultura convencional (com agrotóxicos) em água com carvão comum (aquele de churrasco) para livrá-los de agrotóxicos. Considero perda de tempo quando o agrotóxico for do tipo sistêmico, pois estará presente na água intracelular (dentro das células). Não há carvão que consiga tal extração, mesmo aquele carvão ativo, muito caro e raro, ao qual apenas os químicos têm acesso. Para o caso de agrotóxicos não sistêmicos, seriam necessários 30 minutos de molho em água limpa com alguns pedaços de carvão e/ou trigo-grama (broto) picado. De qualquer forma, o melhor mesmo é investir nos orgânicos e saber comprar nas feiras e quitandas de bairro ou de zonas rurais. No caso de alimentos da cultura convencional, que não recomendo para o consumo de crianças com menos de 2 anos, a melhor defesa é mesmo saber comprar.

Métodos de processamento: liquidificador ou centrífuga?

Sempre afirmo: no dia em que a saúde for direito somente dos que têm poder aquisitivo, desisto! Qualquer pessoa pode ter um liquidificador; já a centrífuga é um acessório proibitivo para muitos. Além disso, a centrífuga produz mais desperdício e é bem mais chatinha de lavar. Então, em geral, recomendo o liquidificador.

Mas a pergunta pode ser: separo as fibras ou não? Entro em contato com os alimentos sensorialmente ou não? As fibras são essenciais à saúde. Não são nutrientes, mas sua presença no percurso digestivo e excretor é fundamental. Elas equilibram os tempos digestivos, dão saciedade, ajudam na liberação gradual da glicose no sangue e na absorção/adsorção das toxinas, dão volume e fluidez às fezes e, finalmente, evitam a constipação e o câncer de cólon e reto.

O suco preparado no liquidificador, sem coar ou coado em uma panela furada tipo 2 (ver boxe na próxima página) é mais indicado para quem apresenta problema agudo ou crônico de intestino preso, deseja prevenir ou tratar um câncer colorretal, quer acelerar a limpeza do sangue ou pratica medicina preventiva. Porém, ao coarmos o suco preparado no liquidificador na panela furada tipo 1 ou na centrífuga, teremos um suco com baixo teor de fibras. Nesse caso, todo o consumo de energia digestiva é evitado ao máximo.

O suco coado na panela furada tipo 1 é mais indicado para quem: prepara o suco para crianças de até 3 anos; prepara os leites de sementes (no liquidificador); não gosta de sucos muito espessos, como é o caso dos adolescentes; está gravemente doente e não tem tempo a perder e deseja fortalecer rapidamente o sistema imunológico.

Quando usamos sementes germinadas (com ou sem casca), elas não podem ser colocadas na centrífuga, somente no liquidificador. Daí, talvez não seja prático sujar dois eletrodomésticos. Uma sugestão para quem não se importa e quer usar a centrífuga é: coloque na centrífuga as raízes, os cítricos e as folhas mais duras. No liquidificador, as frutas, as sementes, os brotos e as folhas macias. Dessa forma, torna-se possível integrar esses dois processos de preparo.

Depois de preparar e tomar os sucos e vitaminas, o liquidificador volta limpinho para preparar massas, musses, papinhas, triturar ou macerar sementes. Nessa área do conhecimento, todos os que já passaram por uma cozinha convencional sabem da importância de ter um bom liquidificador sempre à mão.

O processador de alimentos

Uma coisa é certa: quem dá os primeiros passos na alimentação crua e viva logo sentirá falta de um processador. Ao contrário da centrífuga, não podemos abrir mão dele. Como os liquidificadores, existem muitos modelos e preços para todos os bolsos: desde 60 até 400 reais. Todos são muito úteis. Existem até as versões manuais, como os vários tipos de ralador, mandolina e maquininha manual de fazer macarrão de legumes: a *turning slicer* (é importada, mas fácil de encontrar no bairro da Liberdade, em São Paulo).

O processador é capaz de ralar, laminar ou picotar alimentos em questão de segundos, como é o caso da cenoura, da mandioquinha ou da couve-flor. Tudo isso pode compor uma salada, um amornado, um hamburguinho ou um sopão. O processador é o

AS PANELAS FURADAS

Panela furada é uma expressão criada pela Ana Freitas, aluna graduada na PUC em desenho industrial, frequentadora do Biochip, orientado por Ana Branco, uma das pioneiras na propagação da alimentação viva no Brasil. Nada mais é do que um coador de pano que torna mais rápido, higiênico e prático o preparo dos sucos e leites de sementes. Ela é espaçosa o suficiente para preparar suco para muitas pessoas e é bem segura no manuseio, porque tem um elástico roliço em toda a borda. É feita com tecidos especiais, para secar rápido e viabilizar lavagens eficientes e higiênicas (com sabão de coco, enxaguando bem e deixando secar em local bem ventilado).

A Panela Furada 1 (PF1) é confeccionada em tecido de organza (ou *voile*), tem poros bem estreitos e é utilizada para coar o suco de luz do sol, sucos verdes (de clorofila) e os leites de sementes. Estudos científicos apontam que, quanto mais baixo é o teor de fibras, mais a clorofila é bem assimilada pelo organismo.

A Panela Furada 2 (PF2) tem poros de cerca de 1 milímetro e é indicada para coar sucos em geral. Seu tecido é uma malha 100% de poliéster, conhecida como "telinha soft". Por ser intermediária, é a panela mais versátil da cozinha crua e viva. Gera líquidos um pouco mais cremosos e ricos em fibras, sendo ideal para diabéticos e pessoas com problemas de constipação.

A Panela Furada 3 (PF3) tem poros de cerca de 2-3 milímetros e é indicada para coar frutas macias que não precisam ser liquefeitas previamente, como banana, fruta-do-conde, manga, melancia, jaca mole, uva ou goiaba. Pode ser usada também para secar folhas verdes, base para germinar sementes no ar, e até servir de chupeta, colocando um pedaço de banana, maçã ou pera dentro e deixando que a criança chuche: é muito mais saudável que chupeta!

Muitas pessoas me perguntam: mas não é possível coar numa peneira ou usar a centrífuga? Seria, mas leva um tempo enorme, é preciso forçar com uma colher, atritando metal com metal ou metal com plástico. Na panela furada, o processo é mais rápido. Sem contar a experiência mágica de colocar as mãos na massa, sentir o leite da terra escorrendo entre os dedos, a temperatura, o aroma, a textura. Tudo sensorial e nutricional, bioinformação via poros! Além disso, as sementes germinadas não passam no filtro das centrífugas. Seria necessário usar a centrífuga e o liquidificador, o que dá mais trabalho e faz mais sujeira.

instrumento ideal para fazer a massa do pão essênio (doce ou salgado), as bases das tortas (doces ou salgadas) e todos os docinhos de festa. E ainda: uma granola viva, um müsli, um biscoito, uma pasta de grão-de-bico (homus), uma pasta de berinjela (babaganuj). Não há limites.

Germinação e brotos

Como disse anteriormente, na alimentação crua e viva as sementes germinadas (e seus brotos) imperam como força motriz de toda a alimentação viva.

Entrou na "cruzinha"? O primeiro passo será colocar as mãos nessas deusas para germiná-las e cultivar seus brotos no ar ou na terra. Sementes germinadas são seres que foram despertados pelo elemento água e passaram a ter seu poder nutricional e energético potencializado, com o mérito de suas calorias (energia jurássica) serem reduzidas diante do processo de germinação.

Germinar as sementes significa aumentar seu poder nutricional e energético em 300% a 1.200%. É como tirar o telefone do gancho ou ligar a internet. Antes disso estou incomunicável, depois disso me comunico com o mundo. O zinco da alfafa, por exemplo, aumenta de 6,8 para 18 miligramas. Na germinação, as sementes explodem no que têm de melhor a nos oferecer, as enzimas, e minimizamos o que elas possuem de não benéfico, os antinutricionais, como seus fitatos, inibidores de tripsina (nos feijões), lectinas e glúten (na maioria dos cereais).

Domesticamente, as sementes podem ser germinadas no ar ou na água. É possível cultivar os brotos de algumas delas no ar ou na terra. Considero que a melhor metodologia é a do Terrapia. O material necessário é simples: semente e água de boa qualidade, vidro de boca larga, tule e elástico para o processo no ar, bandeja com terra para brotar na terra ou uma vasilha com água para a germinação na água. Com o material nas mãos, vamos lá!

Germinação no ar

A primeira etapa é comum a todas as sementes: acordar as deusas. Lave bem as sementes escolhidas e deixe-as de molho em água potável por cerca de 8 horas. Essa etapa pode ser realizada em qualquer horário, mas ganhamos tempo se fizermos isso na hora de deitar. Assim, enquanto dormimos, as deusas acordam!

A segunda etapa é escorrer a água do molho e lavar bem as sementes dentro do pote umas cinco vezes. Se estiverem em peneira ou escorredor, lave-as sob a torneira, revolvendo as sementes por alguns segundos sob a água corrente.

A terceira etapa consiste em colocar o vidro com a semente úmida num local inclinado (45 graus), de maneira que possa pegar ar, escorrer o excesso de água e deixar na sombra. Se estiverem em peneira ou escorredor, use uma base de vidro ou cerâmica para receber o excesso de água que escorre das sementes úmidas.

A quarta etapa é manter as sementes úmidas para que o germe (o narizinho) tenha condições de romper a casca. Lave bem (duas a cinco vezes, dependendo da temperatura e da umidade do local), pela manhã e à noite, retornando ao lugar inclinado ou apoiado, onde elas continuam se alimentando de ar para poder germinar.

A colheita (ou seja, quando estão prontas para consumo) ocorrerá quando estiverem com o "narizinho para fora". Respeite os tempos indicados na tabela a seguir, mas as regras básicas são: não deixe o narizinho ultrapassar o tamanho da semente ou brotar até a formação de folhas, pois, se alcançar esse estágio, a maioria das sementes ficará contaminada por fungos. Para obter os brotos e as folhas, a técnica será de cultivo.

Germinação na água

Siga a primeira etapa descrita acima. Na segunda etapa, após o acordar, as sementes que germinam na água devem continuar imersas, tendo o cuidado de trocar a água (potável) cerca de duas vezes por dia (de manhã e à noite). Estarão prontas para consumo quando o narizinho apontar. A tabela a seguir mostra que esse apontar pode durar horas ou dias, dependendo da semente, ou seja, se tem casca fina ou grossa, se é fresca ou não, se é de cultura local ou não.

Cultivo de brotos no ar

Algumas sementes devem ser consumidas somente no estágio de "broto", devido à presença de substâncias tóxicas no início do processo de germinação. Por isso se continua o processo no ar, isto é, mantendo-as sobre as peneiras e escorredores, com hidratação duas vezes por dia (de manhã e à noite), até aparecerem as duas primeiras folhinhas, quando ficam prontas para o consumo. Bons exemplos são a alfafa e o trevo. A alfafa precisa iniciar a produção de clorofila – geralmente no quarto dia isso já ocorre, e então pode ser ingerida.

Cultivo de brotos na terra

Após a etapa inicial de acordar, as sementes vão germinar no ar. Isso garante a germinação de todas as sementes, o que acelera o processo de cultivo. Com o "narizinho para fora" (em geral basta ficar 8 horas na água e 8 horas no ar), as sementes são espalhadas numa bandeja com furos embaixo (ou não) e sobre uma camada de cerca de 3 centímetros de terra de compostagem ou húmus (a qualidade da terra é fundamental). Cubra as sementes com pouca terra peneirada e borrife com água (sem encharcar). No início, devem ficar num local sombreado e, depois de 8 horas, em local rico em luz solar. Evite, porém, lugares ensolarados, que desidratam a terra e os brotos. Elas devem ser regularmente regadas (melhor se borrifadas), sem encharcar. Uma dica: se for possível, use uma água com 10% de água do mar. Seus brotos serão ainda mais vivos e nutritivos. Estarão prontos para consumo quando tiverem uns 10 centímetros de altura.

Observações importantes

Agora que já conhecemos as várias formas de germinação, vamos às dicas para germinar uma semente adequada para consumo alimentar.

Para que as sementes germinem, é preciso saber comprar e ter fornecedores de confiança, pois elas devem estar frescas e bem conservadas. Cada semente tem sua particularidade: o tempo que leva para germinar, o tamanho, a textura e a cor da casca, por quanto tempo conserva a capacidade de germinar, a época em que foi colhida, a graciosidade, o sabor e o saber (suas informações energéticas, ocultas).

Lave bem as sementes em água corrente antes de iniciar o processo. Em geral, uso uma peneira ou um escorredor de arroz. Não coloque para germinar uma quantidade de sementes maior do que a que vai utilizar. Assim não sobrará semente germinada para o dia seguinte. Ou seja, o ideal é planejar as germinações para o consumo diário, levando em conta o número de comensais. Ao germiná-las, devemos prestar bastante atenção a esse ser vivo que se desenvolverá diante de nossos olhos. Cada semente apresenta um desenvolvimento próprio, e se seu tempo de germinar passar, ela será visitada por fungos e entrará em processo de decomposição (mau odor), o que impedirá seu consumo.

Nem todas as sementes podem ser consumidas germinadas ou brotadas. Portanto, apresento a seguir uma lista, elaborada com base na experiência de vários crudivoristas, basicamente sob o clima da região Sudeste brasileira.

Toda semente germinada na água deve ser consumida assim que é escorrida. Se ficar exposta no ar, vai fermentar. Preste muita atenção ao tamanho do "narizinho" da semente germinada: se for maior que o tamanho da semente, não servirá para consumo, e, se plantada, dará um broto fraco, pois já perdeu a força para gerar uma planta. Quando isso acontecer, seu destino será a compostagem.

No frio, o "narizinho" das sementes demora mais tempo para surgir. O correto é manter o mesmo tempo de água, mas aumentar o tempo de ar, até que ele surja. Com exceção da semente de gergelim, cujo narizinho não deixamos aparecer porque ela fica muito amarga.

O girassol com casca, a aveia integral e a linhaça (marrom ou dourada) podem ser adquiridos em casas de pássaros, desde que não haja comercialização de bichos no mesmo local. Isso porque a higiene precisa ser total, sem risco de contaminação pelas fezes dos animais. No caso do amendoim, deve vir de fornecedores certificados quanto ao controle de fungos, como é o caso da Yoki e da Mãe Terra.

SEMENTES E PROCESSOS PARA GERMINAÇÃO

Sementes	Tempo (horas) de imersão em água (acordando)	Tempo (horas) de germinação no ar	Tempo (horas) de germinação na água	Brotos na na terra ou no ar	Onde comprar
Alfafa	8			3-4 dias (ar) (a)	importadora
Amaranto (caruru)	8			3-4 dias (ar)	importadora
Amêndoa sem casca, com pele			24-48 (b)		supermercado
Amendoim	8	8-16 (c)			supermercado
Arroz integral cateto e agulhinha	8	48 (d)		broto (terra)	supermercado
Aveia em grão sem casca	8-12 (e)				loja de pássaros
Avelã sem casca			24-48 (b)		supermercado
Cacau debulhado da fruta fresca			4-5 dias		quitanda
Cacau nibs ou inteiro (desidratado)	2-4 (f)				Doce Limão
Castanha-do-pará comum (f)	4-6				supermercado
Castanha-do-pará crua			4-5 dias		direto do produtor
Castanha-de--caju (f)	4-6				zona cerealista
Centeio	8	8-16 (k)			loja de prod. naturais
Cevadinha	8-12 (e)				loja de prod. naturais
Coco seco (g)			Mín. 7 dias		supermercado
Ervilha inteira (redonda)	8	8-16 (b)		7-10 dias (terra)	importadora

SEMENTES E PROCESSOS PARA GERMINAÇÃO

Sementes	Tempo (horas) de imersão em água (acordando)	Tempo (horas) de germinação no ar	Tempo (horas) de germinação na água	Brotos na na terra ou no ar	Onde comprar
Feijão-azuki	8	2 dias (h)			loja de prod. naturais
Feijão moyashi	8			4-5 dias (ar) (i)	loja de prod. naturais
Gergelim com casca (preto ou branco)	8	8 (j)			loja de prod. naturais
Girassol com casca (miúdo, graúdo ou branco)	8	8-36 (k)		7-10 dias (terra)	supermercado e loja de pássaros
Girassol sem casca	4-8 (e)				loja de prod. naturais
Grão-de-bico	8	8-16 (b)			supermercado
Lentilha marrom	8	8-16 (b)		7-10 dias (terra)	supermercado
Lentilha rosa sem casca	8				loja de prod. naturais
Linhaça	8 (l)		8 (m)		supermercado
Nozes portuguesas			8-12		supermercado
Noz-pecã			8-12		loja de prod. naturais
Noz com casca (todas)			3-4 dias		vários
Macadâmia			8-12		importadora
Quinoa	2-4	2-4 (n)			loja de prod. naturais
Trigo integral	8	8-16 (k)	4-5 dias	4-5 dias (terra)	loja de prod. naturais
Trigo-sarraceno sem casca	8-12				loja de prod. naturais

Fonte: www4.ensp.fiocruz.br/terrapia.

(a) Os brotos precisam de muita água para o crescimento. O ideal é lavar 2-4 vezes ao dia. Tirar a casquinha antes do consumo. Sabor suave, ótimo para a transição alimentar das crianças.

(b) Para as crianças, é importante tirar a pele antes de consumir.
(c) É fundamental tirar a pele e observar o estado das sementes. Se houver pontos pretos ou cor anormal, descarte a semente. Se o porcentual dessas sementes com problemas for acima dos 10%, descarte tudo e troque de fornecedor.
(d) Até aparecer o "narizinho".
(e) Algumas sementes, ao serem descascadas, ficam sem germe e não vão germinar, mas, ao colocá-las na água, desencadearão seu "potencial germinativo", como é o caso da aveia, da cevadinha e do girassol sem casca. Em geral, germinam no máximo 30%. Deixadas de molho por 8-12 horas, ficam macias para consumo.
(f) A castanha-do-pará e a castanha-de-caju, mesmo as vendidas como cruas, normalmente já passaram por um processo de "cozimento" para a extração de suas "castanhas". Não são, portanto, sementes germináveis. Mas, se colocadas em água potável por 4-8 horas, seu potencial calórico será diluído e elas se tornarão mais digestas. No caso do cacau, já fermentado, a função é somente de reidratação.
(g) Procure um coco seco em bom estado, que não esteja rachado e contenha água em seu interior. Deixe-o "naufragado" na água (em balde ou bacia) no mínimo por 7 dias, lavando bem (esfregando com as mãos) sob água corrente e trocando a água uma vez ao dia.
(h) Sementes que não germinaram (duras) devem ser descartadas.
(i) No escuro para que os brotos fiquem macios.
(j) Amarga se ficar mais de 8 horas no ar. Não use gergelim sem casca, pois, mesmo que germine, terá sabor muito amargo.
(k) No verão, germina com menos horas no ar. No inverno, demora mais. Quanto menor a semente, mais rápida a germinação. Nos casos dos cereais – trigo, centeio e cevada – outra variável é o que se deseja preparar. Se quiser essa semente mais macia para mastigar inteira, fazer pães ou biscoitos, deixe-a no ar por 24-36 horas, enxaguando diariamente pela manhã e à noite.
(l) A linhaça deve ser hidratada em 1:5 partes de água filtrada (ou de coco-verde). Ou seja, para cada 2 colheres (sopa) de semente, use 10 colheres (sopa) de água. Ela formará uma mucilagem (um gel) durante a hidratação, que não precisa ser lavada, desde que se consuma somente a dose diária recomendada (2 colheres de sopa/adulto ou 1 colher de sobremesa ou sopa/criança até 12 anos)

para que o teor de ácido fítico residual atue beneficamente como antioxidante. Com 8 horas de hidratação, já pode ser consumida no preparo de sucos e receitas em geral. Porém, se for deixada no próprio recipiente de vidro por mais 8 horas, terá seu potencial germinativo otimizado.[1]

(m) Semente que, apesar de brotar, é melhor se consumida antes de o narizinho aparecer, pois poderá ter gosto ruim.

(n) A Embrapa está desenvolvendo uma produção adaptada às condições brasileiras (nas regiões de Goiás e Mato Grosso). A oferta comercial ainda é pequena. Enquanto não temos produção nacional, o melhor substituto é o trigo-sarraceno.

ALERTA SOBRE A GERMINAÇÃO DE SEMENTES

Em princípio, todas as sementes que estão cruas e com a casca (ou pele) preservada podem germinar. Mesmo assim, é possível que não germinem se:

- estiverem velhas porque foram mal embaladas, armazenadas ou a validade tenha vencido. Nesse caso, antes de germinar, entram em decomposição (espuma, mau cheiro);
- forem sementes que sofreram irradiação (para aumentar o tempo e a segurança de estocagem), portanto, estão mortas;
- tiverem sido deixadas por tempo demais na água, então vão fermentar;
- tiverem ficado pouco tempo na água (menos de 4 horas).

Se estiverem bem conservadas e cruas, potencialmente vivas, todas as sementes germinam, porém nem todas apresentam raiz primária (narizinho), como é o normal. As castanhas e o arroz (todos), por exemplo, não têm essa característica. Uma regra básica que funciona bem é:

- todas as sementes com casca no seu estado natural germinam;
- sementes que não estão com a casca ou a pele poderão germinar parcialmente, dependendo da agressão do processo usado. A aveia em grão sem casca (nacional) germina 30%, por exemplo;
- sementes que perderam a pele devido a um processamento, como as nozes e o arroz polido ou parboilizado, não germinam;
- sementes que passaram por algum processo de aquecimento não vão germinar, apenas acordar, como é o caso da castanha-de-caju e da castanha-do-pará.

---

1 Conceição Trucom, *A importância da linhaça para a saúde*.

Exemplos de sementes que geram narizinho, mas não se deve esperar, pois ficam com gosto ruim: linhaça, alpiste e painço.

Exemplos de sementes que não geram narizinho: castanha-do-pará crua, nozes, amêndoa e cevadinha sem casca.

Exemplos de sementes que geram broto na terra: trigo, lentilha, grão-de-bico, amendoim, milho, milho de pipoca e girassol com casca.

Quais são as sementes que, mesmo germinadas, não devem ser consumidas?

Feijão: ainda fica um residual de alcaloides que o tornam tóxico. É possível consumi-lo, mas não é recomendado fazer uso diário. Feijões mais recomendados para germinar e consumir ocasionalmente: azuki e moyashi.

Arroz integral sem casca (polido e parboilizado, não germina): é muito duro para ser consumido cru, porém, dele é possível fazer leite.

Milho seco: é muito duro para ser consumido cru, mas é possível plantá-lo e obter grama para o preparo de suco verde. Nota: o milho-verde não precisa ser germinado e é muito saboroso para consumir cru, mas tem de estar bem tenro, quase branquinho.

Milho de pipoca: é muito duro para ser consumido cru; use para fazer leite ou plantar gramas.

Essa é a semente mais consumida pela humanidade, porém é a que mais contém agrotóxicos, além do potencial de ser transgênica, por ser produzida em grande escala. O interessante da alimentação crua e viva é que você vai conhecer tantas outras sementes, muito mais nutritivas e não tão exploradas, que não vai sentir muita falta desta.

Porém, ao consumir essa semente cozida, recomenda-se germiná-la antes para melhorar seu poder nutritivo e digestivo. A vitalização fica meio de fora devido ao cozimento...

Finalmente, se houver interesse em cozinhar sementes integrais, como os feijões e o arroz, a prévia germinação será adequada porque:

- O cozimento será mais rápido, portanto mais ecológico e econômico.
- O alimento será mais seguro e digestivo, pois a germinação reduz alguns antinutricionais, como os fitatos, que são antioxidantes em baixa concentração, mas desmineralizantes nos cereais integrais crus.

Desidratação

Quando desidratamos um alimento, ele perde parte de sua energia vital. Portanto, preparos com produtos desidratados precisam ter sua energia vital compensada com a presença de sementes germinadas. Todo desidratado é um concentrado calórico e deve ser ingerido com cautela e parcimônia, porque sua digestão pode sobrecarregar o fígado e os rins. Deve ser usado em menor quantidade que os alimentos crus e frescos. Um procedimento importante antes de seu consumo é a prévia reidratação.

A desidratação que recomendo é a solar, que utiliza fonte de energia limpa e renovável: a luz e o calor do sol. Na desidratação solar, os alimentos conservam seus nutrientes, desde que a exposição ao sol não ultrapasse o tempo de desidratação. Uso sempre bases de vidro, pirex, porcelana ou cerâmica. Separe bem as peças que serão desidratadas ou faça lâminas (fatias) não muito grossas para permitir uma desidratação mais rápida e fácil. E sempre coloque sobre o pirex que contém os alimentos um protetor de filó (preso com pregadores), para evitar o contato com mãos sujas (das crianças e visitantes), insetos ou animais. Aliás, escolha um local limpo, arejado, ensolarado e longe de estranhos, crianças e animais.

A desidratação é uma técnica milenar que aumenta o tempo de armazenagem dos alimentos, mas é preciso que a água tenha sido evaporada até 15% no máximo (não pode passar do ponto para que eles não fiquem úmidos ou secos demais), que haja absoluta higiene em todas as etapas do processo e que sejam armazenados adequadamente. As frutas mais doces e ácidas são as de mais fácil desidratação e conservação.

Podemos desidratar frutas picadas ou sua polpa liquidificada, tomate, jiló e até farinha de mandioca. Com esses desidratados é possível preparar pratos deliciosos como tortas, geleias, biscoitos, pães doces e salgados, hambúrgueres e tudo o que nossa criatividade permitir. Mas é necessário ficar por perto para virar as peças e acelerar a desidratação, além de evitar que ela passe do ponto e seque demais.

Uma alternativa de desidratação para quem mora em casas ou cidades que não têm muito sol, ou mesmo em dias (estações) de pouco sol, é usar o forno em fogo bem baixo. O meu truque é ligar o forno vazio no máximo, deixá-lo aquecer bem por uns 5-10 minutos e desligá-lo. Em seguida, coloco o pirex com as peças que serão desidratadas e espero o forno esfriar. Repito a operação até chegar ao ponto ideal da desidratação. Claro, não é o ideal, mas será o melhor possível nas condições existentes.

Nas referências no fim do livro há uma indicação para o link de um vídeo que mostra um desidratador solar superinteressante.

Hidratação

Para hidratar frutas secas, sementes e tomate seco, a dica é usar a água do coco-verde. Nada melhor que essa água docinha, estruturada, para "ressuscitar" esses alimentos desidratados pelo sol. É óbvio que podemos hidratar em água filtrada, água vitalizada e solarizada, num suco de frutas (laranja-pera fica ótimo) ou chá de ervas, mas com água de coco-verde fica nota 10! Melhor ainda: acrescente umas folhinhas de hortelã, gotinhas de limão ou sementes de ervas finas.

Será preciso um mínimo de 10 minutos – o ideal é 30 – para uma boa reidratação. Recomenda-se que o processo seja realizado em um copo de vidro ou porcelana.

Prensagem, ou "cruzimento" com as mãos

Quando dou as oficinas sobre alimentação crua e viva, essa é a técnica que mais fascina os alunos. A prensagem é um processo muito simples, prático e eclético: tudo pode ser prensado, ficar com uma cara nova, textura, sabor e finalmente ser consumido cru. Para os alunos, fica uma sensação de libertação.

A prensagem é uma forma interessante da crulinária, pois é um cozimento mecânico com as mãos, um artesanato, uma oportunidade de meditação. Alimentos como a berinjela, a abobrinha e a abóbora, que ninguém imaginava poder ingerir crus, porque têm uma cica, transformam-se, após a prensagem, em quitutes adoráveis. Crianças e adultos querem prensar, degustar e repetir. Depois dos sucos, os prensados são os mais fáceis de adotar no dia a dia da "cruzinha".

Existem alguns vegetais que são incômodos para mastigar, como o chuchu, a couve-flor e os brócolis. Por intermédio da prensagem, obtemos uma consistência mais branda (apesar de crocante) e a retirada de algumas resinas e ácidos. As pessoas comentam: "Quem diria? Couve-flor crua..."

Para prensar, pique, rale, lamine ou processe o alimento conforme indicado na receita. Coloque tudo em uma tigela de vidro larga, que permita o bom manuseio dos alimentos. Acrescente suco fresco de limão e sal marinho ou missô e comece a prensar tudo com as mãos, um jeito até mecânico de apertar e ao mesmo tempo aquecer, favorecendo o contato de cada pedacinho do alimento com os temperos e o calor das suas mãos. Continue prensando até atingir o ponto desejado. Os princípios ativos que escorrerem dos prensados encontrarão no sal e no limão estabilidade antioxidante. Como a crulinária é uma arte fascinante, podemos trocar o limão por laranja-pera, ou mesmo por tangerina, e descobrir o resultado.

O ponto desejado será você quem decidirá. Percebe-se a mudança de cor porque o alimento fica mais transparente, macio e mastigável. O mais curioso é que, apesar de "cruzido", o alimento fica saborosamente crocante. Em geral, o processo leva de 1-3 minutos, dependendo da quantidade e do tipo de alimento. Depois de prensado, escorra o excesso de líquido gerado (jogue fora ou use no preparo de molho para salada), acerte os temperos, acrescente ervas finas, decore e sirva.

Marinada

Se deixarmos por alguns minutos os alimentos picados, ralados ou prensados em limão e ervas aromáticas, teremos marinadas. Marinar significa deixar o alimento absorver o tempero por um tempo, de 15 minutos a algumas horas, antes de consumi-lo. É o processo de amaciar e acentuar o sabor do alimento por meio de sua imersão no suco fresco de limão, acrescido de ervas e temperos como missô ou sal marinho e azeite extra virgem.

Na marinada, o uso do suco fresco de limão confere aos alimentos um sabor especial, mais digestibilidade e suavidade. O limão, com suas propriedades de alcalinizar e desintoxicar, facilita a digestão e a assimilação dos nutrientes da refeição, evitando ainda fermentações e gases.

Para que a marinada faça efeito, é necessário que os sucos estejam em contato direto com os ingredientes; portanto, quanto menor o corte, menor o tempo de marinada e a quantidade de suco de limão, evitando assim que o sabor ácido fique muito acentuado. Alimentos muito delicados, como o cogumelo shitake, devem marinar por no máximo 15 minutos.

As marinadas devem ser feitas em recipientes de vidro ou cerâmica com tampa, e, uma vez prontas, podem até ser conservadas por alguns minutos na geladeira até o momento de servir.

Fermentação

A fermentação é sempre um processo microbiológico em que os microrganismos presentes no próprio alimento (como o picles) ou adicionados (como missô, queijos e iogurtes) vão se alimentar dos açúcares existentes no meio, formando fermentos ou gases. Assim, além de o alimento passar por transformações físicas, também ganha digestibilidade (sabor, aromas e enzimas) e valores nutricionais como vitaminas e sais minerais. Trata-se de uma técnica milenar de conservar e agregar valor aos alimentos.

A fermentação pode ser realizada sem a adição de microrganismos, no caso, uma fermentação endógena, que usa os microrganismos inerentes a todo e qualquer alimento. Ou pode ser realizada com a adição de microrganismos, como os lactobacilos, no caso de uma fermentação exógena.

No entanto, para ter sucesso e produzir alimentos saudáveis e benéficos à saúde humana, o processo de fermentação precisa de alguns cuidados e controles.

1. Higiene dos alimentos (matéria-prima), dos utensílios (frascos, garrafas, talheres...) e da pessoa que manipula, para não correr o risco de microrganismos nefastos competirem com os bons microrganismos, comprometendo, assim, o resultado final do fermentado.
2. O controle da temperatura de fermentação é outra variável importante. Em geral, as fermentações caseiras precisam ocorrer em temperatura ambiente, que varia entre 20 e 25 °C. Portanto, em dias muito quentes, os tempos de fermentação serão menores. Em dias muito frios, eles serão maiores. Assim, jamais realize a fermentação na geladeira, onde as temperaturas são muito baixas,

inviabilizando o processo fermentativo. Depois de pronto o fermentado, aí, sim, pode-se manter na geladeira (no máximo por 24 horas) até o momento do consumo.

3. A terceira variável vai depender do tipo de fermentação desejada: em presença de ar ou na ausência de ar. Basicamente, porque existem microrganismos adaptados a ambientes sem oxigênio (anaeróbicos) e outros a ambientes com oxigênio (aeróbicos).

Fermentação sem ar (anaeróbica)

Somente com o alimento ralado, picado ou processado e um pote de vidro esterilizado com uma tampa limpa de boa vedação, podemos preparar fermentados de repolho (verde ou roxo), cenoura, abobrinha, berinjela, pepino, nabo, rabanete ou misturas decorativas. É opcional acrescentar ervas frescas ou secas (bem pouco).

Na prática: pegue um frasco de vidro de 250 ou 500 mililitros bem higienizado. Pique, rale ou processe o alimento desejado. Uma boa dica é começar pelo repolho, que fica muito bom, não há quem não goste. Corte também umas rodelas de cenoura para decorar. Vá prensando (com vontade) o repolho dentro do frasco, apertando de tal forma que não fique ar dentro do frasco. No final, coloque uma folha do próprio repolho entre o fermentado e a tampa. Feche e deixe fermentar em local sombreado e ventilado por 24, 48 e até 72 horas. Depois disso, retire todo o fermentado do frasco, tempere com ervas, sal marinho ou missô (ou azeitonas picadas), pimentão em cubinhos, uvas-passas e sirva como uma salada maravilhosamente digestiva e nutritiva. E mais, não provoca gases. Mesmo sendo repolho!

Fermentação com ar (aeróbica)

O preparo de um iogurte, a partir de um leite de sementes ou do Rejuvelac, que é a fermentação do trigo germinado, são bons exemplos de fermentação com ar. Em geral, é feito em frascos abertos ou cobertos apenas por um tecido fino, em ambientes entre 20 e 25 °C.

Ao produzir iogurtes com leite de sementes, esse leite precisa ser preparado com água de coco, para que tenha teor de açúcar suficiente para que a fermentação ocorra. Se não colocarmos microrganismos como lactobacilos ou kefir, a fermentação será endógena e o iogurte demorará um ou dois dias para ficar pronto. Porém, fica mais saboroso e é mais rápido se usarmos um sachê do fermento tipo Biorich (veja dosagem e instruções na embalagem), encontrado em lojas de produtos naturais.

Para fermentar uma semente germinada, normalmente trigo, alpiste ou painço, basta colocar 1 xícara (chá) dessa semente no ponto ótimo de germinação em um frasco de vidro transparente e acrescentar 1 litro de água filtrada. E deixar por 24-48 horas em fermentação. Depois é só separar a água, também chamada de caldo enzimático ou Rejuvelac, mantê-la na geladeira (para interromper o processo de fermentação) e tomá-la ao longo do dia com suco fresco de limão e gotas de mel (opcional).

Refogar e amornar

Em vez de aquecer um montão de óleo e fritar os temperos a 180 °C, processo que as avós, mães e cozinheiras chamam de "refogar", vamos inverter tudo.

E, quando se fala em alimentação crua, é comum as pessoas pensarem que os pratos serão sempre frios. Ledo engano, porque usamos a técnica de amornar chás, sopas, cremes, ensopados etc., desde que não passemos dos 45 °C, quando as enzimas começam a se degradar.

Primeiro, compre uma panela de barro, pedra ou ferro. Existem diversos tamanhos e formas no mercado.

Ao refogar para as crianças, em vez de alho, usamos o nirá picadinho, que é uma verdura-condimento, e, em vez de cebola, utilizamos cebolinha, também bem picada. Ligue o fogo baixo e vá mexendo com as mãos. Acrescente um pouquinho de sal marinho, se desejar. Vá mexendo, espalmando bem as mãos, tocando todo o fundo da panela e os temperos junto, enquanto o aquecimento vai se elevando, mas a temperatura é tal que não existe o menor risco de queimar as mãos, ou seja, não passará dos 45 °C. Em poucos segundos, estará pronto o refogado. Para controlar a temperatura, use fogo bem baixo e até tire a panela do fogo de vez em quando.

Na sequência, vamos ao preparo do amornado, que poderá ser uma sopa minestrone, uma sopa-creme ou um ensopado. Mas, em geral, é uma mistura de legumes e vegetais a gosto, tais como repolho, couve-flor e brócolis. Ou couve chinesa, couve mineira e pimentão. Ou abobrinha, cenoura, tomate etc. Estes devem inicialmente ser ralados, triturados ou simplesmente fatiados fininho, para facilitar a transferência de calor. Depois, é só adicioná-los aos poucos ao refogado e amassá-los, revolvendo-os com as mãos dentro da panela (espalmando seu fundo para ter controle da temperatura) e integrando tudo com o refogado. Os ingredientes do amornado vão sendo adicionados e aquecidos vagarosamente, até as mãos não suportarem mais o calor. Depois de tudo amornado, desligue imediatamente o fogo, e a própria panela de barro manterá o calor. Nesse ponto, a mistura terá a aparência de um ensopado ou cozido de legumes. Se for uma sopa, um minestrone ou um missoshiro, acrescente água e acerte a temperatura, sempre monitorando com as mãos. Se for uma sopa-creme, leve ao liquidificador até obter um creme com a consistência desejada, e recoloque na panela para acertar a temperatura em que será servida.

Para finalizar, acrescente alguns temperos e continue misturando na panela: mais ervas, como salsinha, manjericão, alho-poró ou alecrim, que darão um toque especial; tomates frescos ou secos, para acrescentar cor; sementes germinadas, como gergelim, amendoim ou girassol, que também podem ser trituradas no liquidificador para servir como farofa; castanhas ou nozes hidratadas; ou abacate maduro, que tanto pode ser usado batido, como molho, quanto em pedaços.

Lembre-se de colocar pouca quantidade dessas gorduras, e escolha uma por prato! Bem, no próximo capítulo você vai encontrar muitas receitas amornadinhas...

Desamidação

Dizem que não devemos comer batata crua. Porém, uma vez raladas, a batata-inglesa, a batata-baroa e a mandioca podem ser facilmente desamidadas. Sim, essa é a técnica para retirar o excesso de amido e outras substâncias indigestas: a desamidação. Após ralar a batata fino, coloque-a num pirex com água filtrada e deixe-a em repouso por uns 15 minutos. O excesso de amido se deposita no fundo do pirex. Um leve manuseio antes do repouso ajuda a aumentar a proporção e velocidade da desamidação.

Depois desse processo, tempere com ervas ou com o que desejar, integre a uma salada, macarronada, ao preparo de hamburguinhos ou leve à panela de barro para amornar. Não existe coisa mais gostosa que batata crua, ralada, temperada e amornada!

> As manchas verdes na casca da batata-inglesa resultam de uma substância chamada solanina, produto de uma reação natural desse tubérculo com a luz. É bom removê-la, porque pode causar diarreia. Mas o fato de não estar com manchas verdes não significa ausência de solanina. Assim que a batata é descascada e passa pela desamidação, a maior parte da solanina sai na água e no amido depositado.

Temperar

A culinária viva é muito saborosa, mas a forma de temperar e dar sabor é bem diferente da convencional. Porque não tem sentido cuidar dos ingredientes e ser displicente no tempero e na decoração. Ao contrário, temperos, flores e cores fazem parte do aporte nutracêutico. Para as crianças menores de 3 anos, use o mínimo de sal, açúcar e temperos fortes. Lembre-se de que o sabor natural dos vegetais é a nossa meta. E que a aromatização é uma maneira de abrir, estimular as papilas, ou seja, jamais entupi-las ou destruí-las. Ah, não se esqueça da decoração (da refeição e dos utensílios), do lúdico, das cores, das formas. Tudo isso é tempero: visual, sensorial...

Os temperos das refeições principais são: sal marinho (tem menor adição de produtos químicos no processo de refinação), pasta de soja fermentada (missô) e molho de soja fermentada (shoyu).

Na tradição japonesa, os fermentados de soja são sinônimo de saúde e longevidade. Por serem fermentados longamente (no mínimo por um ano, diz a receita clássica), têm grande quantidade de enzimas que contribuem decisivamente para a digestão da refeição e a eliminação dos resíduos. Limpam os pulmões e protegem de intoxicação por metais pesados e radiação atômica. Por serem salgados e proteicos, acrescentam energia *yang* ao organismo: calor, concentração, atividade.

Nas sobremesas e doces, em geral, uso frutas doces frescas, frutas secas, água de coco, ervas doces, como a menta e o anis, e especiarias frescas, como a baunilha e a canela. Também utilizo o limão, com sua energia vital e poder integrativo, nas receitas de todos os sabores. Jamais emprego vinagre, seja qual for. Uso com moderação o azeite extra virgem e demais óleos vegetais prensados a frio e evito ao máximo aquecê-los, já que oxidam com muita facilidade. No preparo dos molhos de salada, por exemplo, costumo adicionar uma semente oleaginosa, como a castanha-do-pará (hidratada), batida no liquidificador com limão, ervas, água e missô, evitando, assim, a necessidade de óleos isolados.

TRUQUES PARA SALGAR

- Tomates orgânicos desidratados ao sol. Compre-os (ou produza-os) somente secos, sem tempero, óleo, azeite etc. Para utilizá-los, é simples: reidrate os tomates secos em água filtrada por aproximadamente 40 minutos. Depois corte-os em fatias finas e acrescente-os às saladas.
- Tomates orgânicos frescos. Por ser um dos alimentos que mais levam agrotóxicos, procure comprar sempre o tomate orgânico, que, além de tudo, tem sabor superior e os sais mais concentrados.
- Ervas como manjericão, salsinha, cebolinha, alecrim, tomilho, orégano etc., frescas ou secas. Porém, é mais saboroso usá-las frescas. Experimente plantá-las em alguns vasinhos e mantê-las perto da cozinha. Uma dica: quando for utilizá-las, macere-as um pouco com as mãos, esfregando as folhinhas com os dedos. Dessa forma, o cheiro e o sabor ficarão mais acentuados.
- Aipo (para as crianças acima de 3 anos), além de ser um alimento altamente alcalinizante, é ótima opção para salgar as saladas. Use-o como quiser, ralado, picado, em palitos etc.

Compostagem

No dia a dia da alimentação crua e viva, principalmente no preparo dos sucos desintoxicantes, é produzido muito resíduo, ou "lixo" vivo, portanto ecológico. Assim, é preciso que todos pensem em formas criativas e práticas de compostar, ou seja, transformar todo esse lixo em matéria orgânica, que enriquece o solo e facilita seu arejamento. A terra resultante da compostagem é alimento para a microvida aeróbica do solo, criando o sistema poroso, onde entram água e ar, indispensáveis à produção de vegetais orgânicos e saudáveis. Na compostagem, a matéria orgânica se decompõe até se transformar em calor, água, gás carbônico e mineral.

Se observarmos a natureza, perceberemos que ela não produz lixo, simplesmente há um contínuo movimento de transformação de materiais que se decompõem para formar novamente terra, a reciclagem. Nossa intenção é contribuir para esse processo e ainda reduzir o lixo.

Compostar é uma forma de cuidar dos restos de alimentos e alimentar a terra. Ao final, estaremos produzindo terra para preparar os brotos e alimentar as plantas de nosso jardim. Esse processo é belo e relativamente rápido, pois em três meses podemos ver a transformação de restos de suco, de legumes e cascas em um rico composto.

Dependendo da nossa moradia, vamos criar o sistema adequado. O importante é saber que sempre é possível!

Em apartamento: compre um balde com tampa e instale uma torneirinha na parte inferior. Apoie-o em pedaços de madeira para poder acessar a torneira quando necessário. Vá colocando os resíduos da "cruzinha", alternando com camadas de folhas secas ou restos de grama. Use folhas coletadas em parques e jardins ou mesmo palha de madeira, que se consegue em serralherias. Uma boa desculpa para colocar as mãos na terra! A tampa evita moscas, embora seja normal que haja insetos e microrganismos dentro do balde, pois eles fazem parte dessa tarefa de transformação!

A torneira é para poder extrair o líquido (excesso de umidade), conhecido como chorume, que vai saindo do composto. Ele é maravilhoso para regar e adubar (bem diluído em água) alguma planta amiga. Como seu odor é forte, deve-se coletá-lo em jarra com a água da diluição e fazer rápido uso regando plantas e vasos.

Em jardim pequeno: arranje uma ou várias latas sem fundo e enterre-as a uma profundidade de uns 5 centímetros. Da mesma forma que no sistema anterior, coloque camadas alternadas de restos de alimentos e folhas secas. Use uma tampa móvel para evitar os insetos e que o chorume se molhe sob a chuva. Se pintarmos as latas (com a ajuda das crianças), o jardim ficará decorativo e educativo.

Em jardim grande ou sítio: o ideal é construir uma composteira em um lugar não muito longe da casa, lembrando que as camadas de folhas e grama cortada vão evitar a presença de ratos, moscas e odores fortes. A construção pode ser de bambu, tendo três paredes com uma parte lateral aberta para poder manusear o material. Acrescente um telhado para proteger da água das chuvas.

A intenção é criar três espaços, pois quando um recinto ficar cheio, pode ser virado para o segundo, colocando a parte que estava em contato com a terra para cima, e a que estava no ar para baixo. Dessa forma, aceleramos o processo, sem adicionar nada químico. Roteando, continue alimentando com resíduos o primeiro espaço, que quando estiver cheio será transferido para o segundo, que foi previamente transferido para o terceiro. O material retirado do terceiro espaço será a terra compostada. E o primeiro espaço volta a ficar vazio para iniciar novo ciclo.

Observe que o material compostado é uma terra preta cheia de microrganismos do solo e ainda em decomposição. Ela serve para fazer crescerem pés de frutas em nosso pomar, verduras em nossa horta e preparar nossas bandejas de brotos, que vão adorar!

Capítulo 8

RECEITAS

É importante lembrar que, independentemente de qualquer linha alimentar, cada criança é única e diferente a cada dia, pois ela cresce muito rápido e sua fome se altera diariamente. Há crianças que são ativas e comilonas; outras, calmas e dorminhocas. Umas são mais curiosas com os alimentos, outras mais displicentes. Algumas aceitam certos alimentos precocemente, outras levam um tempo para aceitá-los (ou nem os aceitam). Assim, é muito importante que os responsáveis pela alimentação dos pequenos estejam muito antenados, serenos e abertos para experimentar o alimento na hora do preparo e brincar com eles enquanto servem as refeições. Não existe uma fórmula única, nem receita definitiva: todo dia é dia de aprender, trocar e agradecer.

Como a alimentação crua e viva se baseia em alimentos crus, frescos, integrais, maduros, da estação, idealmente orgânicos e de origem 100% vegetal, as receitas deste livro são adequadas a crianças de todas as idades. Portanto, com exceção das papinhas e de algumas vitaminas, nas quais indico a faixa etária para consumo, nenhuma outra receita contém tal informação. A adequação à idade deverá ser feita pelo responsável ao escolher os alimentos, suas combinações, a forma de temperar e processar; essas recomendações estão presentes no livro o tempo todo. Por exemplo, para bebês de até 1 ano, evite misturar muitos alimentos ou acrescentar tempero demais. Para essa faixa etária, a refeição deverá, preferencialmente, ser líquida, pastosa, cremosa, com pedacinhos... à medida que ela vai avançando nos meses. E, para temperar, siga as dicas do capítulo anterior.

Na alimentação crua e viva, é importante a presença da semente germinada em todas as refeições, seja em qualquer idade. Portanto, repito: saber comprar e germinar sementes é fundamental para o sucesso da alimentação, tanto a sua quanto a da criança.

Atenção: a alimentação viva deve ser preparada para consumo imediato (sucos e vitaminas) ou no mesmo dia (pratos doces e salgados). Jamais guarde sobras. Não é recomendado consumi-la no dia seguinte, salvo algumas exceções, em razão da perda de vitalidade e da oxidação dos nutrientes.

LEGENDA

Desidratar ou desidratado - (D)
Hidratar ou hidratado - (H)
Germinar ou germinado - (G)
Panela furada tipo 1 - PF1
Panela furada tipo 2 - PF2
Panela furada tipo 3 - PF3

MEDIDAS

1 xícara (chá) = 240 ml
1 colher (sopa) = 15 ml
1 copo (americano) = 200 ml

Observação: Biossocador é um alimento usado no preparo dos sucos vivos. Pode ser um pepino, uma cenoura, uma abobrinha, um talo de funcho, metade de um chuchu ou qualquer alimento da receita que ajude a empurrar as frutas e as folhas em direção à hélice do liquificador para misturar tudo com mais facilidade.

Papinhas (Dolores Montesó)

Papinhas de frutas

Caso a criança esteja sendo amamentada no peito, as papinhas de frutas devem ser introduzidas somente aos 6 meses. Mas existem crianças que as exigem já aos 3 meses. Se por algum motivo o bebê não estiver no peito materno, podem-se introduzir as papinhas de frutas aos 3 meses. Nessa fase, a dica é não misturar frutas.

- 2 bananas-prata amassadas com garfo, 1 a 2 gotas de limão, 5 amêndoas (G) sem pele, raladas bem fininho.

- 2 maçãs raladas (ou peras), gotas de limão, 2 a 3 nozes (G) sem pele, raladas bem fininho.

Aos 6 meses, já é possível misturar frutas e dobrar a quantidade de germinados.

- 2 bananas-prata e ½ pera amassadas com garfo, gotas de limão, 10 amêndoas (G) sem pele, raladas bem fininho.
- 1 banana-prata, 1 caqui estrela bem maduro sem cica nem pele, gotas de limão. Bata no liquidificador com 1 colher (sopa) cheia de sementes de girassol sem casca (G).
- 1 banana-prata, polpa de 1 coco-verde (com 3 mm de espessura, no máximo), gotas de limão. Bata no liquidificador com 10 avelãs (G).
- 1 maçã picada, 1 banana-maçã (ou ouro) picada, ½ xícara (chá) de aveia em grão (G), gotas de limão. Passe tudo no processador e coe (PF1 ou PF2) conforme a idade e a aceitação da criança.

Papinhas salgadas

Chamo essas papinhas de "salgadas" porque não são doces, mas não levam sal, somente ervinhas.

Inicie com as papinhas salgadas aos 6 meses, batendo-as no liquidificador (sem acrescentar água) até obter uma textura bem cremosa. Use uma cenoura como biossocador. Se utilizar processador, bata até virar um creme. Para crianças de 6 meses, recomendo coar na PF1 ou na PF2 conforme o gosto delas. Aos 9 meses, é possível que elas já desejem uma papa mais crocante, ou seja, preparada no processador, sem coar, com pedacinhos pequenos que estimulem a mastigação.

Nestas receitas, iniciamos com salsinha, mas sugiro, conforme o bebê for crescendo e aceitando, acrescentar outras ervas, uma de cada vez, como alecrim, coentro, cebolinha, nirá ou manjericão. Só um pouquinho, para salgar com os minerais das ervas e dar um sabor sutil.

É importante preparar um pouco a mais para que a mãe ou o responsável possam experimentar e aprovar antes que a criança faça a refeição.

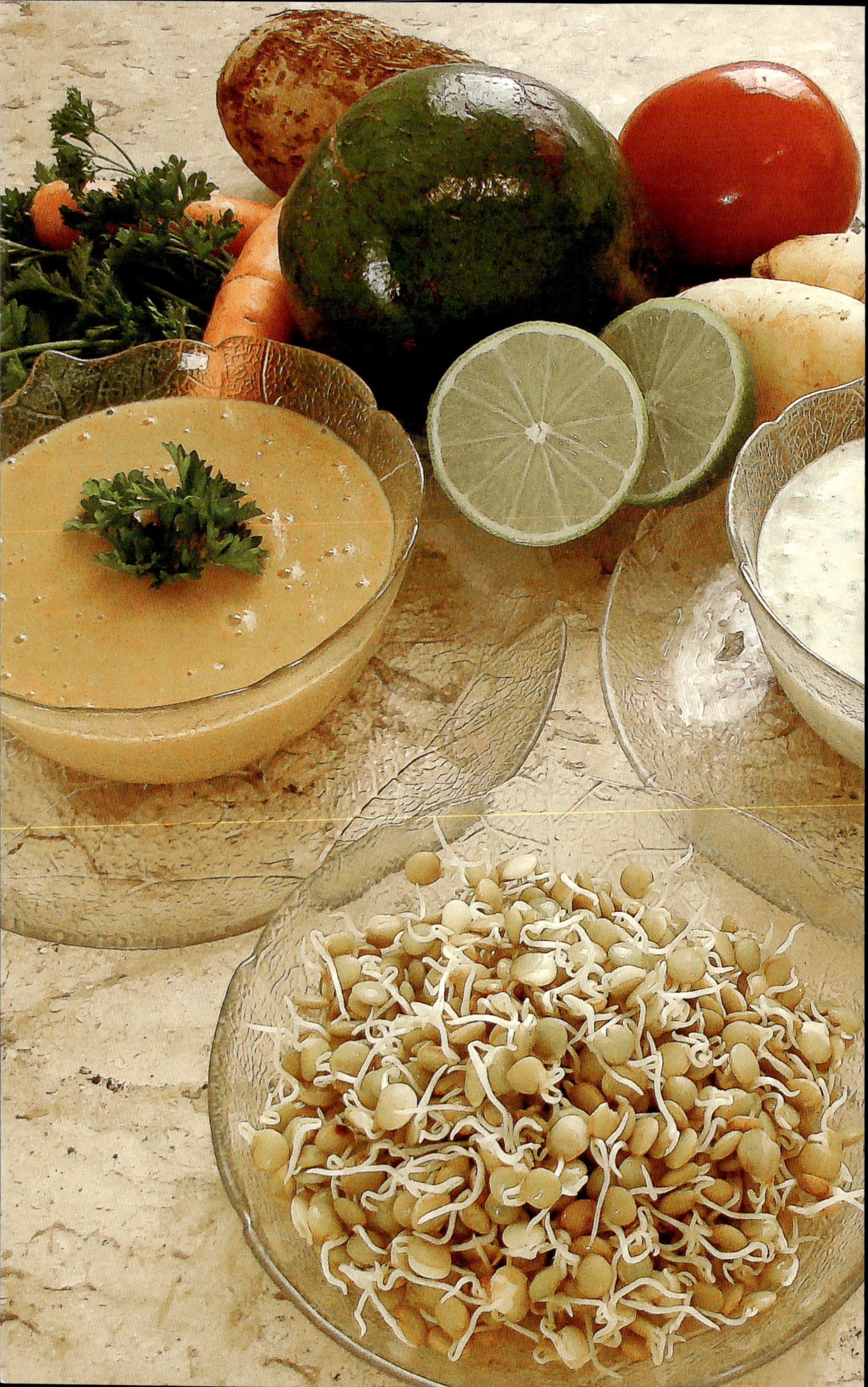

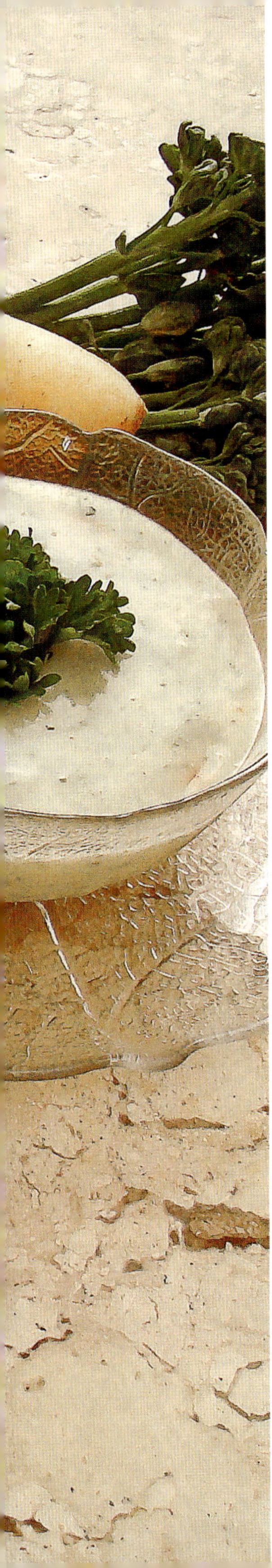

Papinha 1

Ingredientes: (um pouquinho de cada): amêndoas (G) sem pele, inhame cru, cenoura, alho-poró, abacate suficiente para dar cremosidade, gotas de limão e ramos de salsinha.

Preparo: bata tudo no liquidificador ou processador, conforme desejar. Tempere com gotas de limão.

Papinha 2

Ingredientes: (um pouquinho de cada): grão-de-bico (G) ou lentilha (G) sem pele, batata-baroa, tomate, buquê de brócolis, abacate suficiente para acertar a cremosidade, gotas de limão e ramos de salsinha.

Preparo: bata tudo no liquidificador ou processador, conforme desejar. Tempere com gotas de limão.

Papinha 3

Ingredientes: 1 buquê de brócolis, 1 buquê de couve-flor, ½ tomate, ¼ de xícara (chá) de castanha-de-caju (H), gotas de limão e ramos de salsinha.

Preparo: passe tudo no processador até ficar cremoso. Tempere com gotas de limão.

Papinha 4

Ingredientes: ¼ de chuchu, ½ abobrinha pequena, 1 colher (sopa) de sementes de girassol sem casca (G), gotas de limão e ramos de salsinha.

Preparo: passe tudo no processador até ficar cremoso. Tempere com gotas de limão.

Chás de ervas frescas

Tente usar ervas frescas, produzidas em vasinhos ou compradas na feira. No caso da erva-doce e da camomila, procure um fornecedor idôneo que venda a granel. Não utilize chás de saquinho, pois, como as ervas são trituradas (industrializadas), certamente ficam oxidadas.

Os chás de ervas podem ser preparados de duas formas:

Chá de ervas solarizado

Ingredientes: água filtrada, raminhos ou sementes de ervas previamente macerados, como erva-doce, hortelã, camomila (flores secas), erva-cidreira, capim-limão ou melissa. Para crianças de até 1 ano, use 1 colher (chá) para cada 500 mililitros de água. Para as maiores, use 1 colher (sopa) por litro de água.

Preparo: coloque a água filtrada numa garrafa de vidro transparente e incolor que tenha tampa, tudo bem higienizado. Acrescente os raminhos ou as sementes. Leve a garrafa para um local limpo, ventilado e bem ensolarado. Deixe-a ao sol por no mínimo 1 hora. Pegue a quantidade que desejar, sirva e leve a garrafa de volta ao sol. Repita essa operação até acabar o chá do dia. No dia seguinte, comece tudo do zero: nova higienização, nova água, nova erva.

Chá de ervas por infusão

Ingredientes: água filtrada, raminhos ou sementes de ervas previamente macerados, como erva-doce, hortelã, camomila (flores secas), erva-cidreira, capim-limão ou melissa. Para crianças de até 1 ano, use 1 colher (chá) para cada 500 mililitros de água. Para as maiores, use 1 colher (sopa) por litro de água.

Preparo: coloque a água filtrada numa panela bem higienizada de vidro refratário ou de ágata e leve ao fogo. Quando observar as primeiras bolhinhas de vapor no fundo da panela, desligue. Acrescente a erva escolhida e tampe com um pires por 10-15 minutos, para permitir que a água amornada faça a extração dos ativos da planta. Tome o chá morno ou frio. Não é preciso colocar na geladeira. No dia seguinte, comece tudo da etapa zero: nova higienização, nova água, nova erva.

Sucos e vitaminas

Receita básica do suco de luz do sol

(adaptada do Projeto Biochip)

Esta é a receita básica para qualquer pessoa que se comprometa com a própria saúde. Seu consumo diário em jejum é ideal para a nutrição e a vitalização em todas as idades.

A partir dos 6 meses, a criança já pode começar a tomar este suco. É importante, durante a primeira fase do desmame (6 a 12 meses), que o suco de luz do sol seja caprichado na proporção de maçã, não contenha limão e seja sempre coado na PF1. Aliás, todos os sucos e leites para bebês nessa faixa etária precisam ser coados na PF1, para reduzir ao máximo o teor de fibras.

Ingredientes: 1 a 3 maçãs picadas com casca e sem sementes, 1 pepino médio, 3 folhas de couve-manteiga (brócolis, couve-flor ou outra hortaliça verde-escura como escarola, folha de beterraba ou rama de cenoura), 3 ramos de hortelã ou capim-limão ou erva-cidreira, 6 ramos de salsa, 1 xícara (chá) de sementes de girassol com casca (G), 1 cenoura média (opcional).

Preparo: coloque a maçã no liquidificador e use o pepino como biossocador até que o primeiro líquido se forme. Acrescente as folhas verdes e as ervas. Coe na PF1 e recoloque no liquidificador. Por último, junte as sementes germinadas e bata novamente. Coe e sirva em seguida.

Observações:

- É a maçã que dá doçura ao suco. Os iniciantes devem colocar mais maçã para se adaptar aos novos sabores, principalmente das folhas. Caprichar na maçã significa usar duas por receita!
- Quanto ao pepino, o não orgânico contém elevado teor de contaminação por agrotóxicos. Para crianças, só orgânico!
- Para crianças de até 2 anos, use 2 colheres (sopa) de sementes de girassol (G).
- A partir de 1 ano, utilize também o suco fresco de 1 limão, que contribui para a rápida alcalinização e assimilação dos minerais.
- Você pode assistir ao preparo deste suco em vídeo. Acesse o site Doce Limão.

Vitamina da lua e leite de linhaça

Trata-se de uma bebida de forte ação adstringente, ideal para cuidar de todas as membranas celulares, de vasos, veias e artérias, assim como da pele em geral.

A partir dos 6 meses, a criança já pode ter contato com esta vitamina. É importante, na primeira fase do desmame (6 a 12 meses), usar frutas bem doces, como maçã e goiaba, além de lima-da-pérsia, e sempre coar na PF1.

Ingredientes do leite: 1 colher (chá ou sopa) [crianças de 6 meses até 12 anos] ou 2 colheres (sopa) [adultos] de sementes de linhaça (H ou G), ½ copo de água filtrada para hidratar a linhaça e 1 xícara (chá) de água filtrada ou de coco-verde para preparar o leite.

Preparo do leite: coloque as sementes de linhaça para hidratar (8 horas) ou germinar (16 horas) em ½ copo de água filtrada. Bata no liquidificador com a água filtrada ou de coco-verde até obter um leite cremoso de linhaça. Para crianças, coe na PF1. Para adultos, coar é opcional.

Observação: para obter o leite espesso usado no preparo de sorvetes, bata no liquidificador 2 colheres (sopa) de linhaça (H) com ½ xícara (chá) de água de coco ou filtrada. Coe na PF1 e leve ao congelador por 2-4 horas. *Para a vitamina:* bata no liquidificador o leite de linhaça com 1 colher (sopa) de suco fresco de limão (crianças de até 3 anos) ou o suco de 1 limão médio (maiores de 3 anos) com 1 xícara (chá) de fruta doce da estação picada, como maçã, mamão formosa, manga, banana, goiaba vermelha, fruta-do-conde. Com a adição da fruta, a vitamina terá sabor doce. Deve ser consumida imediatamente após o preparo. Se quiser, adicione água para acertar a textura desejada da sua vitamina da lua.

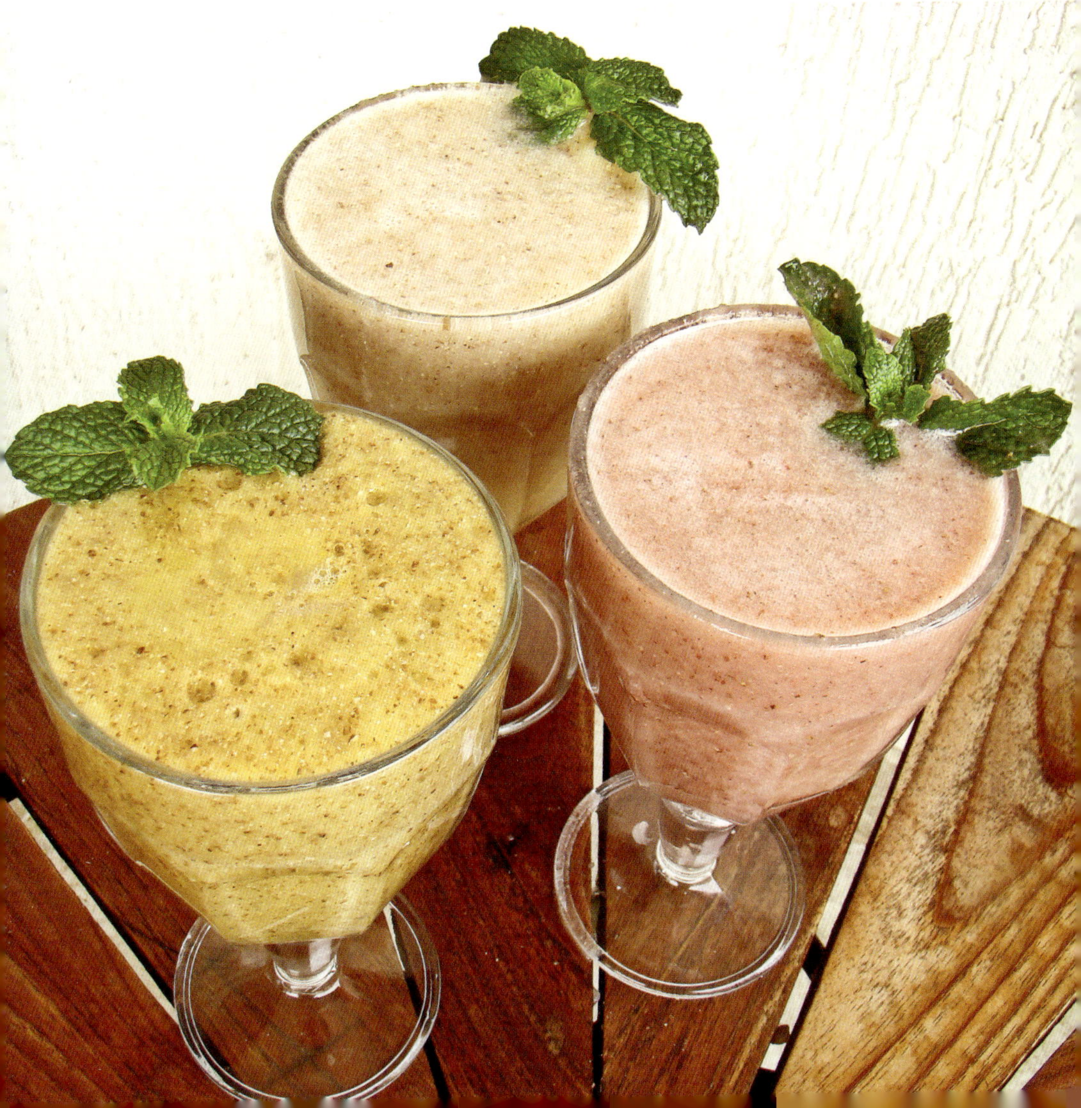

Sucos "mamadeiras" vitalizantes

Suco de laranja-lima

Ingredientes: suco fresco de 1 laranja-lima, água de 1 coco-verde.

Preparo: dilua o suco na água de coco-verde. Sirva na canequinha. Quando o bebê estiver com sintomas de resfriado, nariz escorrendo ou mesmo gases, acrescente ao suco 1-2 gotas de suco fresco de limão. Esta receita é ideal para ser o primeiro suquinho do bebê.

Suco de banana e salsa

Ingredientes: 1 banana-nanica bem madura (ou 2 bananas-prata, para crianças de até 1 ano), ramos de salsinha fresca, algumas folhas de espinafre jovem ou bertalha, 1 colher (sopa) de sementes de girassol sem casca (G) e ½ xícara (chá) de água de coco-verde ou filtrada.

Preparo: bata tudo no liquidificador, coe na PF2 e sirva imediatamente.

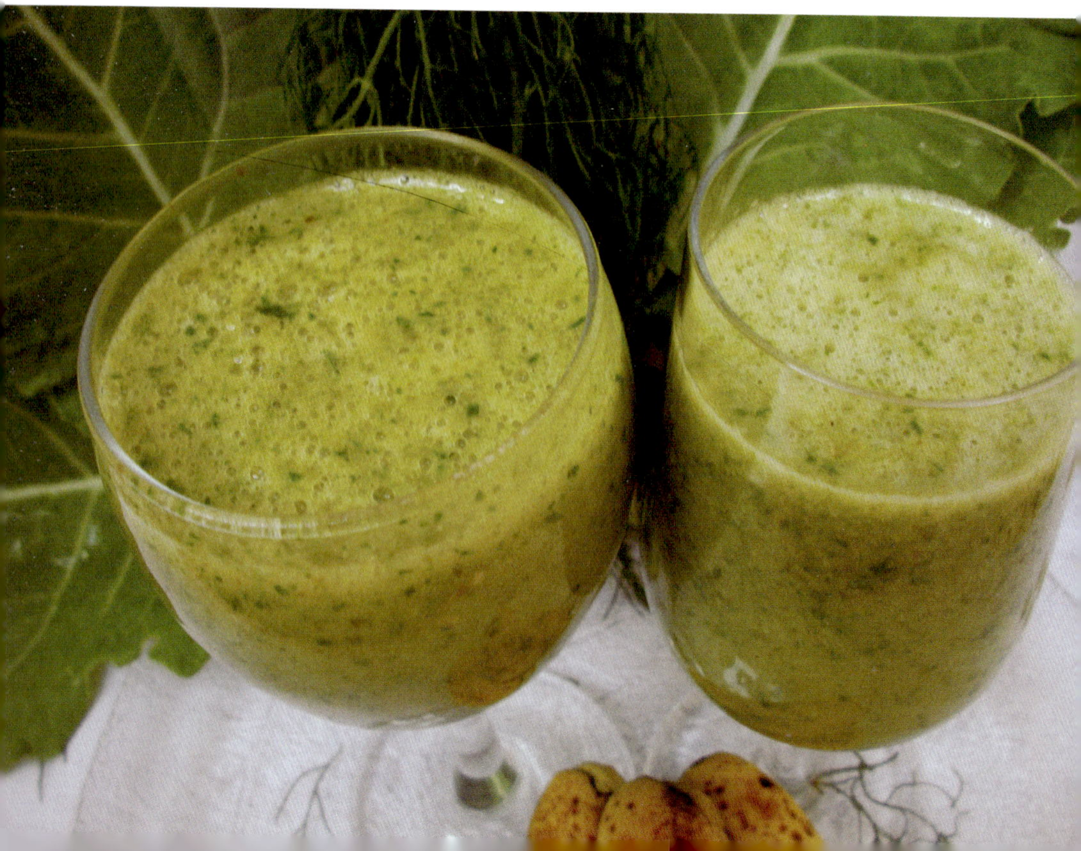

Suco de maçã

Ingredientes: 2 maçãs picadas sem sementes, 1 colher (sopa) de linhaça (H), suco de 1 laranja-lima ou laranja-pera (dependendo da idade da criança) e ½ xícara (chá) de água de coco-verde ou filtrada.

Preparo: bata tudo no liquidificador. Coe na PF1 e sirva imediatamente.

Suco de laranja-lima com alfafa

Ingredientes: 1 xícara (chá) de suco de laranja-lima, 1 xícara (chá) de broto de alfafa sem as cascas, gotas de suco fresco de limão.

Preparo: bata tudo no liquidificador e coe na PF1. Sirva imediatamente. Para bebês de até 1 ano, é opcional diluir o suco da laranja em água de coco-verde ou em chá de erva-doce.

Suco de beterraba azedinho

Ingredientes: 1 pedaço pequeno de beterraba ralado, 3 folhas de beterraba, 3 folhas de alface-romana, suco fresco de ½-1 limão, 2 maçãs picadas sem sementes, 1 lasquinha de gengibre (opcional), 1 xícara (chá) de água vitalizada, de coco-verde ou de chá de ervas.

Preparo: bata tudo no liquidificador. Coe na PF1 e sirva imediatamente.

Suco de goiaba

Ingredientes: 1 goiaba vermelha picada, suco de 1 laranja (lima ou pera, dependendo da idade da criança), 2 colheres (sopa) de sementes de girassol sem casca (G), ½ xícara (chá) de água de coco-verde ou filtrada.

Preparo: bata tudo no liquidificador. Coe na PF1 e sirva imediatamente.

Suco de coco-verde

Ingredientes: água de 1 coco-verde e sua polpa (o ideal é com 2-3 mm de espessura). Se a criança desejar um sabor mais adocicado, adicione 1 maçã (para as de até 1 ano) ou uma fruta seca (para as maiores de 1 ano).

Preparo: bata no liquidificador a água e a polpa do coco. Acrescente gotas de limão, se desejar. Coe na PF1 e sirva imediatamente.

Suco de manga

Ingredientes: 1 xícara (chá) de manga madura em cubos, 1 xícara (chá) de água de coco-verde, 2 colheres (sopa) de gergelim branco ou preto (G), suco fresco de ½ limão médio.

Preparo: bata tudo no liquidificador. Coe na PF1 e sirva imediatamente. A manga pode ser substituída por uva, goiaba, abacate ou caqui.

Suco de uva com sementes de girassol

Ingredientes: 1 xícara (chá) de uvas vermelhas e 2 colheres (sopa) de sementes de girassol sem casca (G).

Preparo: prense as uvas na PF2 ou PF3, para retirar as sementes e as cascas. Bata no liquidificador com as sementes de girassol. Coe na PF1 para crianças; para adultos, coar é opcional. Outra forma de preparar é bater as uvas no liquidificador, usando a função pulsar. Coe na PF1, adicione as sementes de girassol e bata de novo.

Suco de abacaxi com sementes de girassol (para maiores de 1 ano)

Ingredientes: 1 xícara (chá) de abacaxi em cubos, 2 colheres (sopa) de sementes de girassol sem casca (G), 5 ramos de hortelã.

Preparo: bata tudo no liquidificador. Coe na PF1 e sirva imediatamente.

Suco de abacaxi com alfafa (para maiores de 1 ano)

Ingredientes: 1 xícara (chá) de abacaxi em cubos, ½ xícara (chá) de gergelim branco (G), 1 xícara (chá) de brotos de alfafa.

Preparo: bata tudo no liquidificador. Coe na PF1 e sirva imediatamente.

Suco de cenoura com amêndoas

Ingredientes: 2 maçãs picadas (sem casca, sem sementes), 2 cenouras médias picadas, 12-20 amêndoas (G) sem pele.

Preparo: bata tudo no liquidificador. Coe na PF1 e sirva imediatamente.

Dica: passe no processador a massa que restou no coador, junto com uvas-passas, faça bolinhas e sirva como lanche ou sobremesa.

Suco de clorofila (para maiores de 1 ano)

Ingredientes: 2 maçãs sem sementes, suco fresco de 1 limão, 1 pepino ou 1 cenoura, 1 copo (de liquidificador) cheio de folhas comestíveis rasgadas, 1 xícara (chá) de sementes de girassol com casca (G).

Preparo: bata no liquidificador as maçãs picadas e o suco de limão. Use a cenoura ou o pepino como biossocador. Acrescente as folhas. Coe na PF1. Recoloque o líquido no liquidificador e bata com as sementes germinadas. Coe o suco na PF1, porque, segundo estudos, a clorofila é mais bem assimilada sem as fibras.

Suco de melancia (para maiores de 1 ano)

Ingredientes: 1 xícara (chá) de melancia com as sementes em cubos, ½ xícara (chá) de ramos de hortelã (ou talos de funcho), suco fresco de 1 limão médio.

Preparo: bata tudo no liquidificador. Coe na PF1 e sirva imediatamente.

TANGERINE DREAM

Ingredientes: suco fresco de 6 tangerinas morgote, água e polpa de 1 coco-verde e 1 rodela de gengibre.

Preparo: bata tudo no liquidificador e sirva imediatamente.

CAQUI COM CARDAMOMO

Ingredientes: água e polpa de 1 coco-verde, 6 caquis bem maduros, suco fresco de 1 limão médio e cardamomo em pó a gosto.

Preparo: bata tudo no liquidificador. Coe na PF1 e sirva imediatamente.

MANGAJÁ

Ingredientes: 4 mangas picadas, água e polpa de 1 coco-verde e 1 maracujá.

Preparo: coloque tudo no liquidificador. Coe na PF1 e sirva imediatamente.

(Receitas do dr. Alberto Peribanez Gonzalez)

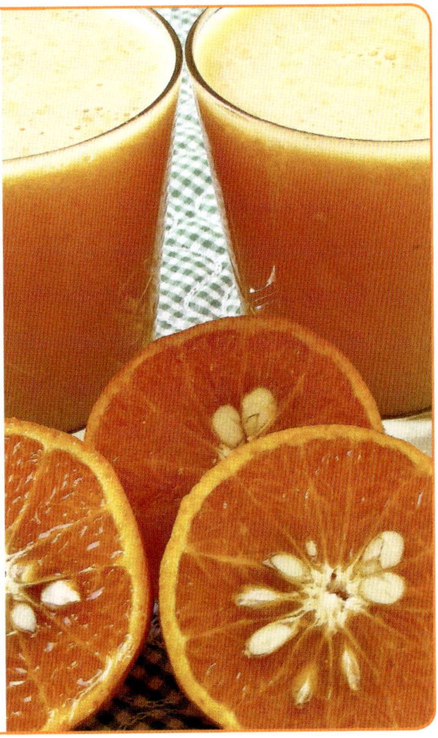

Leites de sementes e leites da Mãe Terra

Primeiramente, não basta anunciar aos quatro cantos do mundo que o leite de vaca (e todos os de origem animal) e os laticínios fazem mal e são inadequados ao consumo humano. Para sermos construtivos, é fundamental falar também das opções naturais e saudáveis que substituem esse enraizado mau hábito alimentar, entre outros.

- Leite de vaca e outros de origem animal pela manhã: substitua por qualquer suco que contenha frutas, folhas e germinados ou suco de luz do sol (ver p. 207). Ou seja, aquela tradicional bebida branquinha que é o leite de vaca será nutricionalmente substituída por sucos verdinhos, que contêm frutas, folhas verdes e sementes germinadas.
- Refrigerantes: substitua por Suco verde ou Suco vitalizante (ver receitas anteriores).
- Açúcar: sirva sucos concentrados (sem adição de água) de frutas doces da estação, tortas e docinhos preparados com sementes germinadas, frutas secas e creme de frutas frescas (cruas).
- Lanches lácteos no meio da manhã, da tarde ou ao deitar: substitua por leites de sementes germinadas, conforme as receitas sugeridas a seguir.

Para o preparo de um bom leite de sementes, a fração gordurosa das sementes deverá propiciar uma textura parecida com a do leite animal. Algumas vezes, pode-se recorrer à adição de polpa de coco-verde, abacate ou linhaça (H ou G) para fazer o acerto da consistência.

É importante que o leite de sementes não fique aguado, porque estamos acostumados a um leite que tem um teor de gordura entre 2% e 4%, que, emulsionada, apresenta aquela textura cremosa e palatável.

Para as mamadeiras, prepare a receita escolhida no volume básico do liquidificador (250 mililitros). Dê à criança somente a quantidade que ela está acostumada a tomar e ofereça o que sobrar a quem está cuidando dela; seria uma grande pena jogar fora. Não guarde na geladeira.

As sementes oleaginosas neutralizadas pela germinação são ideais para preparar o leite de sementes, pois combinam perfeitamente com as frutas no preparo de uma vitamina. A tabela com as informações sobre germinação de sementes e grãos encontra-se na p. 185.

A segunda opção seriam os cereais germinados, que não possuem restrições se consumidos somente com aromatizantes, como ervas frescas. Se misturados às frutas, podem fermentar e causar gases. A regra é experimentar as receitas e observar o organismo. Algumas pessoas têm mais propensão à formação de gases que outras.

PARA MELHORAR O SABOR DOS LEITES E DAS VITAMINAS, A DICA É USAR AROMATIZANTES COMO:

Ervas – menta, hortelã, erva-doce.

Especiarias – canela, cardamomo, cravo, baunilha (fava ou essência).

Chocolate – cacau ou alfarroba, planta que tem a propriedade de deixar os alimentos com sabor semelhante ao do cacau. Podem ser encontrados *in natura*, orgânicos, produzidos no interior da Bahia. Use 2-4 colheres rasas (sopa) para aromatizar 1 litro de leite vegetal.

Adoçantes – as frutas podem transformar o leite de sementes numa deliciosa vitamina. Também é possível usar mel, melado de cana ou de caju. Lembre-se de que o mel não é um alimento adequado para crianças menores de 2 anos, por causa de uma bactéria que o sistema imunológico delas não consegue combater. Evite sempre o uso do açúcar.

Frutas – banana, maçã, mamão, manga, abacate, caqui, fruta-do-conde, uvas vermelha, preta ou Thompson, frutas secas etc.

Siga estes passos para todas as receitas:

- germine a semente escolhida, na água ou ar, conforme a tabela da p. 185;
- coloque no liquidificador;
- adicione água filtrada, mineral ou de coco-verde;
- bata as sementes sem nenhum outro ingrediente, aos poucos, até que não haja mais pedaços inteiros. Evite bater por muito tempo, porque, além de forçar o motor do liquidificador, esse processo pode cozinhar o leite e desperdiçar alguns nutrientes;
- coe na PF1 para obter melhores resultados em termos de textura;
- recoloque o líquido no liquidificador e bata com os demais ingredientes. A massa que fica no coador poderá ser usada no preparo de queijinhos, patês ou pastas.

Leite de arroz (cereal)

Ingredientes: ½ copo de arroz integral (cateto ou agulhinha) (G), 1 copo de água filtrada, 2 bananas-nanicas (ou a de sua preferência) bem maduras, canela a gosto.
Preparo: coloque o arroz (G) no liquidificador com a água filtrada. Bata bem e coe na PF1. Recoloque o leite no liquidificador, acrescente as bananas, a canela e bata novamente.

Leite de aveia (cereal)

Ingredientes: ½ copo de aveia em grão sem casca (G), 1 copo de água filtrada, 1 xícara (chá) de banana bem madura picada (opções: maçã ou mamão) e sementes de erva-doce.
Preparo: coloque a aveia (G) no liquidificador com a água filtrada, as bananas e as sementes de erva-doce. Bata bem e coe na PF1. Nesta receita, bata a semente junto com a fruta. Caso contrário, o leite ficará com sabor levemente amargo.

Leite de girassol (oleaginosa)

Ingredientes: ½ copo de sementes de girassol sem casca (G) ou 1 copo de sementes com casca (G), 1 copo de água filtrada ou de coco-verde, 1 xícara (chá) de banana-nanica bem madura picada (opções: manga ou mamão em cubos).
Preparo: coloque as sementes de girassol (G) no liquidificador com a água filtrada ou de coco-verde. Bata bem e coe na PF1. Leve o leite de volta ao liquidificador, acrescente a banana, bata e sirva imediatamente (se quiser, pode coar).

Leite de amêndoa (oleaginosa)

De preferência, use a amêndoa doce. Existe também a amêndoa amarga, um pouco picante, que não serve para fazer leite. Normalmente, esta é mais barata, mais delgada, tem a pele mais escura e enrugada. A amêndoa doce, ao contrário, é mais gorda, não apresenta rugas na pele e tem uma cor marrom-dourada.

Ingredientes: 7 amêndoas (G) sem pele, 1 xícara (chá) de água filtrada, 1 banana-nanica bem madura (ou 2 maçãs picadas), gotas de baunilha.
Preparo: coloque as amêndoas (G) sem pele no liquidificador com a água filtrada. Bata bem e coe na PF1. Leve o leite de volta ao liquidificador, acrescente a banana e a baunilha, bata e sirva imediatamente. Use a polpa que ficou na PF1 para fazer uma pastinha doce ou salgada.

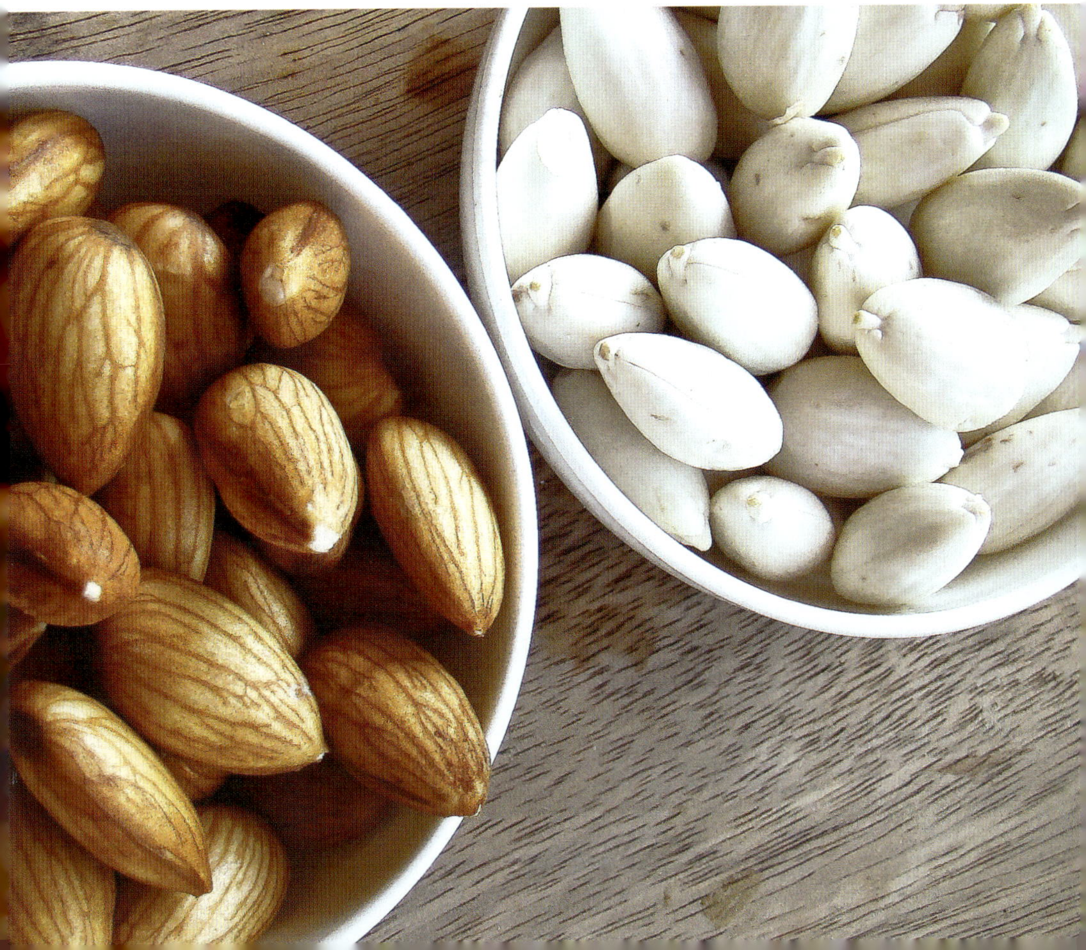

Leite de castanha-do-pará ou de castanha-de-caju (oleaginosa)

Como o teor de gordura dessas castanhas é maior, o sabor é mais forte. Por isso, use mais frutas no preparo.

Ingredientes: 5 castanhas-do-pará (H), 1 xícara (chá) de água filtrada, 1 xícara (chá) de manga (ou mamão) bem madura, picada.
Preparo: coloque as castanhas para hidratar por 8 horas. Escorra e lave bem. Ponha no liquidificador com a água filtrada e bata bem, porque as sementes são grandes e duras. Coe na PF1. Leve o leite de volta ao liquidificador, acrescente a fruta picada, bata e sirva imediatamente. Use a polpa que ficou na PF1 para fazer uma pastinha doce ou salgada.

Leite de coco (oleaginosa)

Ingredientes: água de 1 coco-verde mais a polpa (o ideal é com 3 mm de espessura).
Preparo: bata no liquidificador a água e a polpa do coco-verde e sirva. Se desejar, acrescente fermento Biorich para preparar um delicioso iogurte natural de coco.

Imitação de chocolate (oleaginosa)

Ingredientes: ¼ de xícara (chá) de leite de amêndoa (ver p. 217), ½ xícara (chá) de tâmaras picadas (H) (ou 1 banana-nanica picada), polpa e água de 1 coco-verde, 2 colheres (sopa) de alfarroba em pó.
Preparo: bata tudo no liquidificador. Sirva gelado.

Refeição matinal

Estas receitas são tão revigorantes e completas que não sentimos necessidade de mais nada após consumi-las.

Mingau de aveia

Ingredientes: 1 colher (sopa) de aveia em grão sem casca (H), 1 colher (sopa) de uvas-passas, 1 maçã ralada, 1 colher (sopa) de suco fresco de limão, 1 castanha-do-pará (H) ralada para decorar.
Preparo: misture tudo numa tigela e sirva como desjejum ou lanche. A maçã pode ser substituída pela fruta da estação de sua preferência, ralada ou picada.

Mingau de linhaça

Ingredientes: 2 colheres (sopa) de sementes de linhaça (H), 2 bananas-nanicas maduras, canela em pó a gosto, suco fresco de ½ limão, mamão e/ou abacate picados para decorar.
Preparo: coloque tudo no liquidificador e bata até obter um mingau espesso e homogêneo. Despeje no prato de servir e enfeite com as frutas picadas. Sirva imediatamente como refeição matinal. Se quiser, acrescente algumas uvas-passas à decoração.

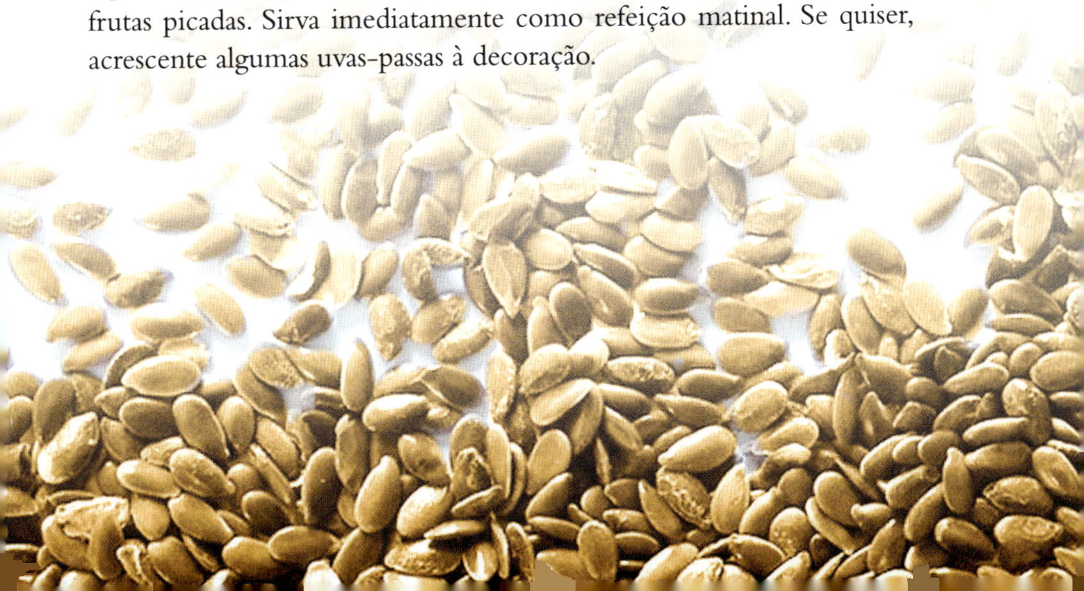

Papinha de maçã, cenoura e abacate
(Mônica de Oliveira Costa)

Ingredientes: 1 maçã picada sem as sementes, 1 cenoura pequena picada, 2 colheres (sopa) de abacate bem maduro, ½ xícara (chá) de água de coco-verde (ou chá de ervas), gotas de suco fresco de limão, 1-2 colheres (sopa) de sementes de girassol sem casca (G) e folhas de hortelã para decorar.
Preparo: bata tudo, menos a hortelã, no liquidificador. Coe na PF1 (opcional). Sirva em taças e decore com a hortelã reservada.

Creme de mamão (Dr. Alberto Peribanez Gonzalez)

Ingredientes: 2 mamões médios, 125 g de uvas-passas (hidratadas em água ou suco de laranja), 100 g de aveia em grão sem casca (G), 4 colheres (sopa) de linhaça (H), suco fresco de 1 limão, 1 colher (chá) de cardamomo e uma pitada de sal marinho.
Preparo: faça bolinhas de mamão com um boleador e reserve. Bata no liquidificador o restante do mamão, as uvas-passas hidratadas, a aveia (reserve alguns grãos para decorar), a linhaça, o limão, o cardamomo e o sal. Misture delicadamente, para não desfazer as bolinhas, e disponha em uma saladeira de vidro. Sirva frio, decorado com os grãos de aveia inteiros (G) reservados.

Creme de frutas com castanha-do-pará
(Beatriz E. Mastroeni)

Uma linda, saudável e saborosa refeição matinal ou lanche da tarde!
Ingredientes: 1 xícara (chá) de mamão formosa picado, 2 bananas-nanicas picadas, ½ xícara (chá) de ameixas-pretas (H por 20 minutos em água filtrada ou de coco-verde), gotas de limão, gelo (opcional), 4 castanhas-do-pará (H) raladas.
Preparo: bata no liquidificador o mamão, as bananas, as ameixas, o limão e o gelo (opcional). Sirva em tigelas e salpique com as castanhas raladas, como se fosse uma granola feita em casa!

Granola viva (para maiores de 1 ano)

Ingredientes: ½ xícara (chá) de aveia em grão sem casca (G), ½ xícara (chá) de amendoim (G) sem pele, polpa de 1 coco seco (G) ralado no processador, 2 maçãs picadas (com ou sem casca), 2 bananas-nanicas picadas, 1 xícara (chá) de manga picada, uvas-passas a gosto.
Preparo: misture todos os ingredientes numa saladeira de vidro. Coloque em pratos fundos e sirva imediatamente. Decore com morangos ou mamão picado. Opcional para acompanhar: ½ copo de leite de sementes por pessoa (ver p. 216) ou "iogurte" de coco (receita abaixo).

"Iogurte" de coco (Malu Paes Leme)

Ingredientes: 1 coco-verde (com polpa firme, porém não muito dura), água do coco, ½ xícara (chá) de tâmaras sem sementes (hidratadas na água de coco).
Preparo: bata tudo no liquidificador, acrescentando a água aos poucos, até ficar cremoso. Se quiser uma consistência mais líquida, junte mais água de coco. Sirva este iogurte com frutas ácidas e neutras. Combina bem com a granola viva (receita acima).

Pão essênio (para maiores de 1 ano)

Este é um pão de trigo integral germinado e desidratado ao sol. Possui inúmeras vantagens, entre elas menor teor de glúten e maior digestibilidade. Outra é que o amido cru não se transforma em acrilamida, substância muito danosa à saúde, presente em todos os produtos à base de trigo assado. Em terceiro lugar, trata-se de um alimento vivo, rico em enzimas e qualidade vibracional.

Ingredientes: 1 xícara (chá) de trigo integral (G), missô (ou sal marinho ou shoyu) a gosto, orégano (ou alecrim ou manjericão) a gosto.

Preparo: coloque tudo no processador até obter uma massa com liga para moldar os pães. Se o tempero estiver adequado, forme bolinhas com 2 cm de diâmetro ou bolachas de 3-5 cm de diâmetro. Unte uma travessa de vidro com uma camada fina de azeite. Amasse as bolinhas na própria travessa. A ideia é que bolinhas ou bolachas tenham em torno de 2-3 mm de espessura para facilitar o processo de desidratação.
Leve para desidratar ao sol. Depois que a face superior já tiver desidratado (20-30 minutos, dependendo da força do sol), vire as bolachas para desidratar a outra face. Retire do sol, deixe esfriar e armazene em potes de vidro com tampa. Se bem desidratadas, duram cerca de 3-7 dias.
Opções: acrescente à massa 1 punhado de sementes de girassol sem casca (G) e 1 dente de alho ou 1 haste de nirá, para obter um sabor mais acentuado, ou ½ xícara (chá) de grão-de-bico (G) sem pele, se quiser um pão mais suave e macio.
Sugestão: use as bolinhas como pãezinhos e recheie com manteiguinha de abacate ou uma das receitas de pastas a seguir. As bolachas servem como base para canapés, que podem ser cobertos com pedacinhos de folha de alface e tomate picado temperados com limão e orégano, pastinhas ou maionese de sementes germinadas (receitas a seguir), tomatinho picado e temperado com orégano, para imitar uma minipizza, ou manteiguinha de abacate.

Manteiguinha de abacate

Feita com abacate, que considero a manteiga mais natural e saudável do mundo, pode ser preparada a cada dia de uma forma diferente. É adequada a todas as idades, desde que se saiba selecionar os ingredientes.

Ingredientes: ½ abacate maduro, salsinha bem picada, uma pitada de sal marinho (ou missô), gotas de suco fresco de limão.
Preparo: amasse o abacate com um garfo e misture bem com os temperos. Sirva imediatamente sobre rodelas de cenoura, de abobrinha, barquinhas de alface, biscoitos de linhaça ou bolachas de pão essênio.
Opções: para dar sabor, use cebolinha bem picada, coentro, raspas de gengibre ou cubinhos de pimentão colorido. Ou ainda cenoura ralada,

para ficar crocante, brotos de alfafa ou sementes de girassol. Enfim, esta manteiguinha dá muito espaço para a sua criatividade.

Queijo de amendoim

Ingredientes: 1 xícara (chá) de amendoim (G) sem pele, 2 hastes de nirá ou ½ dente de alho, ½ cebola pequena, gotas de suco fresco de limão, raspas da casca do limão (opcional) e azeite extra virgem a gosto, azeitonas picadinhas (opcional).

Preparo: passe tudo no processador até obter a consistência de um queijinho cremoso. Sirva sobre rodelas de cenoura, de abobrinha, barquinhas de alface, biscoitos de linhaça ou pão essênio.

Sugestão: o amendoim pode ser substituído por amêndoa (G), castanha-de-caju (H), castanha-do-pará (H) ou gergelim (G).

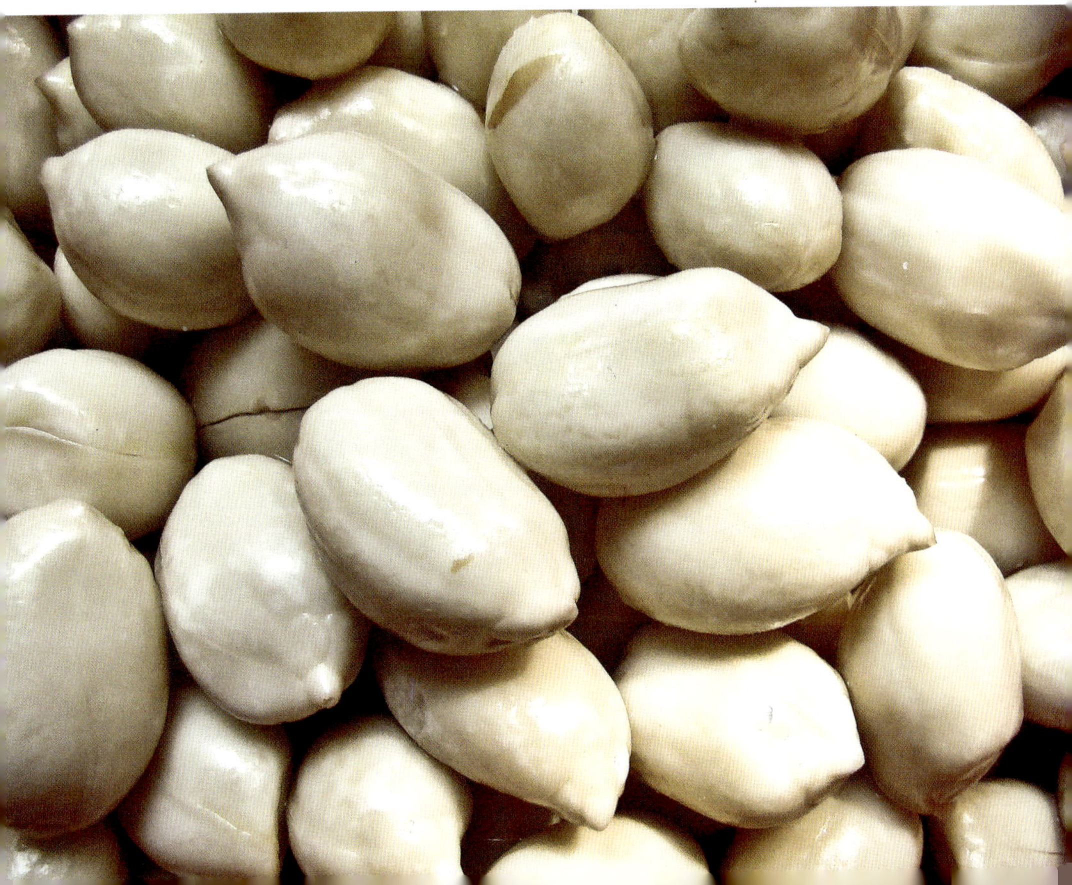

Lanches e sobremesas com frutas

As receitas aqui sugeridas podem ser preparadas em casa, no escritório, na lanchonete ou na cozinha das escolas. O importante é aproveitar a oferta dos alimentos que estão em safra na sua região e, portanto, são mais baratos, maduros e frescos. O interessante é que você pode multiplicar as receitas para quantas crianças desejar, colocando em diferentes potes, de acordo com a idade e o horário do lanche. E mais, sempre é possível criar, variando os ingredientes e as opções de aromatização e decoração.

Manga com cenoura

Ingredientes: 1 xícara (chá) de manga madura picada, 1 cenoura média picada, suco fresco de 1 limão, 2 colheres (sopa) de sementes de girassol sem casca (G) para decorar.
Preparo: bata no liquidificador todos os ingredientes, menos as sementes. Coe na PF1, para crianças de até 3 anos, ou na PF2 para as demais idades. Coloque em taças e decore com as sementes reservadas, inteiras ou moídas.
Sugestão: acrescente ramos de hortelã ou substitua as sementes de girassol por gergelim branco ou preto (G).

Goiaba com fruta-do-conde

Ingredientes: 1 xícara (chá) de goiaba picada (branca ou vermelha), 2 frutas-do-conde, suco fresco de 1 limão, gomos de fruta-do-conde para decorar.
Preparo: passe a goiaba e a fruta-do-conde na PF3 ou bata no liquidificador e coe na PF2. Acrescente o suco de limão e misture bem. Coloque em taças e decore com gominhos de fruta-do-conde.

Jaca mole com banana (para maiores de 1 ano)

Ingredientes: ½ xícara (chá) de jaca mole sem caroço, 2 bananas-nanicas (médias), 1 colher (sobremesa) de linhaça (H), gotas de suco fresco de limão, uma pitada de sal marinho, raspas da casca de limão para decorar.
Preparo: bata tudo no liquidificador. Coloque em taças e decore com as raspinhas de limão.

Manjar de coco

Ingredientes: polpa de 1 coco-verde (o ideal é com 3 mm de espessura), água do coco-verde, ameixa-preta (hidratada na água do coco) para decorar.
Preparo: bata no liquidificador a polpa do coco, acrescentando a água aos poucos até obter uma consistência firme. Coloque em taças e decore com a ameixa. Leve à geladeira até a hora de servir.

Mamão com nozes

Ingredientes: 2 xícaras (chá) de mamão formosa picado, 12 nozes (H) e suco fresco de 1 limão.
Preparo: bata tudo no liquidificador até obter um creme. Coloque em taças e decore com nozes picadas.

Caqui com castanha-do-pará

Ingredientes: 6 castanhas-do-pará (H), 1 caqui descascado e picado e suco fresco de 1 limão.
Preparo: bata tudo no liquidificador até obter um creme.

Manga com cevadinha

Ingredientes: ½ de xícara (chá) de cevadinha (H), 1 xícara (chá) de água filtrada ou chá de erva-doce, 1 manga madura descascada e picada.
Preparo: bata no liquidificador a cevadinha com a água ou chá e coe na PF1. Bata o leite obtido com a manga. Se quiser, coe novamente na PF1.

Manga e pêssego (Mônica de Oliveira Costa)

Ingredientes: ½ manga madura picada, 2 pêssegos picados, ½ xícara (chá) de água de coco-verde, 1 inhame cru picado, 2 colheres (sopa) de gergelim branco (G) para decorar.
Preparo: bata tudo no liquidificador e coe na PF1. Sirva em taças e decore com o gergelim. Leve para gelar alguns minutos antes de consumir.

Goiaba e pera (Mônica de Oliveira Costa)

Ingredientes: 1 goiaba vermelha madura, picada, 1 pera picada, 10 folhas de hortelã, ½ xícara (chá) de água de coco-verde, 1 colher (sopa) de linhaça (H ou G).
Preparo: bata tudo no liquidificador e coe na PF1. Sirva em tacinhas. Se preferir, leve para gelar durante alguns minutos antes de consumir.

Canapés

Em vez de pão ou bolacha, a base dos canapés é um alimento cru e vivo, pão sueco de linhaça desidratado ao sol ou pão essênio (p. 221). Escolha de acordo com o gosto e a faixa etária das crianças.

Para montar os canapés, coloque sobre cada uma das bases sugeridas um pouco da pasta preparada e decore com tomate seco picado, lâminas de azeitona, folhinhas de salsa, coentro ou manjericão (inteiras ou picadas), castanha-do-pará ralada na hora (que simula o queijo parmesão), gergelim branco ou preto (G). Use a criatividade nessa hora!

Rodelas de abobrinha

Lave uma abobrinha pequena e seque-a. Não é preciso descascar. Fatie em rodelas de 2-3 mm de espessura. Não podem ser muito finas, nem muito grossas, pois serão usadas como base de canapés. Reserve.

Rodelas de pepino

Lave e seque 1 pepino japonês. Não é preciso descascar. Corte-o em rodelas de 2-3 mm de espessura. Reserve.

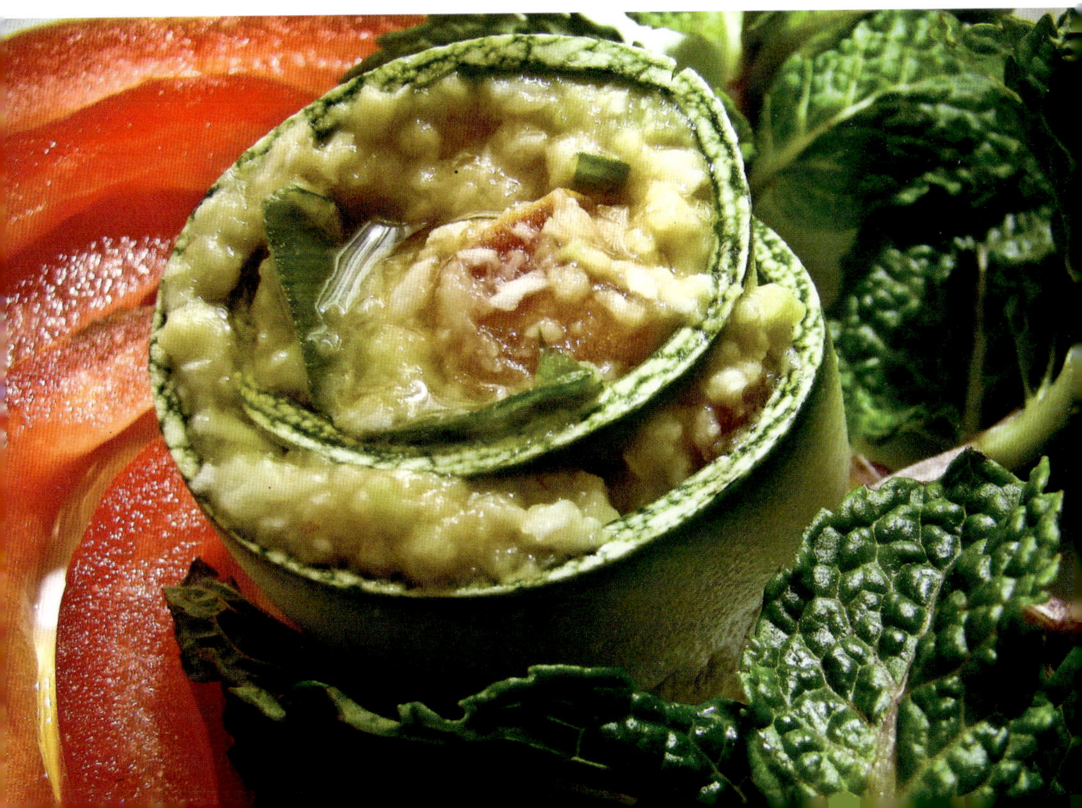

Rodelas de cenoura

Lave 2 ou 3 cenouras médias com uma escovinha. Descasque-as e deixe-as secar. Corte as cenouras em rodelas de 2-3 mm de espessura. Reserve.

Tomate-cereja

Lave e seque de 6 a 12 tomates-cerejas. Corte-os ao meio. Retire as sementes para poder recheá-los com as pastas escollhidas. O miolo poderá ser integrado ao preparo das pastinhas e, assim, nada se perde. Reserve.

Quadradinhos de acelga

Lave 2-3 folhas grandes de acelga. Separe a parte branca e corte-a em quadradinhos de 3 x 3 cm, para usá-los como base dos canapés. Reserve. Pique as folhas bem fininho e integre-as nas pastinhas ou use como decoração.

Pimentão vermelho, amarelo e verde

Lave e seque os pimentões. Pique-os em quadradinhos (3 x 3 cm) e use-os como base para os canapés. Reserve.

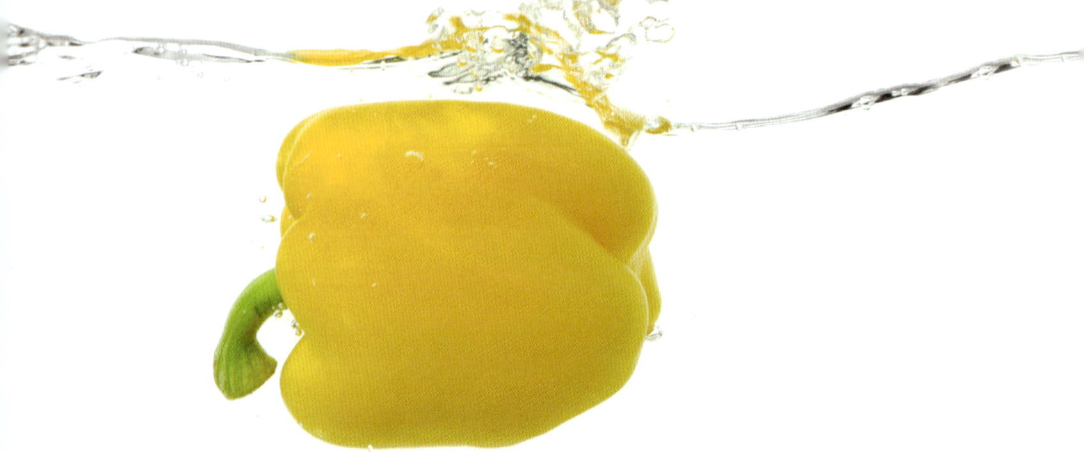

Barquinhos de alface ou endívia

Use as folhas centrais e menores como barquinhos para colocar as pastas escolhidas. São ideais pelo tamanho e sabor mais tenro.

Rolinhos de couve

Corte as folhas de couve em tiras com cerca de 5 cm de largura. Dê uma prensada rápida com suco fresco de limão e sal marinho (ver p. 191). Coloque o recheio no meio da tira de couve e enrole. Inclua palitinhos de cenoura ou abobrinha, pera ou maçã e brotos de alfafa, que deixarão mais crocantes estes rolinhos, também conhecidos como wraps.

Frutas

É exótico montar canapés sobre fatias de maçã, pera, kiwi, caqui ou manga. Experimente!

Salgadinhos ou pão sueco de linhaça
(base de canapé para maiores de 1 ano)

Ingredientes: 3 copos de linhaça (G), 1 copo de cenoura picada, 1 copo de tomate picado, 1 copo de sementes de girassol sem casca (G), 1 copo de amendoim (G) sem pele, 1 copo de trigo-sarraceno (G), 2 colheres (sopa) de orégano seco ou 3 colheres (sopa) de orégano fresco, sal marinho (opcional).
Preparo: passe todos os ingredientes no processador até obter uma mistura homogênea, com textura de massa. Abra a massa com a ajuda de dois pedaços de tecido de *voile*. Quanto mais fininha a massa, mais fácil será desidratá-la e também mais adorada pela garotada. Corte-a em quadrados ou tirinhas e espalhe-a em refratários para desidratar ao sol ou no forno (ver p. 189). Reserve.

Sugestão de cobertura: corte 1 abacate maduro em tiras finas e coloque-as sobre o salgadinho. Fatie 3 tomates e disponha sobre o abacate. Decore com ervas frescas picadas.

Maionese de castanha-de-caju

Esta maionese pode ser preparada com outras sementes germinadas, como de girassol, nozes, amêndoa e castanha-do-pará. É importante preparar somente a quantidade a ser consumida no dia, pois não contém conservante. Use em saladas, canapés, wraps, enroladinhos de legumes etc.

Ingredientes: 1 xícara (chá) de castanha-de-caju crua (H), salsa, cebolinha, alho, azeitona, tomate seco, sal ou missô a gosto, azeite extra virgem suficiente.
Preparo: cubra a castanha-de-caju com água filtrada e deixe hidratar por 4 horas. Coloque a castanha e a água da hidratação no liquidificador. Acrescente os temperos que desejar e bata. Depois de obter o creme temperado, adicione o azeite em fio até alcançar a textura desejada. Quanto mais azeite, mais firme a maionese. Em média, usa-se ½-1 colher (sopa) de azeite, não mais que isso. Para preparar um molho de salada, use menos azeite.

Maionese de flores (Salada)

É perfeita para servir sobre canapés, rechear pastéis de pão essênio ou sanduíches em geral. É importante consumir tudo no dia do preparo.

Ingredientes: 6-8 buquês de couve-flor, 6-8 buquês de brócolis, 6 azeitonas pretas picadas, 1 manga pequena picada em cubos, 3 tomates secos picados, 1 xícara (chá) de nozes (G) picadas ou quebradas nas mãos, salsa e cebolinha picadas a gosto, tomate-cereja para decorar.
Preparo: passe no processador, na lâmina "ralar", as flores de couve-flor e de brócolis. Despeje numa tigela e acrescente as azeitonas, a manga,

os tomates secos, as nozes, a salsa e a cebolinha. Envolva tudo com a maionese de castanha-de-caju (ver p. 230), acerte os temperos, decore com tomate-cereja e sirva imediatamente.

Patê de cevadinha com ervas

Ingredientes: ½ xícara (chá) de cevadinha (H), ½ xícara (chá) de água filtrada, cebolinha, salsa, manjericão, alecrim, sal marinho e suco fresco de limão a gosto.
Preparo: no liquidificador, bata a cevadinha com a água até ficar um creme. Acrescente os temperos e sirva imediatamente.

Patê de cenoura

Ingredientes: 3 cenouras bem picadinhas, 1 rodela de cebola, 1 colher (sobremesa) de linhaça (H ou G), salsa e cebolinha a gosto, sal marinho e suco fresco de limão a gosto e 1 colher (sopa) de azeite extra virgem.
Preparo: bata no liquidificador a cenoura, a cebola, a linhaça, os temperos e o suco de limão, usando um pedaço de cenoura como biossocador. Adicione o azeite em fio até dar o ponto.

Pasta de amêndoa

Ao preparar esta pasta para crianças, não coloque o azeite e, no lugar do sal, capriche na salsinha.

Ingredientes: 150 g de amêndoas (G) sem pele, suco fresco de limão e sal marinho a gosto, um fio de azeite extra virgem.
Preparo: bata todos os ingredientes no liquidificador, acrescentando por último o azeite, até obter uma consistência cremosa.

Pasta de girassol

Ao preparar esta pasta para crianças, não coloque o azeite e, no lugar do sal, capriche na salsinha.

Ingredientes: 1 xícara (chá) de sementes de girassol sem casca (G), suco fresco de limão, sal marinho a gosto, um fio de azeite extra virgem.
Preparo: bata todos os ingredientes no liquidificador, acrescentando o azeite por último, até obter uma consistência cremosa.

Queijinhos em pasta

Depois de preparar os leites de sementes (ver p. 214), podemos usar a massinha que fica na PF1, também chamada de ricota, para preparar queijinhos, patês ou pastas.
Para uma versão salgada, misture-a com temperos e ervas a gosto, gotas de limão e um fio de azeite para dar liga. Na versão doce, passe a ricota no processador com frutas secas ou creme de frutas.

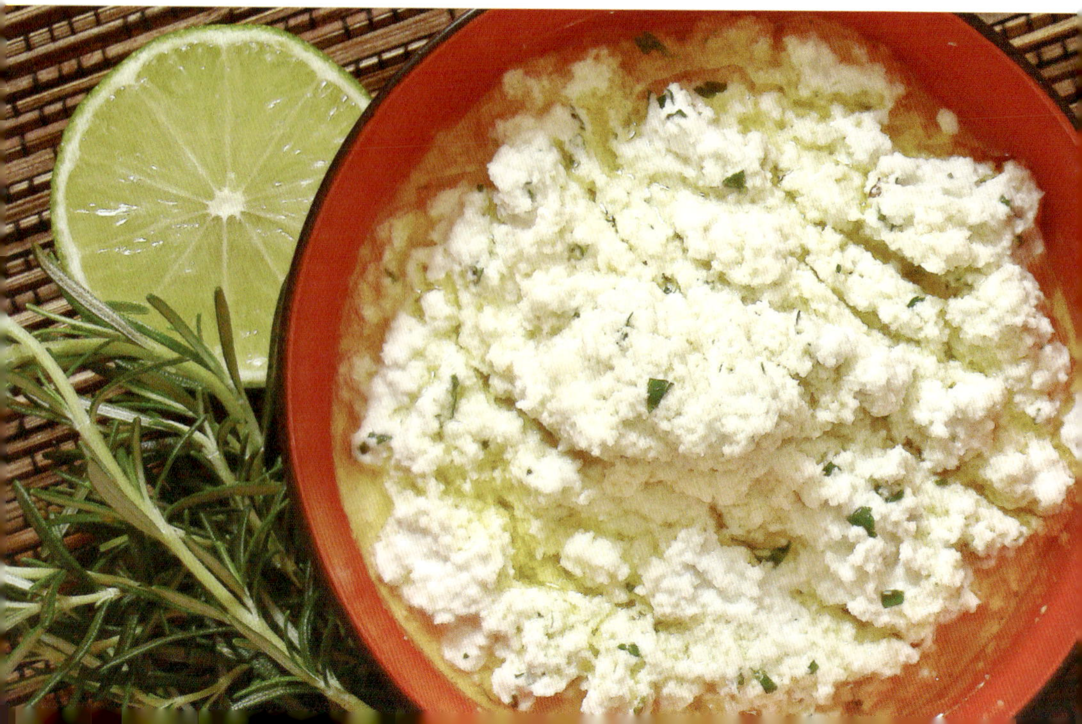

Creme de tomate

Este creme, se for diluído em um pouco de água e amornado, se transformará numa sopa-creme de tomate.

Ingredientes: 3 tomates frescos, ½ abacate, ¼ de cebola (opcional), sal marinho e azeite extra virgem a gosto, 2 ameixas-pretas (H) para neutralizar a acidez do tomate.
Preparo: passe todos os ingredientes no processador ou liquidificador até obter uma consistência cremosa.

Rolinhos de alface

Ingredientes: 1 abacate médio bem maduro, 1 tomate em cubos, salsa e cebolinha picadas (ou coentro), 1-2 espigas de milho-verde tenro debulhadas, suco fresco de 1 limão, brotos de alfafa ou de girassol, sal marinho a gosto, folhas grandes de alface e/ou endívia.
Preparo: amasse o abacate com um garfo. Adicione os demais ingredientes e misture delicadamente até que fique com uma aparência homogênea. Espalhe 2-3 colheres (sopa) dessa mistura sobre cada folha de alface. Enrole e sirva.

Wrap de abacate (Malu Paes Leme)

Ingredientes: 1 pé de alface fresca, 1 abacate bem maduro, um punhado de endro fresco, 5 tomates secos reidratados em um pouco de água filtrada.
Preparo: para cada wrap, use 2 folhas de alface. Pressione o meio (a parte branca) com as mãos e arrume uma em cima da outra. Fatie o abacate bem fino. Coloque 3 fatias no centro da alface e 2-3 tomates secos fatiados fino. Tempere com endro picado. Enrole e delicie-se!

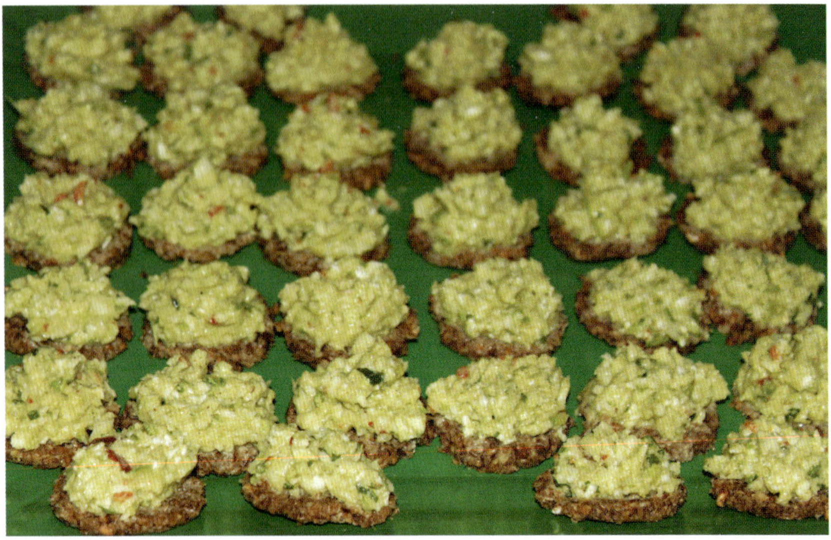

Guacamole

Não é preciso amassar muito o abacate, deixe alguns pedaços para ficar mais crocante. Sirva como creme para consumir com talos de aipo, cenoura, pimentão ou pepino, sobre canapés ou mesmo para acompanhar uma salada. Para ficar divertido, use as cascas do abacate para servir e decorar.

Ingredientes: 1 tomate maduro, 1 abacate pequeno bem maduro, suco fresco de ½ limão, 2 colheres (chá) de salsa picada, 1 colher (chá) de cebolinha picada bem miudinho, 2 colheres (sopa) de pepino em cubos pequenos (opcional), sal marinho a gosto.
Preparo: pique o tomate em cubinhos. Amasse o abacate com um garfo, acrescente o limão e os demais ingredientes, mexendo bem.

Pasta de berinjela ou babaganuj

Ao preparar esta pasta para crianças, use apenas ½ dente de alho ou substitua-o por 1 haste de nirá bem picada.

Ingredientes: 1 berinjela média, 1 colher (sopa) de suco fresco de limão, sal marinho (ou missô), ½ xícara (chá) de abacate maduro picado, 1 dente de alho, azeite extra virgem.
Preparo: descasque e pique a berinjela em cubinhos. Coloque em uma travessa. Adicione o suco de limão. Passe sal (ou missô) nas mãos e inicie a prensagem (ver p. 191). Escorra o excesso de líquido. Ponha no liquidificador a berinjela prensada e adicione metade do abacate e o alho. Bata até obter uma textura cremosa. Acerte a consistência colocando o restante do abacate aos poucos e o azeite em fio. Tempere com sal. Disponha num prato e decore com um fio de azeite. Sirva como salada, acompanhamento, recheio de sanduíches ou sobre canapés.
Observação: fica mais saborosa ainda se a berinjela for assada inteira no sol por 1 hora antes de iniciar o preparo.

Dip de abóbora japonesa (Inês Braconnot)

Ingredientes: 250 g de abóbora japonesa sem casca, 2 damascos frescos ou secos (H), 1 dente de alho pequeno, 1 maço de coentro, uma pitada de sal marinho, azeite extra virgem a gosto.
Preparo: bata tudo no liquidificador, sem acrescentar água. Use uma cenoura como biossocador. Sirva com salada verde ou pão essênio.

Chips de batata-doce com gergelim germinado (Inês Braconnot)

Ingredientes: 1 batata-doce, shoyu, gotas de suco fresco de limão, folhas de orégano, gergelim (G) e azeite extra virgem a gosto.
Preparo: fatie a batata-doce bem fininho ou passe-a no processador. Coloque numa travessa com água filtrada por 10 minutos, para extrair o amido. Escorra bem. Acrescente o shoyu, o limão, os temperos e o azeite.

Purê de mandioquinha (Inês Braconnot)

Ingredientes: 1 mandioquinha (batata-baroa), 1 pedaço pequeno de alho-poró e sal marinho a gosto.
Preparo: bata tudo no liquidificador. Sirva com uma salada verde. Seu sabor delicado e sua textura de purê cru são deliciosos!

Pastinha exótica (Malu Paes Leme)

Ingredientes: 1 xícara (chá) de tomate picadinho, 1 tâmara sem caroço (H), ½ xícara (chá) de coentro fresco picado, ¼ de xícara (chá) de cebolinha verde picada, 1 fatia fina de gengibre fresco, 2 colheres (chá) de manjericão fresco, 1 dente de alho amassado ou ¼ de alho-poró fatiado bem fininho (as partes branca e verde misturadas).
Preparo: passe tudo no processador até obter a textura desejada. Sirva como recheio de tomate, folhas de alface ou endívia, ou em rolinho de couve.

Outros lanches

"Pão de queijo"

Ingredientes: ½ xícara (chá) de grão-de-bico (G), ½ xícara (chá) de amendoim (G), sal marinho a gosto, 1 dente de alho, ¼ de cebola.
Preparo: passe todos os ingredientes no processador até obter uma massa com textura homogênea e que dê liga. Faça bolinhas e asse ao sol.

Pizza de pepino (Malu Paes Leme)

Deixe as azeitonas de molho em água filtrada por um tempo, antes de servir, para extrair o excesso de sal.

Ingredientes: 4 pepinos cortados em rodelas, 2 xícaras (chá) de azeitonas verdes ou pretas picadas, 1 tomate picado, salsa picada a gosto e sementes de gergelim branco ou preto (G).
Preparo: disponha as rodelas de pepino em um prato bonito. Cubra com as azeitonas picadas. Decore com o tomate, acrescente a salsa e polvilhe com as sementes de gergelim.

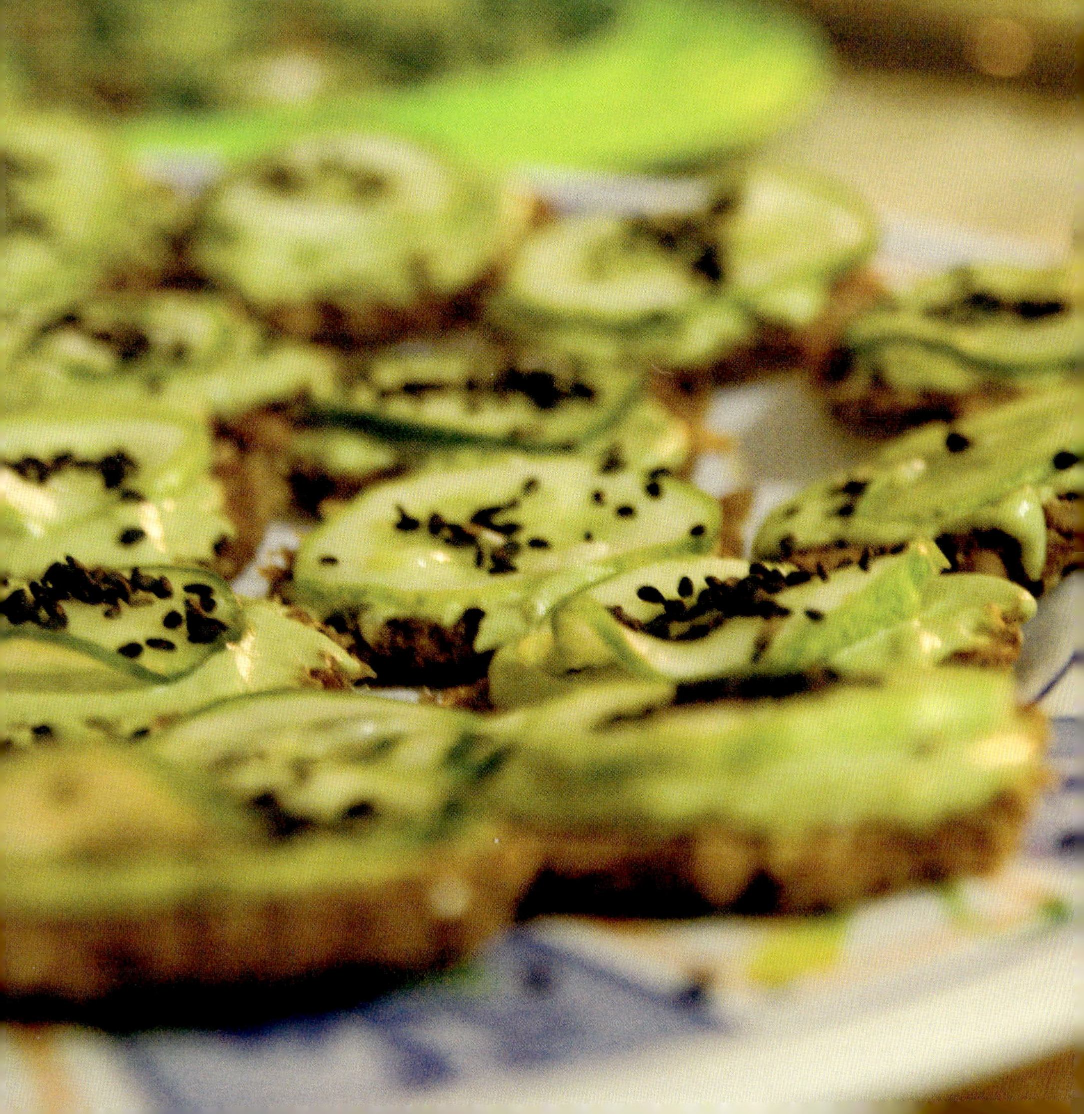

Hamburguinho de cenoura

Ao preparar esta receita para crianças, substitua o alho por 1 haste de nirá.

Ingredientes: 1 xícara (chá) de cenoura ralada, 2 colheres (sopa) de linhaça (H), ½ xícara (chá) de nozes (G) sem pele, ½ xícara (chá) de amêndoas (G) sem pele, ½ xícara (chá) de sementes de girassol sem casca (G), 1 colher (sopa) de azeite extra virgem, sal marinho a gosto, 1 colher (sopa) de manjericão ou salsinha picada, 1 dente de alho amassado.
Preparo: passe tudo no processador. Espalhe a mistura sobre papel impermeável e abra a massa com 1,5 cm de espessura. Corte a massa com um copo de boca estreita para formar os mini-hambúrgueres. Desidrate ao sol ou conforme orientações da p. 189. Sirva-os sozinhos ou acompanhados de salada.

Hamburguinho de centeio (Inês Braconnot)

Para mim, o centeio tem muitas vantagens sobre o trigo. É mais saboroso, menos grudento, tem cor mais bonita e é ótimo quando germinado e misturado a outros ingredientes. Como se não bastasse, sua textura é perfeita para fazer pequenos hambúrgueres. É sempre um sucesso quando os sirvo acompanhados de salada.

Ingredientes: ½ xícara (chá) de centeio (G por 36 horas para ficar bem macio), ½ xícara (chá) de amendoim (G) sem pele, cebola, cebolinha picada, missô ou sal marinho a gosto.
Preparo: passe os grãos no processador, acrescentando os temperos. Forme os mini-hambúrgueres e desidrate-os conforme orientações da receita acima.

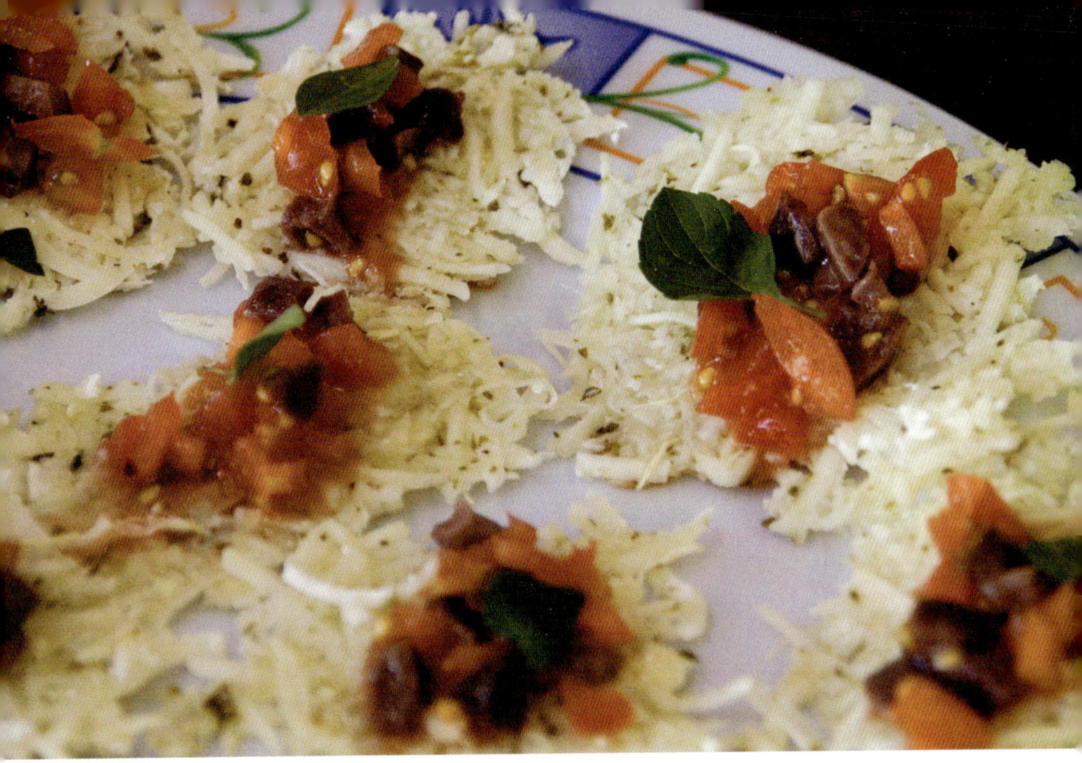

Hamburguinho de mandioca (receita indígena)

Pode ser servido em versão salgada – puro ou com qualquer uma das coberturas sugeridas anteriormente – ou doce, com geleia de uva--passa (ver p. 262).

Ingredientes: (versão salgada): 2 raízes de mandioca fresca, 1 pitada de sal marinho e de orégano, azeite extra virgem. Na versão doce não use condimentos.

Preparo: descasque a mandioca e corte-a em pedaços de uns 5 cm de altura. Parta-a ao meio e retire o cordão central. Coloque numa travessa com água para desamidar (ver p. 196) por 15 minutos. Escorra bem numa peneira e passe no processador, no ralador mais grosso. Tempere levemente com sal marinho e orégano. Leve uma frigideira ao fogo baixo e pincele-a com um fio de azeite para não grudar. Disponha 1-2 colheres (sopa) da mandioca ralada na frigideira. Com uma espátula, prense os fios da mandioca para que eles se unam. Vire para aquecer o outro lado do hamburguinho.

Observação: não é um prato inteiramente cru, pois até obter a liga acontece um aquecimento levemente superior aos 45 °C.

Rocambole ou pastel de legumes (Inês Braconnot)

Ingredientes da massa: 1 xícara (chá) de trigo (G por 36 horas para ficar bem macio) e missô ou sal marinho a gosto.
Preparo da massa: passe o trigo no processador até ficar uma massa homogênea. Com a ajuda de dois pedaços de *voile* e um rolo, estique a massa para ela ficar fina.
Ingredientes e preparo do recheio: bastante salsa e cebolinha picadas bem fino, pimentão em cubinhos a gosto, 1 cenoura média ralada. Misture bem e reserve.

Montagem do rocambole: cubra a massa aberta com o recheio. Enrole, corte em fatias e sirva. Decore cada fatia com manteiguinha de abacate (ver p. 222) e salsinha.

Montagem do pastel: corte a massa aberta com a ajuda de um copo no diâmetro desejado. Disponha o recheio no centro da massa e feche cada pastelzinho pressionando a borda com a ajuda de um garfo. Leve para assar ao sol, virando para assar do outro lado.

Chips de jiló (Geisa Cardoso)

Sei que é raro, mas deve haver crianças que, como eu, adoram jiló. Estes chips, tenho certeza, vão conquistar ainda mais adeptos. São muito gostosos e ficam lindos na decoração de saladas ou com pastinhas.

Ingredientes: jiló, azeite extra virgem, shoyu ou sal marinho.
Preparo: pique o jiló em rodelas ou tirinhas, coloque numa travessa, sem enchê-la muito, e leve ao sol para desidratar. Se a quantidade for maior, use dois ou mais recipientes. Mexa o jiló a cada 10 minutos para acelerar a desidratação. Acompanhe de perto, pois se o dia estiver bem ensolarado, a desidratação será rápida. Depois de prontos, coloque em um frasco de vidro com tampa. Eles duram uma semana. Na hora de consumir, tempere com um fio de azeite, um pouco de shoyu ou uma pitada de sal marinho.

Refeições salgadas

Risoto de aveia com repolho (Projeto Terrapia)

Todas as receitas com aveia são deliciosas. Como seu aspecto é semelhante ao do arroz, atende ao paladar afetivo em dietas de transição alimentar.

Ingredientes: 1 xícara (chá) de aveia em grão sem casca (G), gengibre e cúrcuma ralados a gosto, missô, suco fresco de limão, 2 xícaras (chá) de repolho rasgado e prensado com as mãos (ver p. 191), 1 tomate picado, ½ cebola picada, óleo de coco prensado a frio.
Preparo: coloque tudo em uma panela de barro, menos o óleo de coco, e deixe amornar levemente (ver p. 195). Depois, desligue o fogo e acrescente o óleo de coco. Sirva com salada verde e brotos.

Cuscuz de sementes germinadas

Ingredientes para a base: 1 xícara (chá) de amêndoas (G) sem pele, ½ xícara (chá) de sementes de girassol sem casca (G), ½ xícara (chá) de grão-de-bico (G), 1 colher (sobremesa) de missô, 1 colher (chá) de páprica (para dar cor e um sabor levemente picante) e suco fresco de limão.
Ingredientes do recheio: 1 tomate picado em cubinhos, 2 colheres (sopa) de salsa picada, 2 colheres (sopa) de cebolinha picada, 10 azeitonas picadas e sal marinho a gosto.
Preparo: passe os ingredientes da base no processador até dar liga. Coloque a massa em uma tigela e acrescente os ingredientes do recheio. Misture tudo até ficar bem colorido e homogêneo. Disponha em forminhas e desenforme o cuscuz num prato decorado com folhas e tomates-cerejas.

Amornado de germinados (Inês Braconnot)

Ao preparar esta receita para crianças, substitua o alho por 1 haste de nirá. O amendoim pode ser passado no processador, se desejar pedaços menores, ou substituído por centeio (G) ou lentilha rosa (G). Outra opção de tempero é manjericão fresco picadinho.

Ingredientes: 3 folhas de repolho, 1 dente de alho, 1 xícara (chá) de aveia em grão sem casca (H), ½ xícara (chá) de amendoim (G), uma pitada de curry, shoyu e azeite extra virgem a gosto.
Preparo: lave as folhas de repolho e pique-as com as mãos em pedaços pequenos (ou em tirinhas bem finas como o macarrão cabelo de anjo). Pique o alho. Acrescente a aveia e o amendoim. Tempere com o curry e amorne levemente em panela de barro. Desligue o fogo e acrescente shoyu e azeite.

Macarronada de abobrinha

A abobrinha pode ser substituída por chuchu, cenoura ou batata desamidada. Para dar um toque diferente, acrescente ao preparo 1 colher (sopa) de pimentão vermelho picado.

Ingredientes: 2 abobrinhas médias, 1 punhado de amendoim (G) sem pele e passado no processador, salsa picada, 2 tomates picados, sal marinho e azeite extra virgem a gosto.
Preparo: rale as abobrinhas bem fino, lembrando o talharim, com o auxílio de uma mandolina ou de uma máquina manual de fazer macarrão de legumes (*turning slicer*). Arrume as tiras num refratário. Em separado, misture os demais ingredientes, formando um molho, e espalhe sobre a abobrinha. Decore com folhinhas de salsa e castanha-do-pará (H) ralada. Opção: use o molho de tomate da p. 248.

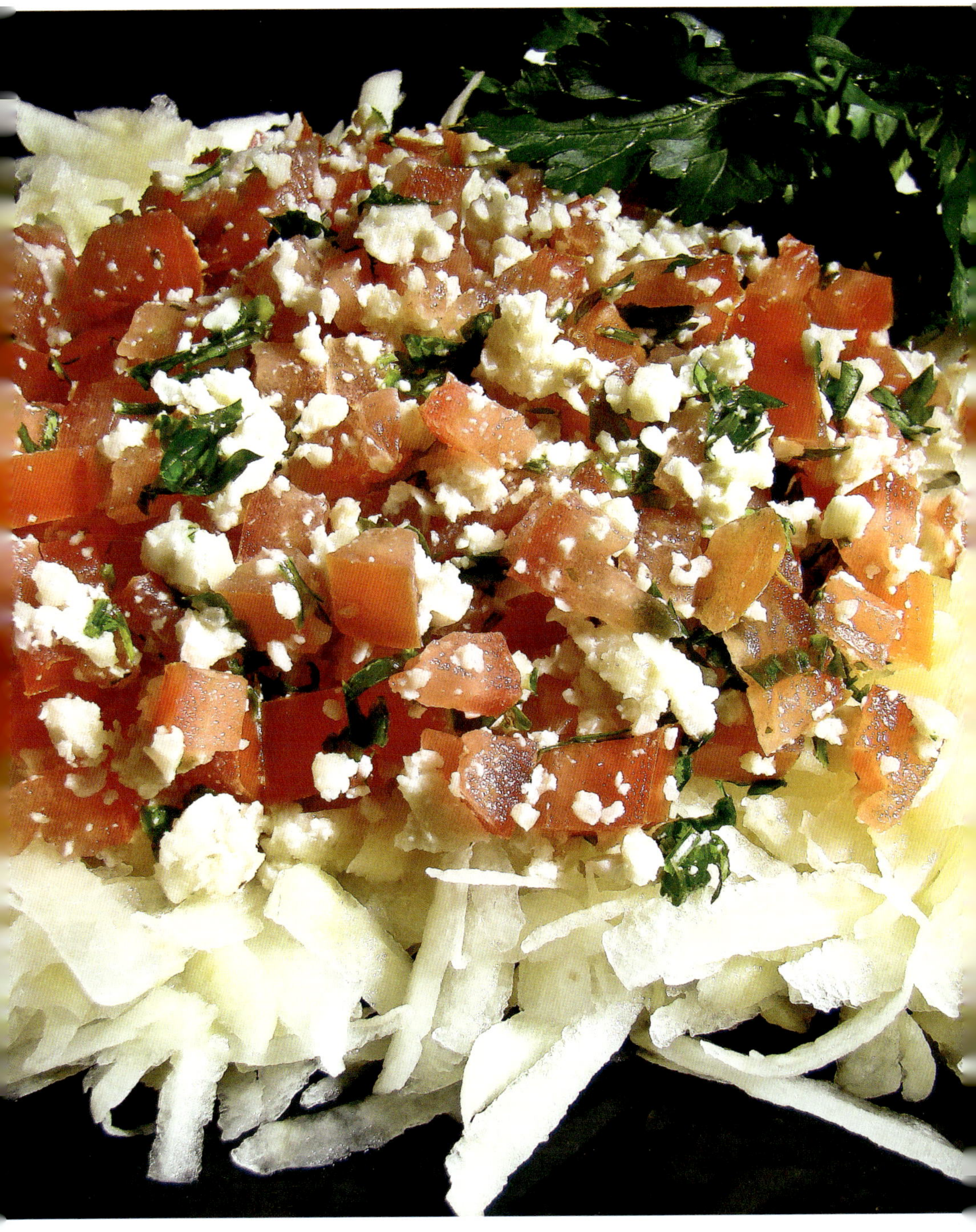

Lasanha de abobrinha

Neste prato, o uso do alho é opcional. Se desejar um molho branco, não coloque as ervas nem as azeitonas.

Ingredientes para a base: 3 abobrinhas pequenas, suco fresco de 1 limão e 1 colher (chá) de sal marinho.
Ingredientes do molho: 1 xícara (chá) de sementes de girassol sem casca (G), 1 xícara (chá) de castanha-de-caju (H), ½ xícara (chá) de amendoim (G) sem pele, 2 colheres (sopa) de salsa picada, 2 colheres (sopa) de cebolinha picada, 10 azeitonas picadas, sal marinho a gosto, água suficiente para acertar a textura do creme.
Preparo da base: fatie na mandolina as abobrinhas em espessura bem fina no sentido do comprimento. Se preferir, corte-as em rodelas. Em separado, misture o limão e o sal. Molhe as mãos nessa mistura, segure cada lâmina de abobrinha entre as palmas por um segundo, para temperá-las, e coloque-as em uma tigela. Reserve.
Preparo do molho: bata todos os ingredientes no liquidificador, acrescentando água aos poucos até obter a textura de um creme. Acerte os temperos e reserve.
Montagem: em um refratário, arrume uma camada de abobrinha temperada. Por cima, espalhe uma camada do molho. Sobre o molho, disponha outra camada de abobrinha e siga assim. Termine com o molho ou, se preferir, use o molho de tomate vivo (ver p. 248). Antes de servir, decore com castanha-do-pará (H) ralada, simulando queijo parmesão.

Bolinhas de couve-flor

Esta receita, enviada por Carme Mampel, de Botucatu (SP), foi premiada no concurso Crianças bem-nutridas.

Ingredientes: 1 copo de couve-flor crua cortada em pedacinhos, 1 copo de castanha-de-caju crua (H) bem escorrida, suco fresco de 1 limão médio, sal marinho, manjericão ou orégano a gosto.

Preparo: passe todos os ingredientes no processador até dar liga. Modele bolinhas com as mãos úmidas. Arrume-as em uma saladeira já decorada com folhas verdes rasgadas ou coloque sobre rodelas de cenoura e abobrinha cruas e sirva como canapé.

Amornado de legumes

Ingredientes: 1 cebola em rodelas, ½ repolho roxo rasgado com as mãos, 1 batata-inglesa em lâminas fininhas, 4 flores de brócolis picadas, 1 maçã picada, 1 tira de pimentão vermelho picado e 1 xícara (chá) de semente de girassol sem casca (G) para decorar.
Ingredientes do molho: 1 tomate picado, suco fresco de 1 limão, azeite extra virgem e sal marinho a gosto.
Preparo: amorne a cebola, acrescente o repolho, a batata desamidada (ver p. 196), os brócolis, a maçã e mexa com as mãos. Por último, junte o pimentão. Misture tudo até finalizar o amornado. Em separado, prepare um molho de tomate batido com limão, azeite extra virgem e sal marinho. Coloque pimenta, se desejar. Na hora de servir, regue o amornado com o molho e decore com as sementes de girassol trituradas e salsa picada.

Molhos e saladas

Molho pesto (Malu Paes Leme)

Ingredientes: 1 xícara (chá) de nozes (G), ½ xícara (chá) de manjericão fresco, 1 dente de alho fresco (sem o miolo), água filtrada.
Preparo: passe as nozes no processador, sem triturá-las muito. Acrescente metade do manjericão e o alho e processe mais um pouco. Adicione um pouco de água para dar consistência mais líquida. Junte o restante do manjericão e triture bem rápido, para que algumas folhas fiquem inteiras. Sirva em uma molheira.

Maionese de abacate

Ingredientes: 1 abacate médio maduro, suco fresco de 1 limão, salsinha e missô a gosto.
Preparo: bata todos os ingredientes no liquidificador. Acerte a textura e o sabor. Sirva sobre saladas ou canapés.

Missolê

Ingredientes: 1 colher (sopa) cheia de missô, 1 colher (sopa) rasa de levedo de cerveja, suco fresco de 1-2 limões, suco fresco de 1 laranja--pera, 1 colher (sopa) de azeite extra virgem.
Preparo: bata tudo no liquidificador e coloque numa molheira.

Molho de castanha-do-pará

Ingredientes: suco fresco de 1 limão, suco fresco de 1 laranja-pera, 4 castanhas-do-pará (H) e sal marinho a gosto.
Preparo: bata todos os ingredientes no liquidificador. Se quiser, acrescente lâminas de gengibre fresco ou ervas. Sirva em uma molheira.

Molho agridoce

Ingredientes: 2 copos de suco fresco de limão, 3 dentes de alho, 3 colheres (sopa) de gengibre ralado, 3 colheres (sopa) de shoyu, 3 colheres (sopa) de mel, ½ xícara (chá) de azeite extra virgem.
Preparo: coloque no liquidificador todos os ingredientes, menos o azeite. Enquanto a mistura bate, vá adicionando o azeite aos poucos até obter consistência cremosa. Sirva em uma molheira.

Molho asiático (Malu Paes Leme)

Ingredientes: 1 colher (sopa) de sementes de gergelim (G), 3 colheres (sopa) de amêndoas (G) sem pele, ½ xícara (chá) de água filtrada, suco fresco de ½ limão, 1 colher (chá) de gengibre fresco ralado (opcional), 1 colher (chá) de nirá picadinho ou ½ alho amassado, 1 tâmara sem caroço (H), 1 pitada de pimenta-de-caiena (daí vem o toque asiático).
Preparo: bata no liquidificador primeiro o gergelim com as amêndoas e a água. Acrescente aos poucos o suco de limão, o sumo do gengibre ralado, o nirá (ou alho) e a tâmara. Por fim, salpique a pimenta-de-caiena. Junte mais água, se quiser uma textura mais líquida. Sirva em uma molheira.

Molho exótico de manga (Malu Paes Leme)

Ingredientes: ½ manga Palmer bem madura, 1 fatia de abacate maduro, ½ tomate médio, 2 talos de cebolinha verde picada.
Preparo: bata no liquidificador a manga, o abacate e o tomate. Acrescente a cebolinha e bata mais um pouquinho. Sirva em uma molheira.

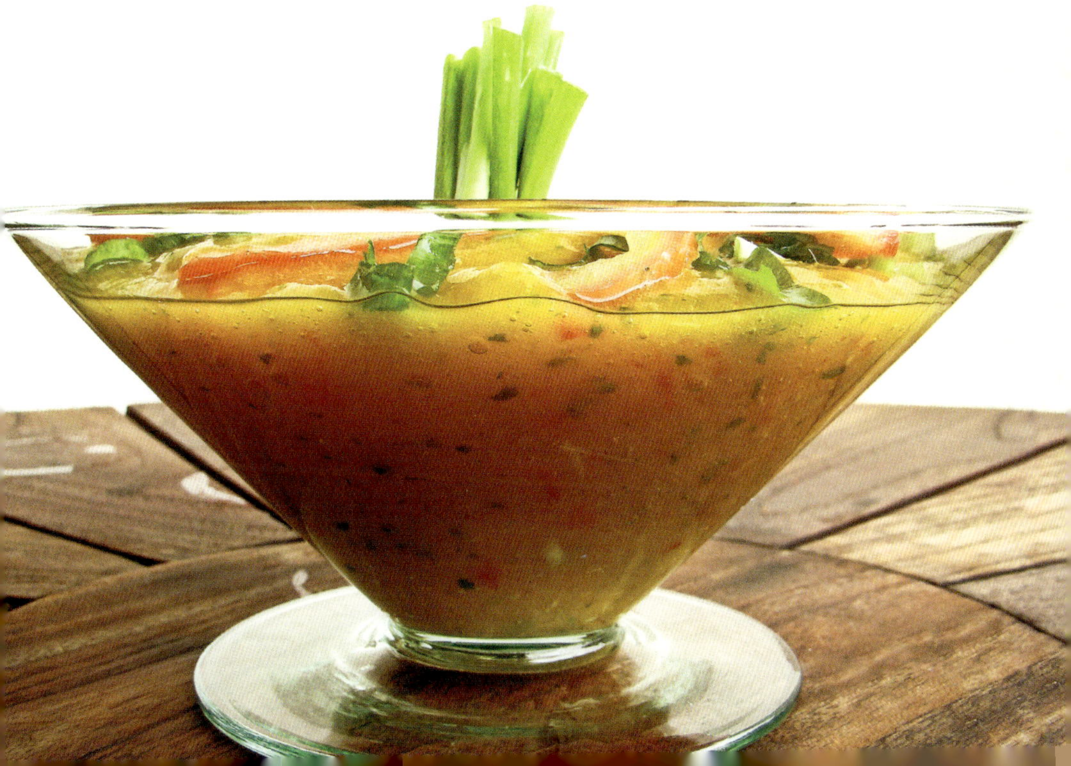

Molho Caesar

Ingredientes: ¼ de xícara (chá) de azeite extra virgem, 2 dentes de alho, 4 tiras de salsão, ½ copo de água, ¼ de xícara (chá) de suco fresco de limão, ¼ de xícara (chá) de shoyu, 2 colheres (sopa) de missô, 5 tâmaras sem sementes (H), pimenta-do-reino a gosto.
Preparo: bata tudo no liquidificador. Use menos água, se quiser obter uma maionese. Sirva em uma molheira.

Molho de tomate vivo

Use este molho no preparo de minipizzas, macarronadas e lasanhas vivas.

Ingredientes: 100 g de tomate seco ao sol (H), 100 g de tomate maduro e fresco (o ideal é usar o orgânico), 50 g de tâmaras (H) sem sementes ou de ameixas-pretas sem caroço, 1 tira de pimentão vermelho (opcional).
Preparo: bata tudo no liquidificador até obter uma textura cremosa. Se necessário, adicione 1 colher (sopa) de sementes de linhaça (H) para acertar o ponto de cremosidade. Para temperar, use gotas de limão, pimenta-do-reino, salsa, cebolinha e sal marinho a gosto.

Shitake marinado

Nesta receita, você pode substituir o shitake por outros cogumelos ou por pepino japonês fatiado em rodelas finas, picado em cubinhos ou cortado em palitos. Use em wraps, sanduíches e saladas.

Ingredientes: 2 xícara (chá) de cogumelos shitake (ou outras variedades) frescos picado ou em tirinhas, suco fresco de ½ limão, salsinha picada, sal marinho ou shoyu a gosto, folhinhas de alecrim fresco (opcional).

Preparo: pique os cogumelos em fatias ou cubos e coloque num recipiente de vidro com tampa. Acrescente o limão, a salsinha e o sal marinho. Misture bem, tampe e deixe marinar por 10-15 minutos. Se quiser, decore com alecrim e um fio de azeite extra virgem. Sirva sozinho ou como acompanhamento para saladas.

Marinada de legumes

Ingredientes da marinada: 2 colheres (sopa) de suco fresco de limão, 1 colher (sopa) de azeite extra virgem, 1 colher (sobremesa) de shoyu, 1 colher (chá) de mel.
Ingredientes: 1 xícara (chá) de flores de brócolis picadas, 1 xícara (chá) de amêndoas (G) sem pele, 2 cenouras médias, 4 ervilhas-tortas, 1 ½ xícara (chá) de cogumelos (shitake ou champignon), sementes de gergelim preto (G) para decorar.
Preparo: misture todos os ingredientes da marinada e reserve. Passe no processador, separadamente, os brócolis, as amêndoas e as cenouras. Corte as ervilhas em tirinhas. Pique os cogumelos. Coloque os brócolis, os cogumelos e a marinada em um recipiente com tampa. Misture bem e deixe descansar por 15 minutos. Depois, acrescente os demais ingredientes e mexa novamente. Decore com o gergelim preto e sirva.

Salada "cruzida" de brócolis e couve-flor

Ingredientes: 1 xícara (chá) de flores de brócolis, 1 xícara (chá) de couve-flor em buquês, suco fresco de 1 limão, sal marinho (ou missô), salsa e cebolinha picadas, azeite extra virgem.
Preparo: passe os brócolis e a couve-flor separadamente no processador, na lâmina "ralar". Coloque em uma travessa de vidro. Adicione o limão, passe sal marinho (ou missô) nas mãos e inicie a prensagem (ver p. 191). Escorra o excesso de líquido. Adicione a salsa e a cebolinha, acerte os temperos e finalize com um fio de azeite.

Salada “cruzida” de chuchu com maçã verde

Ingredientes: 1 chuchu ralado, suco fresco de 1 limão, sal marinho (ou missô), 1 maçã verde com casca, sem sementes, picada em cubinhos, ½ xícara (chá) de amendoim (G) sem pele, passado levemente no processador, salsa e cebolinha picadas, azeite extra virgem.
Preparo: rale o chuchu (mais fininho para crianças e mais grosso para adultos) ou passe no processador. Coloque em uma tigela de vidro. Adicione o suco de limão, passe sal marinho (ou missô) nas mãos e inicie a prensagem (ver p. 191). Escorra o excesso de líquido. Acrescente a maçã, o amendoim, a salsa e a cebolinha. Acerte os temperos e finalize com um fio de azeite.

Salada de manga (Malu Paes Leme)

Ingredientes: 2 mangas, 8 tomates-cerejas pequenos, ¼ de alho-poró.
Preparo: descasque a manga e corte-a em pequenos cubos. Reserve. Corte os tomatinhos em quatro e misture-os com a manga. Fatie o alho-poró (use as partes branca e verde) bem fino e depois solte os anéis com as mãos. Acrescente ao preparado e misture bem. Sirva com alface-americana picada ou a variedade de sua preferência.

Salada de milho-verde (Inês Braconnot)

Quando me lembro de que morei por cinco anos numa fazenda no interior de São Paulo, pertinho da fronteira com Mato Grosso, e nunca comi milho-verde cru, tenho vontade de chorar. Durante quase o ano inteiro havia milho por todos os lados e nunca experimentei. Hoje sou louca por um milho novinho, com o sabugo ainda macio, colhido direto do pé e comido ainda no terreiro. Como nem sempre temos a oportunidade de estar no campo, o que recomendo é escolher na feira, com muita atenção, um milho branquinho, com os grãos bem formados e cheios de suco. Não se esqueça de apertar a espiga para conferir.

Eu costumava debulhar com um facão, mas fazia muita sujeira. Agora passo na lâmina da mandolina com cuidado, para não cortar o sabugo junto, e faço saladinhas deliciosas como esta.

Ingredientes: 1 xícara (chá) de milho-verde tenro, debulhado, ¼ de xícara (chá) de uvas-passas brancas, ½ xícara (chá) de abacate em cubos, ⅓ de xícara (chá) de amêndoas (G) sem pele, 50 ml de água de coco-verde, ¼ de xícara (chá) de suco fresco de limão, ½ colher (café) de sal marinho, 1 dente de alho pequeno picado, ½ colher (café) de curry em pó, 4 castanhas-do-pará (H) picadas.

Preparo: misture o milho, as passas e o abacate sem amassar muito. Reserve. Passe as amêndoas, a água de coco, o limão, o sal, o alho e o curry no miniprocessador. Acrescente a mistura ao milho delicadamente, para o abacate não se desmanchar. Espalhe as castanhas por cima, acerte o sal e sirva.

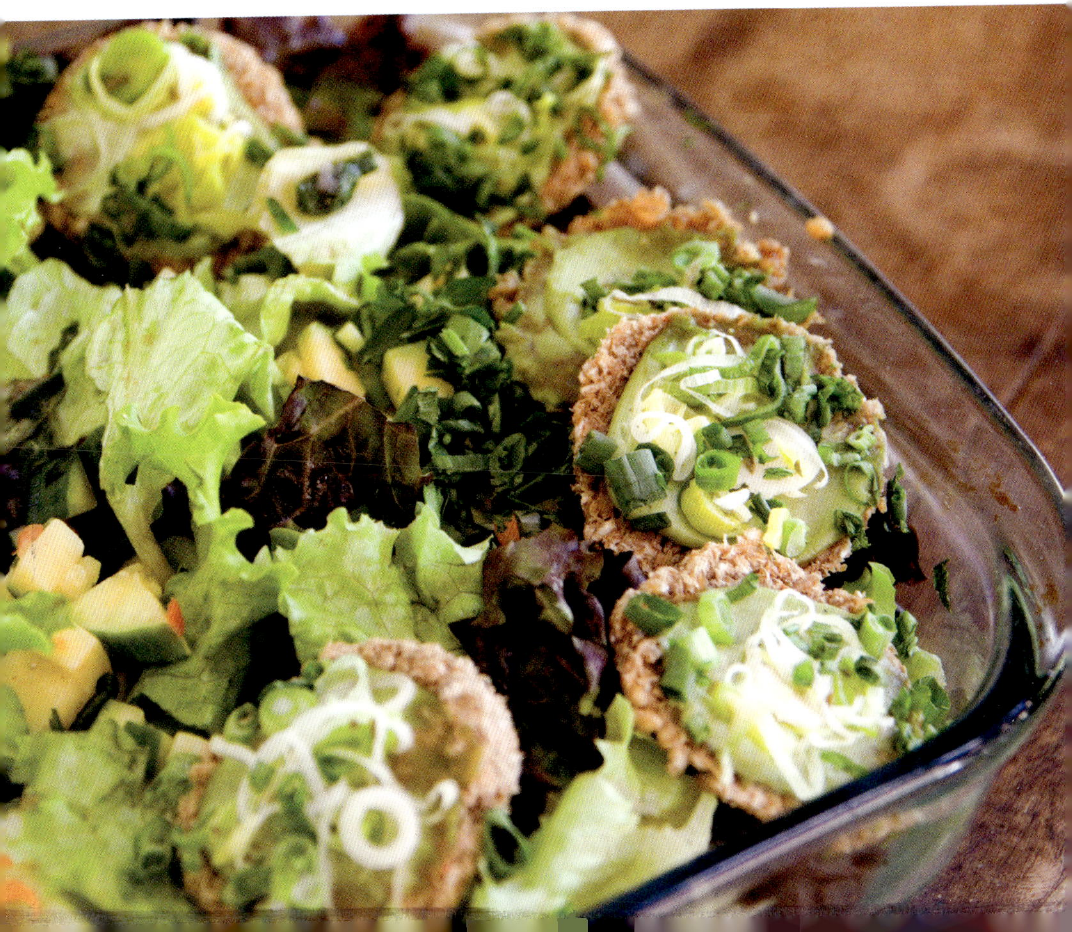

Tabules

Tradicionalmente, tabule é uma salada árabe em que o trigo quebrado e inchado é misturado com vários temperos. Na alimentação viva, são usados diferentes cereais germinados.

Tabule com trigo

Esta receita foi criada por Camila L. Rodrigues, de Guarulhos (SP), e premiada no concurso Crianças bem-nutridas.

Ingredientes: 1 xícara (chá) de grãos de trigo (G por 24 horas para ficarem bem macios), 1 cenoura ralada, 2 folhas de repolho picadas bem fininho, azeitonas picadas, cebola, alho, salsinha, tomate bem picadinho, azeite extra virgem, sal marinho e suco de limão a gosto.
Preparo: passe o trigo (G) no processador no modo "pulsar". Coloque em uma tigela e acrescente os demais ingredientes, misturando bem. **Se quiser, acrescente** ½ xícara (chá) de pepino em cubinhos para ficar mais crocante. Deixe descansar um pouco para apurar o sabor. Sirva com uma salada de folhas verdes.

Tabule com trigo-sarraceno

Ingredientes: ½ xícara (chá) de trigo-sarraceno (H), 1 cenoura ralada, 1 pepino picado em cubinhos, ¼ de pimentão vermelho em cubinhos, cebolinha, salsa e hortelã picadas.
Tempero: suco fresco de 1 limão, azeite extra virgem e sal marinho a gosto.
Preparo: misture todos os ingredientes, acrescente os temperos, mexa bem e sirva.

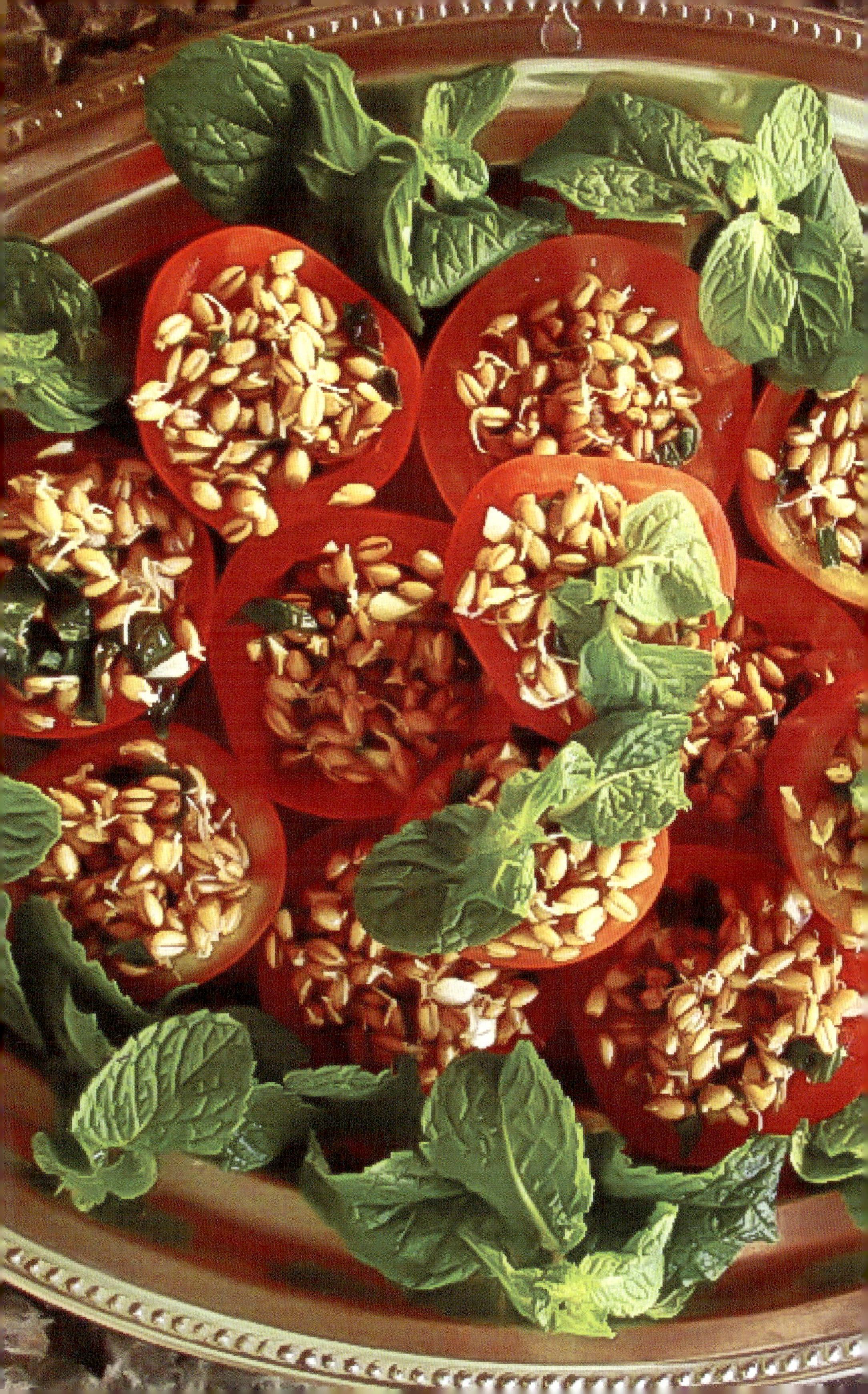

Tabule com cevada ou cevadinha

Ingredientes: ½ xícara (chá) de cevada (H), 1 chuchu ralado, 1 tomate picado, ¼ de pimentão vermelho em cubinhos, cebolinha, salsa e manjericão picados.
Tempero: suco fresco de limão, azeite extra virgem, sal marinho a gosto e gengibre ralado.
Preparo: misture todos os ingredientes, prensando com as mãos. Junte os ingredientes do tempero, mexa bem e sirva.

Cenoura com pasta de grão-de-bico

Ingredientes: 1 xícara (chá) de grão-de-bico (G), 1 pitada de sal marinho, suco fresco de 1 limão, ¼ de cebola picada, 2 cenouras médias.
Preparo: passe no processador o grão-de-bico com o sal e o suco de limão. Acrescente a cebola picada depois que a massa estiver pronta. Rale as cenouras em fios longos. Coloque-as numa travessa com a pasta e sirva com salada verde.

Pasta de grão-de-bico, ou homus

Ingredientes: 1 xícara (chá) de grão-de-bico (G) sem pele, 1 dente de alho ou 1 haste de nirá (opcional), sal marinho e suco fresco de limão a gosto, azeite extra virgem e folhas de hortelã para decorar.
Preparo: bata no liquidificador o grão-de-bico, o alho , o sal e o suco de limão até obter uma pasta. Deixe alguns grãos menos triturados para ficar mais crocante. Acerte os temperos. Regue com azeite extra virgem e decore com folhas de hortelã.

Homus e alga nori (Inês Braconnot)

Ingredientes: homus (ver p. 254), uvas-passas, folhas de nori, cenoura ralada, abobrinha cortada em palitos, agrião, tomates temperados com azeite extra virgem, limão e sal marinho.
Preparo: recheie um pedaço de folha de nori com o homus, algumas uvas-passas e uma saladinha de cenoura, abobrinha, agrião e tomates. Tempere tudo com azeite extra virgem, limão e sal marinho.

Acompanhamentos

Farinha de mandioca

Use esta farinha no preparo de vários tipos de farofa ou para engrossar sopas e pratos amornados.

Ingredientes: 1 kg de aipim ou mandioca.
Preparo: descasque o aipim e corte-o em pedaços pequenos. Coloque por 15 minutos em água filtrada para desamidar. Escorra, lave e passe no processador. Bata no liquidificador com 2 copos do aipim ralado e 1 copo de água até se formar uma massa homogênea. Esprema na PF1 para extrair o líquido. Use o leite da extração para continuar batendo todo o aipim, transformando-o em uma farinha úmida. Espalhe a massa obtida em travessas de vidro ou peneiras. Leve ao sol para desidratar por cerca de 6 horas ou até ficar bem seca. Guarde em frasco de vidro com tampa, em local seco, e consuma no máximo em dois dias. Se o sol estiver muito forte, desidrate na sombra. Controle com as mãos a temperatura da desidratação.

Farofa de maçã

Ingredientes: 1 alho amassado (ou 1 haste de nirá picado), sal marinho a gosto, 4 maçãs sem casca e sem sementes picadas em cubinhos, ½ copo de farinha de mandioca (ver p. 255) e azeite extra virgem.

Preparo: coloque o alho e o sal na panela de barro. Inicie o aquecimento, mexendo sempre com as mãos. Acrescente a maçã e continue amornando. Por fim, adicione a farinha de mandioca e mexa com as mãos até o ponto ideal. Desligue o fogo, adicione um fio de azeite e sirva como acompanhamento de saladas ou sopas.

Farofa de couve

Ingredientes: 1 cebola picada, sal marinho a gosto, 1 alho espremido (opcional), 1 maço de couve cortada bem fininho, ½ copo de farinha de mandioca seca (ver p. 255), 1 banana-nanica bem madura picada (ou manga Palmer), pimenta (opcional).

Preparo: coloque a cebola, o sal e o alho (se for usar) em uma panela de barro para amornar. Inicie o aquecimento, mexendo sempre com as mãos. Acrescente a couve e continue o processo. Por fim, adicione a farinha de mandioca e mexa com as mãos até o ponto ideal. Junte a banana e misture bem. Desligue o fogo, acerte os temperos e sirva como acompanhamento.

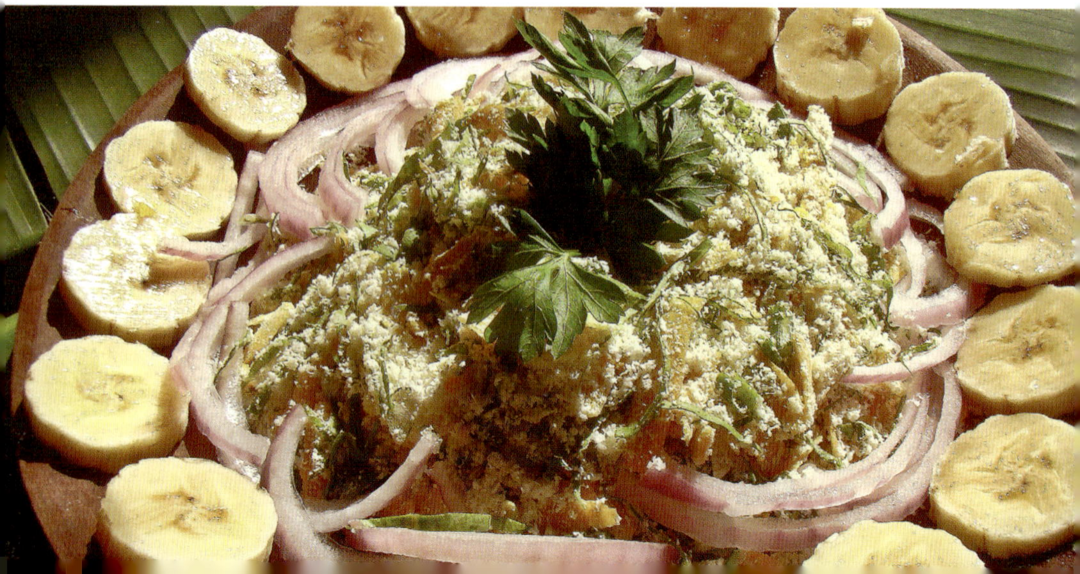

Sopas

As sopas da alimentação crua e viva podem ser servidas em temperatura ambiente, mas o ideal é que sejam amornadas conforme explicado na p. 195. Lembre-se de que o missô e os óleos vegetais como o azeite só são acrescentados no final do preparo.

Sopa de aveia com legumes

Ingredientes: 1 xícara (chá) de aveia em grão sem casca (G), ½ litro de água filtrada, 1 cenoura picadinha, ½ abobrinha picadinha, 2 chuchus picadinhos, nirá ou alho-poró picadinho, missô, azeite extra virgem a gosto, salsa e cebolinha picadas fininho.
Preparo: bata a aveia (G) e a água no liquidificador até obter um leite e reserve. Amorne os legumes e as ervas na panela de barro. Acrescente o leite de aveia, tempere com missô e amorne mais um pouco. Na hora de servir, adicione o azeite e decore cada prato com a salsa e a cebolinha.

Sopa de aveia com trigo-sarraceno

Ingredientes: 1 xícara (chá) de trigo-sarraceno (G), 1 xícara (chá) de aveia em grão sem casca (G), 1 ½ copo de água, sal marinho, alho (opcional). Acompanhamento: tomate e salsa picados, shoyu e azeite extra virgem.
Preparo: bata no liquidificador os dois germinados, a água, o sal e o alho. Coe na PF1. Use a massa que ficou na PF1 para fazer uma pastinha salgada ou doce. Coloque o leite extraído numa panela de barro para amornar e acerte os temperos. Junte à parte o tomate, a salsa, o shoyu e o azeite. Sirva cada prato com esse acompanhamento.

Missoshiro

Missoshiro significa sopa feita com missô. É um caldinho revigorante, que prepara o estômago para receber a refeição. A receita pode variar da mais simples à mais elaborada, de acordo com os complementos. O missô não deve ser fervido para não perder suas preciosas enzimas e propriedades terapêuticas. A proporção é de 1 colher (chá) cheia por 250 ml de água amornada.

Receita básica: água amornada, missô e cebolinha verde picada. Inclua um punhadinho de brotos de feijão, de acelga cortada bem fininho ou qualquer outra folha. O missô é muito *yang* e precisa de um complemento *yin* como as folhas.
Sugestões para servir 2 pessoas (500 ml de água amornada): a) 1 tomate batido no liquidificador com 3 folhas de manjericão; b) ½ xícara de grão-de-bico (G) sem pele, passado no processador com ½ abobrinha e 1 rodela de gengibre; c) 1 inhame, 1 cenoura e 1 rodela de gengibre ralados ou batidos no liquidificador; d) ½ xícara (chá) de aveia sem casca (G) batida no liquidificador com salsa e cebolinha; e) ½ abacate médio e maduro passado na PF3; f) 1 xícara de couve-flor e amêndoas (G) sem pele batidas no liquidificador; g) 1 xícara (chá) de abóbora japonesa, ½ xícara (chá) amendoim (G) sem pele e 1 rodela de gengibre batidos no liquidificador; h) ½ xícara (chá) de ervilhas redondas (G) sem pele, batidas no liquidificador com salsinha e cebolinha.

Sopa de trigo-sarraceno com alho-poró

(Projeto Terrapia)

Coloque o trigo para acordar 12 horas antes do preparo. Ele solta um muco espesso que favorece o preparo de algumas receitas, especialmente sopas. O paladar é bem especial para acompanhar saladas, sanduíches, sopas e até farofas.
Ingredientes: 1 xícara (chá) de trigo-sarraceno (G) previamente batido no liquidificador com 1 ½ xícara (chá) de água, 1 xícara (chá) de alho-

-poró picado, missô e suco de limão a gosto, ½ xícara (chá) de tomate picadinho e azeite extra virgem para decorar.
Preparo: coloque todos os ingredientes para amornar em uma panela de barro. Se necessário, acrescente água aos poucos para que fique na consistência de um creme. Depois de amornado, junte o missô e o suco de limão. Sirva cada prato com o tomate picadinho e um fio de azeite extra virgem.

Creme de cevadinha (Projeto Terrapia)

As receitas com cevadinha são muito boas por causa de sua consistência macia.

Ingredientes: 1 xícara (chá) de cevadinha (H), 1 xícara (chá) de couve-flor picadinha, 1 tomate picado, ¼ de cebola pequena, 1 colher (sopa) de missô, gengibre e alecrim a gosto.
Preparo: passe todos os ingredientes no processador até se formar um creme. Se desejar, sirva amornado.

Creme de lentilha (Mônica de Oliveira Costa)

Ingredientes: 1 xícara (chá) de lentilha (G) sem pele, 1 inhame médio, sal marinho, suco fresco de 1 limão, 1 dente de alho, ½ abacate maduro, azeite extra virgem.
Preparo: bata no liquidificador a lentilha e o inhame. Tempere com o sal, o suco de limão e o alho. Adicione o abacate aos poucos, até acertar o ponto de cremosidade. Este prato pode ser servido frio ou amornado. Para isso, coloque-o em uma panela de barro e mexa com as mãos enquanto suportar o calor. Desligue o fogo, acerte o tempero e sirva imediatamente com um fio de azeite.

Tortas

Receita básica de torta

Este é um bom exemplo de base para todas as tortas e tortinhas doces da alimentação viva. Podem-se montar tortas de qualquer formato ou tamanho, como também variar a semente germinada e a fruta seca usada no preparo da massa. Confira:

Para a massa: 2 xícaras (chá) de nozes (G) sem pele, trituradas no processador com 1 xícara (chá) de uvas-passas pretas até dar liga. Para dar mais sabor, acrescente gotas e raspas de casca de limão, canela em pó e baunilha a gosto.
Para o recheio: as quantidades vão depender do tamanho das tortas, mas use por exemplo pedaços de mamão picadinho, banana-nanica batida com suco fresco de limão e canela em pó e Falso chocolate (ver p. 261) para decorar.
Montagem e decoração: abra a massa da torta sobre um prato de vidro decorativo. Ela deve ficar com 2-3 mm de espessura. Se desejar, pode fazer com bordas. Espalhe o mamão bem picadinho. Cubra tudo com o creme de banana e finalize com o Falso chocolate como cobertura.
Variações da massa: 2 xícaras (chá) de amendoim (G) com 1 xícara (chá) de uvas-passas brancas ou pretas sem sementes; 2 xícaras (chá) de castanha-do-pará (H) com 1 xícara (chá) de ameixas-pretas; 2 xícaras (chá) de amêndoas (G) sem pele com 1 xícara (chá) de figos secos; 2 xícaras (chá) de aveia em grão sem casca (H) e 1 xícara (chá) de banana-passa. Para aromatizar, use nibs de cacau (H), alfarroba, raspas da casca de cítricos, baunilha, canela e cravo em pó.
Variações de recheio:

- banana batida com gotas de limão, canela e linhaça (H). Por cima, coloque mamão picado;
- manga bem madura batida com linhaça (H ou G) e coco (G). Por cima, coloque outra fruta picada;
- abacate batido com abacaxi e linhaça (H ou G). Por cima, coloque maçã picada temperada com limão e canela;

- manga bem madura batida com polpa de coco-verde. Decore com uvas-passas pretas trituradas e coco (G) ralado;
- fruta-do-conde batida com nozes (G) e polpa de coco-verde;
- abacate batido com caqui estrela bem maduro e sem cica;
- goiaba batida com abacaxi. Por cima, coloque amendoim (G) sem pele triturado e mamão picado;
- caju batido com manga, uvas-passas brancas (H) e gotas de limão;
- manga bem madura batida com aveia em grão sem casca (H). Decore com morangos picados.

Falso chocolate

Ingredientes: 1 xícara (chá) de ameixa-preta seca hidratada em ½ xícara (chá) de água de coco-verde ou filtrada, 1 abacate médio, nozes (G) picadas para decorar.

Preparo: pique a ameixa e deixe-a de molho em água de coco por 2 horas. Processe o abacate com a ameixa hidratada até obter a textura desejada. Coloque o creme em taças e decore com as nozes. Também pode ser usado como cobertura de tortas ou bolachas.

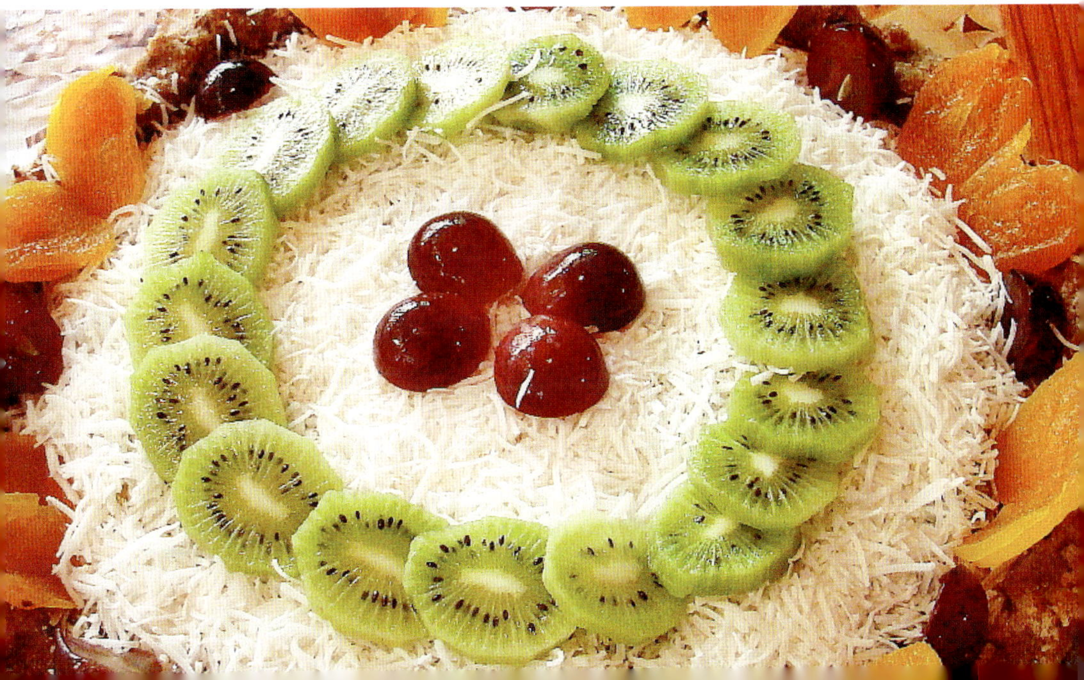

Geleia de uva-passa

Esta geleia pode ser preparada com qualquer outra fruta seca – com tâmaras fica divina! Para hidratar, use suco de laranja-pera ou chá de ervas. Coloque em pequenos e lindos potinhos na hora de servir à mesa. É ideal para adoçar inúmeras receitas, como creme ou vitamina de sementes e granola, e até para decorar tortas, taças e sorvetes. Outra dica: corte fatias bem finas de frutas, como um carpaccio, e coloque a geleia por cima... As crianças adoram essas delicadezas!

Ingredientes: 1 xícara (chá) de uvas-passas pretas ou brancas (H), 1 colher (sopa) de sementes de linhaça (H), água de coco-verde ou filtrada suficiente para a textura desejada.
Preparo: hidrate as frutas secas e a linhaça por 4 horas na água de coco-verde. Bata tudo no liquidificador até dar o ponto de uma geleia firme. Caso seja necessário, acrescente mais líquido para obter uma geleia mais mole.

Creme de chocolate

Ingredientes: ½ xícara (chá) de tâmaras sem semente (H), 1 coco-verde (água e polpa), 1 colher (sopa) de nibs de cacau orgânico e cru ou 2 colheres (sopa) de alfarroba em pó, ¼ de xícara (chá) de leite de amêndoas (ver p. 214).
Preparo: pique as tâmaras e os nibs de cacau e deixe-os de molho em água de coco por 2 horas. Bata tudo no liquidificador com o leite de amêndoas. Coloque em taças e sirva gelado.

Doce dourado de banana

Ingredientes: 4 bananas-nanicas, canela em pó a gosto, suco fresco de 1 limão, amêndoas (G) sem pele, picadas.
Preparo: amasse metade das bananas e pique a outra metade em cubi-

nhos. Coloque em uma tigela, adicione a canela em pó, o suco do limão e as amêndoas. Misture bem. Leve ao sol para "assar". Cubra a tigela com um tecido de filó para proteger de insetos. Deixe no sol até dourar. Sirva em taças como sobremesa, geleia ou cobertura de tortas.

Creme de amêndoas com limão (Projeto Terrapia)

Ingredientes: ½ xícara (chá) de damascos secos (H), 2 xícaras (chá) de amêndoas (G) sem pele, suco e raspas da casca de 1 limão.
Preparo: pique e hidrate os damascos por 2 horas em ½ xícara (chá) de água filtrada. Escorra a água de hidratação e passe os damascos, as amêndoas, o suco e as raspas de limão pelo processador até obter um creme. Use como recheio de tortas, para decorar granolas ou salada de frutas.

Creme de castanha-de-caju

Ingredientes: 1 xícara (chá) de castanha-de-caju (H), ½ xícara (chá) de maçã seca ou damascos secos, 1 colher (sopa) de linhaça (H ou G).
Preparo: coloque tudo no liquidificador, inclusive a água da hidratação da castanha-de-caju, e bata até obter um creme homogêneo de consistência bem firme. Sirva sozinho, gelado, ou para rechear frutas secas ou decorar sobremesas e lanches.

Geladinhos e quentinhos

No preparo dos sorvetes vivos é fundamental que a fruta esteja bem madura, ou seja, bem doce. Para dar cremosidade, use leite de linhaça (G) bem espesso (ver p. 208), e, para produzir a doçura final, uma geleia de fruta seca no fundo da taça ou como cobertura.

Sorvete de banana e manga (Malu Paes Leme)

Ingredientes: 2 bananas-nanicas picadas e congeladas, 1 manga Palmer fresca e madura, picada e congelada, e mais ½ manga Palmer em cubos para ajudar a liquidificar, sementes de girassol sem casca (G) para decorar.
Preparo: deixe as bananas no congelador por 2-4 horas e retire-as alguns minutos antes de preparar o sorvete. Bata no liquidificador as frutas congeladas e a manga picada até obter uma massa cremosa. Disponha num pote e leve de volta ao congelador por mais 1 hora. Na hora de servir, decore cada taça com 1 colher (sopa) de sementes de girassol (G).

Sorvete de banana com creme de girassol (Dolores Montesó)

Ingredientes: 10 bananas-nanicas picadas, ½ xícara (chá) de leite de linhaça bem espesso e gelado (ver p. 208), 5 morangos orgânicos, 1 colher (sopa) de geleia de frutas, 200 g de sementes de girassol sem casca (G), suco fresco de 2 limões.
Preparo: para o sorvete, coloque as bananas no congelador por 4 horas. Depois, bata a fruta e o leite de linhaça no liquidificador ou processador. Para a calda, pique os morangos, regue-os com a geleia de frutas e reserve. Para a cobertura, bata no liquidificador as sementes de girassol (G) e o suco de limão. Na hora de servir, coloque o sorvete em taças, o creme de girassol por cima e a calda de morango para decorar.

Sorvete de banana

Esta receita foi criada por Paula C. Moreira de Sousa, de São Paulo (SP), e premiada no concurso Crianças bem-nutridas. Aqui, 1 banana equivale a 1 bola de sorvete. A banana pode ser substituída por caqui estrela bem maduro e doce. Para ajudar a liquidificar a fruta e até deixar o sorvete mais nutritivo, acrescente 2-3 colheres (sopa) de leite de linhaça bem espesso e congelado (ver p. 208). Use o suco de laranja que sobrar para fazer geleia de frutas secas e decorar o sorvete.

Ingredientes: 1 banana-prata, suco de 1 laranja-pera, 1 punhado de nozes (H) picadas à mão.
Preparo: descasque a banana, pique-a em rodelas e regue com o suco de laranja para não ficar escura. Escorra o suco e congele a banana. Depois, passe-a no processador ou liquidificador até obter uma massa igual à do sorvete convencional. Está pronto. Decore com as nozes e sirva.

Cookie de linhaça

Após o preparar o leite de linhaça (ver p. 208), fica uma polpa na peneira. Use essa massinha para fazer este saboroso cookie. Se preferir, passe antes a aveia no processador em separado. É ideal para o lanche da escola ou para levar em viagens.

Ingredientes: 1-2 bananas-nanicas, 1 xícara (chá) de aveia em grão sem casca (G), bem escorrida, ¼ xícara (chá) de uvas-passas, suco fresco e raspas da casca de 1 limão, 2 colheres (sopa) de nibs de cacau orgânico (H) ou alfarroba em pó (opcionais).
Preparo: coloque no processador a massinha de linhaça, a banana-nanica, a aveia (G), as uvas-passas, o suco e as raspas de limão, o cacau ou a alfarroba em pó. Processe até ficar uma massa bem homogênea. Pincele um pirex com um fio de azeite extra virgem e arrume os cookies, modelando-os com o auxílio de duas colheres. Não é preciso afastar muito um do outro, pois não vão crescer. Amasse-os levemente com uma colher para ajudar na desidratação. Asse-os ao sol ou no forno (ver técnica de desidratar na p. 189). Quando bem desidratados, os cookies podem ser guardados em potes de vidro com tampa por cinco dias.

Espetinho de frutas

Esta receita, criada por Prem Ambika, premiada no concurso Crianças bem-nutridas, é uma forma divertida de variar a apresentação das frutas.

Ingredientes: frutas variadas, como uva, mamão, carambola, kiwi e ½ repolho ou 1 cacho de uvas para espetar.
Preparo: corte as frutas em pedaços mais ou menos do mesmo tamanho e faça uma montagem bem colorida, alternando formas como bolinhas de uva, cubos de mamão, estrelas de carambola. Parta o repolho ao meio, coloque o lado reto sobre uma bandeja bonita e enfie nele os espetinhos. É só servir.

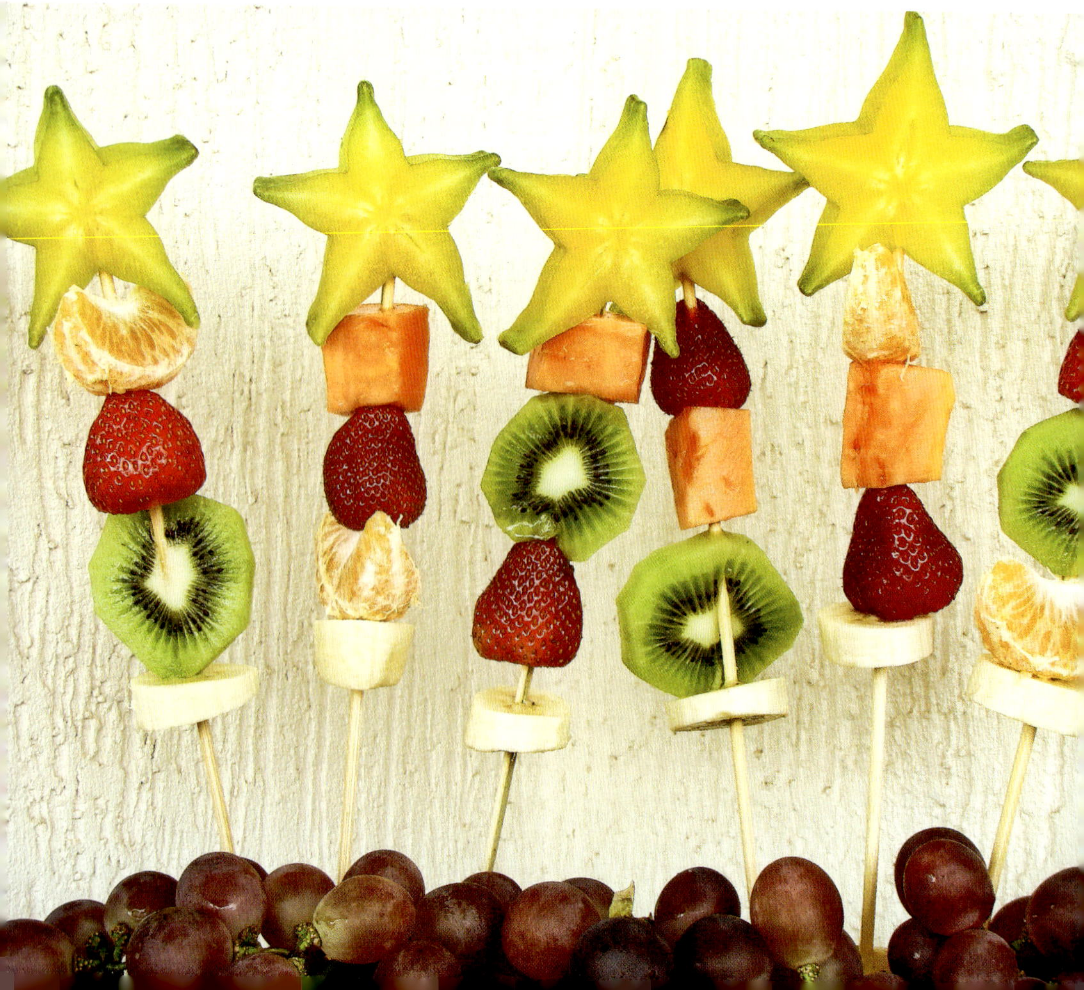

Salada de frutas

Esta opção para o lanche dos pequenos deve ser preparada quase na hora de a criança sair e, se possível, mantida na geladeira da escola até o momento do consumo. Não coloque muito caldo para não derramar.

Ingredientes: frutas variadas, sementes de girassol sem casca (G).
Preparo: corte as frutas em pedaços mais ou menos do mesmo tamanho. Na hora de servir, coloque as sementes de girassol por cima. A salada ficará mais crocante, nutritiva e viva.

Brownie de nozes (Malu Paes Leme)

Ingredientes: 3 xícaras (chá) de nozes (G) bem escorridas, 1 ½ xícara (chá) de tâmaras sem semente (para dar consistência) hidratadas por 1 hora em água filtrada ou de coco-verde, 3 colheres (sopa) de alfarroba em pó.
Preparo: passe as nozes no processador. Deixe alguns pedaços maiores, para o brownie ficar crocante. Reserve. Em separado, bata as tâmaras no processador até ficarem cremosas. Acrescente as nozes e misture com as mãos. Finalmente, junte a alfarroba. Misture bem e modele como desejar. Sirva gelado.

Falso brigadeiro

Ingredientes: 1 xícara (chá) de uvas-passas brancas ou pretas picadas, ½ xícara (chá) de sementes de linhaça (H ou G), 2 colheres (sopa) de nibs de cacau orgânico ou alfarroba em pó, 1 colher (sopa) de raspas de casca de limão.
Preparo: coloque tudo no processador até obter uma consistência mais ou menos homogênea, pois a linhaça não tritura totalmente. Faça bolinhas com as mãos e passe no chocolate orgânico em pó (sem açúcar) ou na alfarroba. Coloque em forminhas de papel.

Canjiquinha viva

Como qualquer canjica, este é um prato que não se prepara em pequena quantidade. Então, esta receita é para a família inteira, a vizinhança toda ou festa junina! Nela, o ideal é usar limão-galego, limão-rosa ou limão-caipira. Se quiser, acrescente 1 xícara (chá) de coco (G) ralado ou triturado no fim do preparo.

Ingredientes: 12 frutas-do-conde bem maduras, 1 jaca mole bem madura, 1 colher (sopa) de cardamomo em pó, canela em pó a gosto, suco fresco de 2 limões e 6 peras duras picadas em cubinhos (do tamanho da canjica).
Preparo: tire a polpa das frutas-do-conde com o auxílio da PF3. Bata-a no liquidificador com a jaca e as especiarias. Adicione a pera e mexa bem. Salpique com canela a gosto na hora de servir. Se preferir, passe para uma panela de barro e amorne em fogo baixo. Passe a mão no fundo da panela para saber se está quente. Sirva logo e não guarde para o dia seguinte.

Docinhos de festa

O ideal é que estes docinhos sejam consumidos no dia do preparo. Na geladeira, duram 24 horas. Todos podem ser usados como massa para tortas e tortinhas, base ou cobertura de sobremesas.

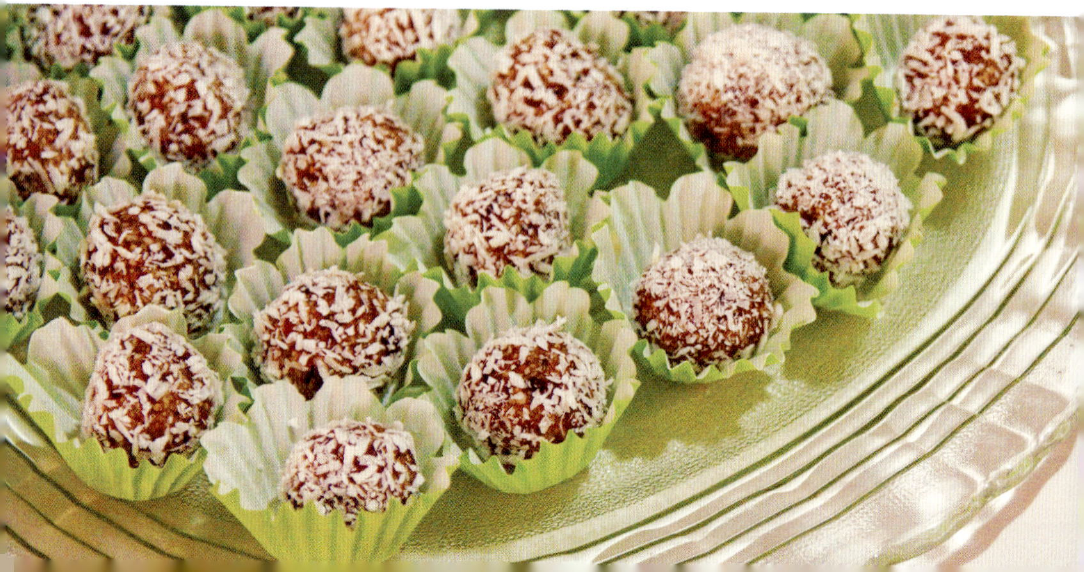

Docinho de granola

Muitos pais acreditam que as barrinhas de cereais encontradas em supermercados e lanchonetes de escola são uma opção de lanche saudável. O problema é que elas são produzidas industrialmente, têm aromas e corantes artificiais, além de cereais refinados e muito açúcar. Minha sugestão é: não gaste dinheiro com não alimentos para você e seus filhos. Esta receita é muito saudável e pode ser preparada em forma de barrinhas ou docinhos de festa.

Ingredientes: 1 xícara (chá) de aveia em grão sem casca (G), 50 g de coco (G) ralado (opcional), ½ xícara (chá) de uvas-passas brancas ou pretas sem sementes (ou banana-passa), 1 colher (sopa) de raspas de casca de limão, 1 colher (chá) de essência de baunilha, 4 colheres (sopa) de sementes de linhaça (H ou G).
Para decorar: alfarroba em pó (ou chocolate orgânico em pó sem açúcar), coco (G) ralado ou castanha-do-pará (H) ralada.
Preparo: passe tudo no processador até obter a textura e a liga ideais para fazer os docinhos. Enrole as bolinhas ou faça barrinhas, passe na cobertura e coloque em forminhas de papel. As barrinhas poderão ser desidratadas ao sol (ver p. 189) e duram de 3-7 dias num pote com tampa na geladeira.

Docinho de figo e amêndoa

Você pode substituir o figo por outra fruta seca e a amêndoa por castanha-de-caju ou outras sementes germinadas, como as de girassol, a macadâmia, a aveia integral, a castanha-do-pará ou o amendoim.

Ingredientes: ½ xícara (chá) de figo seco picado, 1 xícara (chá) de amêndoas (G) sem pele, raspas da casca de 1 limão, canela em pó e gotas de essência de baunilha a gosto.
Preparo: passe tudo no processador até obter consistência mais ou menos homogênea. Se for servir apenas para adultos, pode deixar mais crocante. Enrole em forma de bolinhas e coloque em forminhas de papel.

Docinho de limão (Malu Paes Leme)

Ingredientes: raspas da casca de 1 limão, gotas do suco fresco do limão, 1 xícara (chá) de amêndoas (G) sem pele, ½ xícara (chá) de uvas-passas brancas ou pretas (H), 1 colher (sobremesa) de tâmaras picadas, uma pitada de canela em pó, coco (G) ralado para decorar.
Preparo: passe tudo no processador, menos o coco, e triture até dar liga e obter consistência homogênea. Modele bolinhas com as mãos e passe-as no coco ralado. Leve ao congelador até a hora de servir.

Olho de sogra

Ingredientes: 1 xícara (chá) de ameixa-preta seca picada, 1 xícara (chá) de sementes de linhaça (H ou G), 4 colheres (sopa) de coco (G) ralado.
Para decorar: ameixa-preta seca aberta para rechear e coco (G) ralado.
Preparo: passe tudo no processador até dar liga e obter consistência mais ou menos homogênea, pois a linhaça não tritura totalmente. Com o auxílio de duas colheres, forme bolinhas no tamanho desejado e passe pelo coco ralado. Modele cada bolinha dentro de uma ameixa. Coloque-as em forminhas de papel.

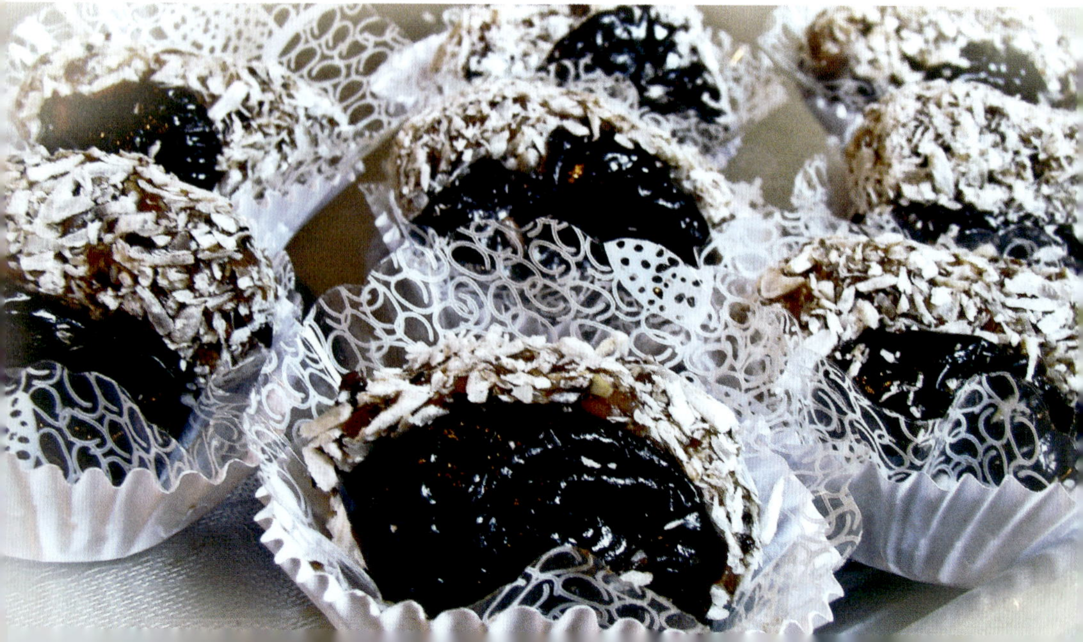

Beijinho de damasco

Ingredientes: 1 xícara (chá) de damasco seco picado, 1 xícara (chá) de gergelim branco (G), 2 colheres (sopa) de sementes de linhaça (H ou G), 1 colher (sopa) de raspas da casca de 1 limão, 1 colher (sopa) de geleia de uva-passa (ver p. 262), sementes de gergelim branco (G) para decorar.

Preparo: passe tudo pelo processador até dar liga e obter consistência mais ou menos homogênea, pois a linhaça não tritura totalmente. Com o auxílio de duas colheres, forme bolinhas no tamanho desejado e passe pelo gergelim. Coloque em forminhas de papel. Se desejar, encaixe o docinho dentro de um damasco seco ou de uma uva fresca.

COMPARAÇÃO ENTRE LEITES DA ALIMENTAÇÃO VIVA E LEITE MATERNO

Fizemos a comparação de 200 ml de leite materno com 200 ml de três receitas de mamadeira viva.[1] Para fácil identificação, as mamadeiras vivas são M1, M2 e M3:

- M1, composta de 200 ml de água de coco-verde, 40 g de banana-prata, 15 g de amêndoas (G) e 10 g de quinoa (G);
- M2, composta de 200 ml de água de coco-verde, 40 g de banana-prata, 35 g de sementes de girassol descascadas (G) e 10 g de quinoa (G); e
- M3, composta de 200 ml de água de coco-verde, 40 g de banana-prata, 3 castanhas-do-pará (G) e 10 g de quinoa (G).

Comentários

- A vitamina D pode ser obtida com banhos de sol diário, por exemplo às 8h da manhã.
- A vitamina E contida nas amêndoas e no girassol é suficiente.
- A vitamina K pode ser reposta com o consumo das folhas presentes no suco de luz do sol.

[1] Mamadeiras da Maria Clara, filha de Dolores Montesó, por Valéria Simões Barbosa, nutricionista (CRN 0893).

- Quanto à vitamina B_{12}, o próprio organismo a fabrica, mas em quantidades muito pequenas. Talvez no momento a melhor fonte sejam as algas (unicelulares) como a espirulina. Algumas raízes em contato com bactérias também a fornecem, mas é bem mais difícil.

Com relação aos demais aspectos, pode-se observar que calorias, glicídios, proteínas e teor de gorduras encontram-se acima dos valores do leite humano, bem como algumas vitaminas e minerais (conferir na tabela). Entretanto, não temos instrumentos ou tabela que forneça o valor "real" do grão germinado. Acredito que todas as vantagens das propriedades imunológicas, a perfeita assimilação e digestão dos alimentos vivos garantam a totalidade das necessidades individuais, acrescida dos benefícios já conhecidos.

Penso que, para um lactente de 1 mês, essas quantidades não devem ser ultrapassadas, já que são bem completas. Na alimentação viva o ganho de peso pode não ser tão grande por se tratar de uma alimentação sem depósitos e resíduos de gordura.

Nota: Infelizmente, não há no Brasil a produção de quinoa e não é fácil conseguir grãos desse cereal para germinar. Diante dessa dificuldade, Dolores Montesó, mãe da Maria Clara, passou a usar somente as sementes oleaginosas, basicamente as de girassol e as amêndoas, no preparo das mamadeiras. A criança é acompanhada de perto pelo pediatra e apresenta níveis normais na evolução de peso, altura e sinais neurológicos de bom desenvolvimento motor e mental.

PURÊ DE MAÇÃ EM DISTÚRBIOS INTESTINAIS

Esse tratamento foi experimentado em várias clínicas e diversos hospitais, onde foram obtidos bons resultados, não só contra os catarros do intestino, como contra disenterias e febre tifoide.[1]

Esse tratamento consiste em administrar à criança afetada por catarro intestinal *maçãs maduras e cruas*, idealmente de cultura orgânica, finamente raladas, reduzidas a um purê, que deve ser oferecido às colheradas, em dosagens segundo a idade e o apetite da criança. A média comprovada foi entre 500 a 1.000 gramas diários (3 a 7 maçãs/dia), oferecidos em cinco doses. A dieta exclusiva de purê de maçãs deve ser seguida durante um ou dois dias, cobrindo a grande quantidade de líquidos perdidos pela criança com diarreia. Em paralelo, são oferecidas infusões de folhas de tília ou camomila. Dois dias após o tratamento com o purê de maçãs, deve-se seguir por mais dois dias com alimentação leve à base de sopas de legumes sem gordura e chá, para só depois voltar à alimentação normal.

A eficácia da maçã crua no tratamento dos transtornos intestinais se deve à sua ação alcalinizante, que destrói a condição ácida que nutre os micróbios da putrefação intestinal. Seu poder laxante acelera a limpeza das substâncias nocivas, sem permitir a desmineralização do organismo, principal causa da mortalidade infantil.

Assim, esse purê de maçãs não só trata a diarreia; graças à depuração que provoca nos órgãos digestivos, diminui os múltiplos perigos que uma doença infecciosa pode trazer consigo. A indicação

[1] Fonte: Áurea M. Hokama, farmacêutica.

é iniciar o tratamento tão logo apareçam os primeiros sintomas de infecção intestinal.

Durante os dias em que se pratica a cura das maçãs, o peso da pessoa costuma diminuir um pouco, o que não é de estranhar, dado esse gênero de alimentação. Contudo, é surpreendente a rapidez com que se recupera o peso perdido em apenas poucos dias. O estado geral também melhora consideravelmente, o aspecto muda muito e o mau humor é substituído por alegria e bem-estar.

Para preparar o purê, lave bem duas maçãs maduras e seque-as com um pano limpo. Descasque-as, corte em quatro, retire as sementes, passe por suco fresco de limão e passe num ralador inoxidável. Nunca use açúcar e não acrescente mais nada. Para crianças, são três a sete maçãs médias por dia, oferecidas na forma de purê, em cinco etapas ao longo de todo o dia. Para adultos, 6 a 14 maçãs médias por dia, oferecidas em 5-7 refeições.

É absolutamente necessário suprimir os demais alimentos durante o tratamento com o purê de maçã. Faz-se a dieta durante dois dias; porém, em casos extremos, pode-se estender para três dias. Nos casos crônicos, a dieta deve ser repetida de quinze em quinze dias até a completa cura. Sua aplicação é indicada para diarreias e todas as espécies de inflamações do trato intestinal. Quanto mais simples o quadro, mais rápido o tratamento e restabelecimento.

Lembre que todo tratamento de doenças digestivas com crises agudas devem se iniciar dando repouso ao estômago. Na maioria dos casos, comece com o tratamento do purê de maçãs, que tem a vantagem de ser mais agradável para muitos, por não se tratar de um jejum completo. Caso não seja possível encontrar maçãs, pode-se substituí-las por purê de bananas. As bananas maduras, sem os filamentos, se reduzem a um purê com a ajuda de um garfo. Ingere-se igual quantidade.

Agradecimentos

Para escrever este livro, contei com a valiosa colaboração de diversos profissionais, aos quais gostaria de agradecer: Alberto Peribanez Gonzalez, médico-cirurgião especialista em nutracêutica, diretor da Oficina da Semente (www.oficinadasemente.com.br); Beatriz Medina, jornalista e tradutora, vegetariana há mais de vinte anos (www.vegetarianismo.com.br); Cris Pansiera, fotógrafa responsável por lindas imagens dos nossos cursos de alimentação crua e viva (www.contesuaestoria.com); Daniel Francisco, por sua criatividade e dedicação às duas filhas lindas; Jane Susie Cardoso, praticante da culinária crua e viva desde 2007, diretora da Oficina Germinar (www.oficinagerminar.com), em Belo Horizonte (MG); Inês Braconnot, pesquisadora da alimentação crua com o propósito de elevá-la ao nível da gastronomia contemporânea (http://inesense.blogspot.com); Lêda Nardelli, fotógrafa que registra a beleza da simplicidade (http://ledanardelli.multiply.com); Malu Paes Leme, praticante 100% do frugivorismo e pesquisadora de alimentos naturais, estilo de vida saudável e ecologia (http://alimentacaointeligente.blogspot.com); Maria Dolores Montesó Debernardi, organizadora de encontros mensais de alimentação viva na região de Teresópolis (RJ); Maria Luiza Branco, minha principal referência na alimentação viva, diretora do Projeto Terrapia (www4.ensp.fiocruz.br/terrapia); Mônica de Oliveira Costa, nutricionista que reconhece a dificuldade dos colegas de profissão de aceitarem o crudivorismo, mas não desanima; e Valéria Simões Barbosa, nutricionista, autora do estudo nutricional das mamadeiras apresentado no anexo 1.

Referências bibliográficas

Para mais informações sobre os assuntos tratados neste livro e outros relacionados à alimentação crua e viva e à vida saudável, consulte o site da autora, Doce Limão (http://www.docelimao.com.br).

ASSIS, Daniel Francisco de. *Suco vivo*. São Paulo: Alaúde, 2009.

BRUKER, Max Otto. *Doenças do homem civilizado*. 2ª ed. Florianópolis: TAPS, 2009.

CARRETTA, Daniela Benassi. "Açúcar: seus efeitos sobre a sociedade sacarose dependente." Disponível em http://www.docelimao.com.br/site/doce-sabedoria/542-acucar-efeitos-sobre-sociedade-sacarose-dependente.html.

CARVALHO, Fernando. *Açúcar – O perigo doce*. São Paulo: Alaúde, 2010.

CENTER FOR SCIENCE IN THE PUBLIC INTEREST. "Chemical cuisine." *Center for Science in the Public Interest*. Disponível em http://www.cspinet.org/reports/chemcuisine.htm.

CHAUÍ, Marilena. *Espinosa, uma filosofia da liberdade*. 2ª ed. São Paulo: Moderna, 2006.

COLEMAN, Vernon. "Seu corpo sabe." *Temas atuais na promoção da saúde*. Disponível em http://www.taps.org.br/pdf/seucorposabe.pdf.

COUSENS, Gabriel. *A cura do diabetes pela alimentação viva*. São Paulo: Alaúde, 2011.

FOLEY, Michael. *A era da loucura*. São Paulo: Alaúde, 2011.

FRANCINI, Marina Hetenyi. "Curso prático e teórico de alimentação viva." *Temas atuais na promoção da saúde*. http://www.taps.org.br/pdf/Apostila%20Marina%20-%20Comer%20cru.pdf.

FULLERTON-SMITH, Jill. *A verdade sobre a comida*. São Paulo: Intrínseca, 2008.

GANDHI, Mahatma. *Bhagavad Gita segundo Gandhi*. São Paulo: Ícone, 1992.

GÜNTHER, Ernst. *Saúde para você*. 2ª ed. Florianópolis: TAPS, 2009.

GIUGLIANI, Elsa R. J., e VICTORA, Cesar G. *Normas alimentares para crianças brasileiras menores de dois anos*. Brasília: Organização Mundial da Saúde, 1997.

GONZALEZ, Alberto Peribanez. *Lugar de médico é na cozinha*. São Paulo: Alaúde, 2011.

HIRSCH, Sônia. *Deixa sair – Dieta sem dieta*. 10ª ed. Rio de Janeiro: Correcotia, 1998.

—. *Mamãe eu quero*. Rio de Janeiro: Correcotia, 1998.

KUPFER, Ro. *Alimentação light*. 2ª ed. São Paulo: Ícone, 1998.

LEME, Malu Paes. *Alimentação inteligente e receitas naturais*. Rio de Janeiro: Livros Ilimitados, 2010.

LEVITT, Steven D. e DUBNER, Stephen J. *Freaknomics*. São Paulo: Campus, 2007.

LEWIS, Sara. *Comida vegetariana para crianças*. São Paulo: Madras, 2006.

NOLFI, Kerstine. *O milagre dos alimentos vivos*. 2ª ed. Florianópolis: TAPS, 2009.

RIVERA, Evelyn Del Carmen Lorca. *Incentivo à alimentação infantil*. São Paulo: Metha, 2008.

SOLEIL, Dr. *Você sabe se alimentar?* São Paulo: Paulus,1992.

—. *Você sabe se desintoxicar?* São Paulo: Paulus, 1993.

LUNDELL, Dwight C. "Cirurgião cardíaco admite enorme erro!" Disponível em http://www.docelimao.com.br/site/desintoxicante/simplesmente-saude/1227-cirurgiao-cardiaco-admite-enorme-erro.html.

MINISTÉRIO DA SAÚDE. *Guia alimentar para crianças menores de 2 anos, Série A. Normas e Manuais Técnicos, número 107*. Brasília, 2002.

—. *Saúde da criança: nutrição infantil, aleitamento materno e alimentação complementar. Caderno de atenção básica número 23*. Brasília, 2009.

PÖPPER, Grasiela. "Considerações sobre alimentação complementar com foco em crianças vegetarianas e veganas." Disponível em http://www.docelimao.com.br/criancas-vegetarianas.pdf.

RAMIRES, Albermari B. S. "Amamentação – Ação mental de amar." *Instituto Bioaxis*. Disponível em http://www.bioaxis.odo.br/artigos/artigo2_2008_04_03.asp.

RODRIGUES, Hamilton Ramires. "Os dentes – Bioaxis." Disponível em http://www.docelimao.com.br/site/limao/conceito/301-os-dentes-bioaxis.html.

SILVA, Maria Luiza Branco Nogueira da. *Projeto Terrapia – Alimentação viva na promoção da saúde e ambiente.* Disponível em http://www4.ensp.fiocruz.br/terrapia.

SLYWITCH, Eric. "Avaliação nutricional: vitamina B_{12} e ácido fólico." Disponível em http://www.docelimao.com.br/site/desintoxicante/simplesmente-saude/1074-avaliacao-nutricional-vitamina-b12-e-acido-folico.html.

TEODORA. *Guia de desintoxicação.* Figueira, MG: Cultrix-Pensamento, 1995.

—. *Receitas e generalidades – Encontro sobre alimentação.* Figueira, MG. 1999.

TRUCOM, Conceição. *A importância da linhaça na saúde.* São Paulo: Alaúde, 2006.

—. *Alimentação desintoxicante.* São Paulo: Alaúde, 2009.

__. *O poder de cura do limão.* São Paulo: Alaúde, 2005.

__. *Mente e cérebro poderosos.* São Paulo: Pensamento, 2010.

—. "Leite é saudável? - Parte 3." Disponível em http://www.docelimao.com.br/site/especial-kids/alimentacao/1246-leite-e-saudavel-parte-3.html.

—. "Ração humana: não compre, não consuma." Disponível em http://www.docelimao.com.br/site/entrevistas/27-audio/1224-racao-humana-nao-compre-nao-consuma.html.

WALZBERG, Catharina. *Curso de preservação e recuperação da saúde.* Jarinu, SP: Retiro da Saúde, 2000.

WIGMORE, Ann. *Ann Wigmore Institute.* Disponível em http://www.annwigmore.org.